感染症の世界史

石 弘之

角川文庫
20752

まえがき――「幸運な先祖」の子孫たち

「医学の発達によって感染症はいずれ制圧されるはず」と多くの人は信じてきた。世界保健機関（WHO）が一九八〇年に、人類をもっとも苦しめてきた天然痘《てんねんとう》の根絶を宣言したとき、そしてその翌年にポリオ（小児マヒ）の日本国内の発生がゼロになったとき、この期待は最高潮に達した。

ところが、皮肉なことに天然痘に入れ替わるように、エイズが想像を超える速度で地球のすみずみまで広がった。インフルエンザウイルスも、ワクチン開発の裏をかくように次々に「新型」を繰り出している。なおかつ、エボラ出血熱、デング熱、西ナイル熱といった予防法も治療法もない新旧の病原体が流行し、抑え込んだはずの結核までが息を吹き返した。

微生物が人や動物などの宿主《しゅくしゅ》に寄生し、そこで増殖することを「感染」といい、その結果、宿主に起こる病気を「感染症」という。「伝染病」「疫病」「流行病」の語も使われるが、現在では農業・家畜関連を除いては、公的な文書や機関名では感染症にほぼ統一された。

私たちは、過去に繰り返されてきた感染症の大流行から生き残った、「幸運な先祖」の子孫である。そのうえ、上下水道の整備、医学の発達、医療施設や制度の普及、栄養の向上など、さまざまな対抗手段によって感染症と戦ってきた。それでも感染症は収まらない。私たちが忘れていたのは、感染症の原因となる微生物も、四〇億年前からずっと途切れることなくつづいてきた「幸運な先祖」の子孫ということだ。人間が免疫力を高め、防疫体制を強化すれば、微生物もそれに対抗する手段を身につけてきた。

人間が次々と打つ手は、微生物からみれば生存が脅かされる重大な危機である。人が病気と必死に戦うように、彼らもまた薬剤に対する耐性を獲得し、強い毒性を持つ系統に入れ替わって戦っているのだ。まさに「軍拡競争」である。

「あらゆる生物は、自己の成功率（生存と繁殖率）を他者よりも高めるために利己的にふるまう」という動物行動学者のリチャード・ドーキンスの「利己的遺伝子」説でみれば、人も微生物も自らの遺伝子を残すために、生存と繁殖につとめていることはまったく同じである。

人類は遺伝子という過去の遺伝情報が詰まった「進化の化石」を解明したお陰で、この軍拡競争の実態や歴史に迫れるようになった。本書ではその最先端の研究成果を紹介する。

感染症が人類の脅威となってきたのは、農業や牧畜の発明によって定住化し過密な集落が発達し、人同士あるいは人と家畜が密接に暮らすようになってからだ。インフルエンザ、SARS《サーズ》、結核などの流行も、この過密社会を抜きには考えられない。

急増する肉食需要に応《こた》えるために、鶏や豚や牛などの食肉の大量生産がはじまり、家畜の病気が人間に飛び移るチャンスが格段に増えた。ペットブームで飼い主も動物の病原体にさらされる。農地や居住地の造成のために熱帯林の開発が急ピッチで進み、人と野生動物の境界があいまいになった。このため、本来は人とは接触がなかった感染力の強い新興感染症が次々に出現している。

大量・高速移動を可能にした交通機関の発達で、病原体は時をおかずに遠距離を運ばれる。世界で年間一〇億人以上が国外にでかけ、日本にも一〇〇〇万人を超える観光客が訪れる。エイズ、子宮頸《けい》がん、性器ヘルペスといった性感染症が増加の一途をたどっているのは、性行動の変化と無縁ではないだろう。つまり、ここでも「天災」は「人災」の様相を強めているのだ。

感染症の世界的な流行は、これまで三〇〜四〇年ぐらいの周期で発生してきた。だが、一九六八年の「香港《ホンコン》かぜ」以来四〇年以上も大流行は起きていない。物理学者の寺田《てらだ》寅彦《とらひこ》（一八七八〜一九三五）の名言を借りるまでもなく「忘れたころにやってくる」のだ。

地球に住むかぎり、地震や感染症から完全に逃れるすべはない。地震は地球誕生からつづく地殻変動であり、感染症は生命誕生からつづく生物進化の一環である。一四世紀のペストといい、二〇世紀初期のスペインかぜといい、感染症は人類の歴史に大きく関わってきた。今後とも影響を与えつづけるだろう。

微生物は、地上最強の地位に登り詰めた人類にとってほぼ唯一の天敵でもある。同時に、私たちの生存を助ける強力な味方でもある。その絡み合った歴史を、身辺をにぎわす感染症を選んで、環境史の立場から論じたものが本書である。この目に見えない広大な微生物の宇宙をのぞいていただければ幸いだ。

二〇一七年一二月

石　弘之

感染症の世界史　目次

第二部　人類と共存するウイルスと細菌　121

序章　エボラ出血熱とデング熱——突発的流行の衝撃

1．最強の感染症＝エボラ出血熱との新たな戦い

死亡率は九〇％

二〇一四年に西アフリカからはじまったエボラ出血熱の大流行は、世界に衝撃を与えた。ものものしい防護服姿がこれだけニュース映像にあふれるのは、東日本大震災による原発事故以来だろう。

手に負えない凶悪なウイルスが大流行を起こすことは、さまざまな形で警告されてきた。にもかかわらず、原発と同じように「安全神話」を鵜《う》呑《の》みにして対策を怠ってきたすきを突かれた。ついには、流行のはじまった西アフリカでの封じ込めに失敗して、ニューヨークにまで飛び火した。

感染力はきわめて強く、内臓が溶けて全身から血を噴き出して死んでいく悲惨な症状で、死亡率は九〇％にも達する。運よく治っても失明、失聴、脳障害などの重い後

遺症が残ることが多い。さまざまな感染症と戦ってきた人類にとって、最強の感染症との新たな戦いがはじまった。

治療法がなく、感染者や流行地域を隔離して収まるのをひたすら待つしかない。中国南部から突如として出現したSARS《サーズ》が、またたく間に世界の三〇ヵ国・地域に広がったような道をたどるのか。一四世紀にヨーロッパで人口を激減させたペストの再来になるのか。前世紀はじめに世界大戦さえつづけられなくなったスペインかぜの悲劇が繰り返されるのか。流行は収まったもののまだ再発の予断は許さない。

専門家の間では、起こるべくして起きた感染爆発だという声が強い。近年突如として出現した「新興感染症」（エマージング感染症）は、動物が保有するウイルスや細菌に由来する「動物由来感染症」が圧倒的に多い。エボラ出血熱ウイルスも、もとは熱帯林の奥深くでコウモリと共生していたと考えられる。

しかし、熱帯林の大規模な破壊や集落の急膨張で、すみかを失った野生動物が人の生活圏に出没するようになった。はじめは、熱帯林内の村落や開墾地ではじまったが、今回はついに大都市にまでウイルスの手が伸びてきた。しかも交通機関の発達で地球上のどこにでも短時間で移動できる。

二〇一四年の感染爆発

世界保健機関（WHO）は二〇一四年三月二五日、ギニア政府から「南東部の四ヵ所でエボラ出血熱が集団発生した」とする報告を受けた。八六人が感染して五九人が死亡した。米国の防疫対策の中核機関である米国疾病予防管理センター（CDC）は、専門家を送り込んだ。しかし、流行が止まる気配はなく、首都コナクリまで感染地域にのみ込まれた。報告から一ヵ月後には、感染者は二四二人、死者は一四二人まで増えていた。

専門家の調査で、流行はそのほぼ四ヵ月前にはじまっていたことが明らかになった。前年の一二月六日、ギニア南部の都市ゲケドゥで二歳の男の子が死亡していた。この子が流行の震源（ゼロ号患者）とみられるが感染経路はわかっていない。子どもたちが日常的にコウモリを捕えて焼いて食べていたようだ。翌週には子どもの姉、母親、祖母が高熱や激しい下痢や出血で亡くなった。

この町はリベリアやシエラレオネとの三国の国境近くに位置する（図1-1）。アフリカのなかでも最貧困地帯に属する地域だ。人びとは三国を自由に行き来していた。祖母の葬儀には、遠方からも多くの人が参列し、この地方の習慣で遺体を清めて最後のお別れをした。この葬儀を境に病気は周辺の町に一気に拡大した。

五月に入ると隣国のシエラレオネでも発生、さらにその隣のリベリアでも六月に首都モンロビアで感染者が現れ、流行は爆発的に拡大した。

死者一万人を突破

WHOは非常事態宣言を発令した。マーガレット・チャンWHO事務局長は、「われわれが遭遇した感染症のうちでもっとも強力で複雑で対処の困難なものだ」と警告し、この流行を阻止するために緊急援助を決定した。

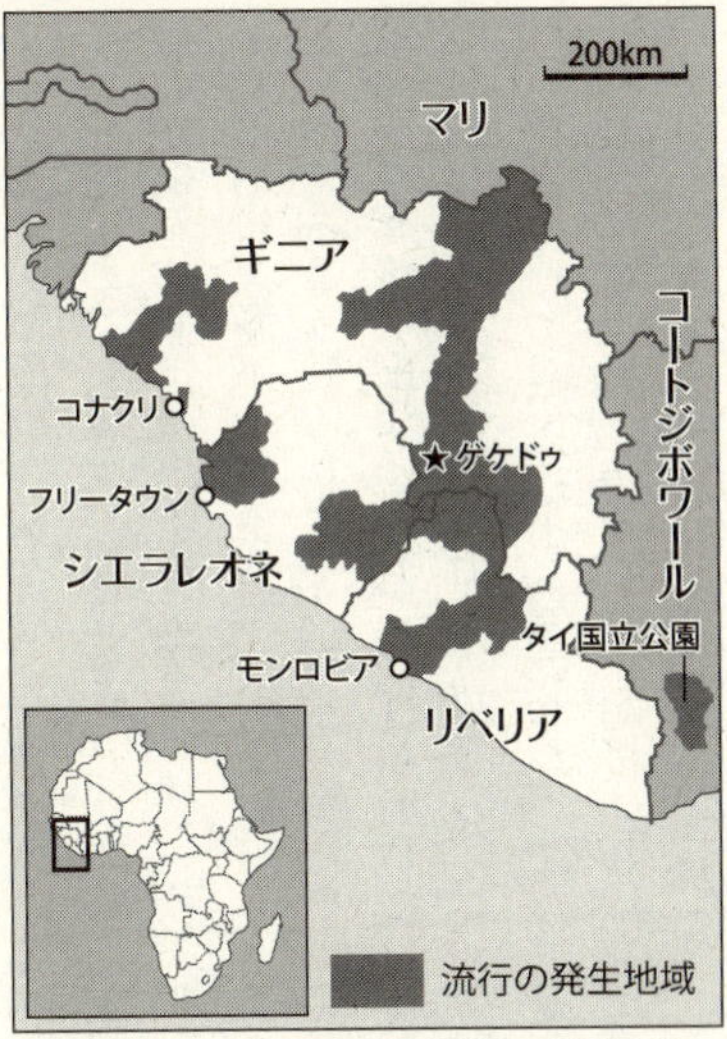

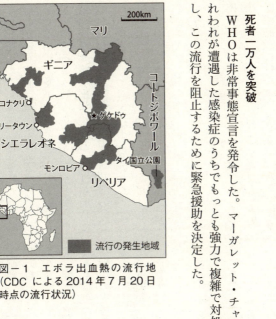

図－1　エボラ出血熱の流行地（CDC による 2014 年 7 月 20 日時点の流行状況）

国連安全保障理事会は九月、エボラ出血熱の拡大を「国際平和と安全の脅威」として、感染国のこれ以上の孤立を防ぐために、渡航者の入国制限の撤廃、緊急物資や人員の提供を加盟国に求める決議を全会一致で採択した。

CDCは、警戒レベルをもっとも高い「レベル3」に引き上げ、三ヵ国に不要な渡航を控えるよう勧告した。各国とも検疫や隔離の強化、流行地への渡航や出国の制限、定期便の運航中止などの措置を打ち出した。日本も検疫の強化や国内での患者発生への対処などの対策を打ち出し、四〇〇〇万ドル相当の支援や、日本企業が開発した薬剤の提供といった支援策を発表した。

WHOによると、二〇一五年四月一九日現在の感染者・死者は、リベリアが感染者一万二一二人(死者四五七三人)で死者がもっとも多い。ついでシエラレオネで一万二二六七人(三八七七人)、ギニア三五六五人(二三五八人)、ナイジェリアで二〇人(八人)、マリで八人(六人)がつづく。

総計では、疑わしい例も含めて感染者二万七〇七九人、死者は一万八二三人、死亡率は四〇%になる。この中には、流行地で治療にあたって感染した八五〇人の医療従事者(うち五一〇人が死亡)も含まれている。ただ、治療方法がないので感染しても医療施設に行かない人も多い。さらに混乱から患者数さえつかむのが難しく、実際の感染者・死者はこの数字をかなり上回るとみられる。

その後の英国ノッティンガム大学のウイルス学者、ジョナサン・ボール教授らの調査で、全体のわずか三％の感染者がすべての感染の六一％の原因になっていたことが明らかになった。つまり、ごく一部が感染した強毒のウイルスから二次的に流行が爆発したことを物語っている。

これまで感染者が出た国は、セネガルを含めて西アフリカ六ヵ国に米国、英国、スペインが加わって八ヵ国になった。

米国の防疫対策の中核機関である米国疾病予防管理センター（CDC）は、リベリアやシエラレオネでは減少傾向にあるが、ギニアでは増減を繰り返している、まだ予断は許されないと発表している。

感染は欧米に飛び火

リベリアでは、支援団体から現地に派遣されていた米国人医師と宣教師が感染し、米国に送り返されて治療を受けた。英国人看護師も発病した。気温が三〇℃を超え、湿度が九〇％にもなる熱帯林気候では、防護服を長時間着用するのは拷問に近い。

さらにリベリア発ナイジェリア行きの航空機内で米国籍のナイジェリア人男性が発病し、ラゴスの空港に着陸後入院したが隔離病棟で死亡した。この男性の治療にあたったナイジェリア人看護師一人が死亡し、医師をはじめ患者と接触した五人の感染が確認された。

米国内で発病した最初のケースは、潜伏期に空港の検疫をすり抜けて入国した、リベリア人の男性だった。最初に受診した医師から病状が軽いとされ帰宅したものの、悪化して発病四日後にテキサス州ダラスの病院に隔離された。その後、男性は死亡したが、隔離先で接触した看護師二人が発病した。

さらに、西アフリカのギニアから帰国し、発熱などを訴えてニューヨークの病院に収容されていた米国人男性医師が、エボラ出血熱と確認された。医師は「国境なき医師団」の一員として、ギニアで患者の治療にあたっていた。

ヨーロッパでは、スペインで四人が感染の疑いで隔離された。うち二人は現地で感染して治療のため帰国したスペイン人の宣教師で、二人ともその後マドリードの病院で死亡した。さらに二人の看護にあたっていたスペイン人女性看護師も感染した。また、ドイツでも三人の感染者が見つかった。うち一人はリベリアで活動していた国連職員の男性で、収容されたライプチヒの病院で死亡した。

WHOへの批判

WHOは、エボラ出血熱を流行のフェーズ（六段階に分類。表-1）の「フェーズ5」に指定した。しかし、対策が後手に回ったWHOには批判が集中した。職員がま

警報フェーズ	状態	
パンデミック間期 動物間に 新しい亜型ウイルスが 存在するがヒト感染はない	ヒト感染のリスクは低い	フェーズ1
	ヒト感染のリスクはより高い	フェーズ2
パンデミックアラート期 新しい亜型ウイルスによる ヒト感染発生	ヒトーヒト感染は無いか、または極めて限定されている	フェーズ3
	ヒトーヒト感染が増加していることの証拠がある	フェーズ4
	かなりの数のヒトーヒト感染があることの証拠がある	フェーズ5
パンデミック期	効率よく持続したヒトーヒト感染が確立	フェーズ6

表－１　WHO による警報フェーズ（国立感染症研究所ホームページの図をもとに作成）

とめたＷＨＯの内部文書が明るみに出て、火に油を注ぐ結果になった。それによると、感染拡大初期の対応失敗の原因として、「官僚主義」「職員の怠慢」「情報の不足」などが指摘されている。

いち早く支援に乗り出した「国境なき医師団」が、三月末の時点で世界に向けて警告したのに対し、ＷＨＯは八月に入ってやっと非常事態宣言を発した。これは、二〇〇九年の新型インフルエンザの流行で、ＷＨＯは警戒レベルを最高の「フェーズ6」を宣言したときのトラウマと疑われても仕方がない。このときは、結果的に弱毒性のインフルエンザで大流行にはならず、ＷＨＯの判断ミスが俎上《そじょう》にのぼった。

実は、このとき非常事態宣言を受けて、各国が大手製薬会社のワクチンを競って輸入したが、多くがむだに終わった。日本は二五〇〇万回分を三二〇億円で輸入したが、最終的に一六〇〇万回分が廃棄処分にされ、八〇〇万回分は九〇億円の違約金を払って解約した。製薬会社は莫大《ばくだい》な利益を上げ、欧州評議会では特別委員会を組織してWHOと製薬会社の癒着《ゆちゃく》を追及した。

広がる混乱

感染拡大を恐れる国々では、流行地域との移動を制限する国が増えている。米国では西アフリカへの渡航禁止を求める野党共和党と、人や物資の往来を封じると経済や感染拡大を悪化させるとして渡航禁止に反対するオバマ政権とが対立している。議会では、最大四〇〇〇人規模の米軍を現地派遣する計画をめぐって、「米将兵が感染の危険にさらされ、帰国する艦船は感染兵で満載になりかねない」と反対の声が起きている。

現地では、医療スタッフへの不信感もぬぐえず、リベリアでは武装集団が感染者の隔離施設を襲撃し、入所者一七人を解放して備品を持ち去る事件が起きた。シエラレオネでは、検査のため採血しようとした際に暴動が発生し、医療チームが襲われて二人が死亡、一〇人が負傷した。

ギニアでは、医療チームが市場で消毒剤を散布した際、エボラウイルスをまいているという噂《うわさ》が広がり、住民と治安部隊が衝突して少なくとも五五人が負傷し、夜間外出禁止令が出された。

七〇年代にはじまった流行

一九七六年六月二七日、東アフリカのスーダン（現南スーダン、図-2）のンザラで、工場の倉庫番として働いていた男性が三九℃の高熱で倒れ、一〇日後に全身から出血して死亡した。市場で食肉として売られていたコウモリを買って食べたのが、原因ともみられる。後にエボラ出血熱と診断された。この男性がエボラ出血熱の本来の「ゼロ号患者」である。

間もなく、彼の家族や同僚にも同じ症状が広がってきた。近くのマリーディーの診療所に患者が殺到した。わずか三ヵ月の間に、二八四人が発病して一五一人が死亡した。致死率は五三％にもなり人びとは震え上がった。

九月一日になって、エボラ川をはさんだ対岸のコンゴ民主共和国（当時はザイール）に飛び火した。最初の患者は四四歳の学校教師だった。ベルギー系のミッションのヤンブク診療所に運ばれ、マラリアと診断されて抗マラリア剤を注射された。しか

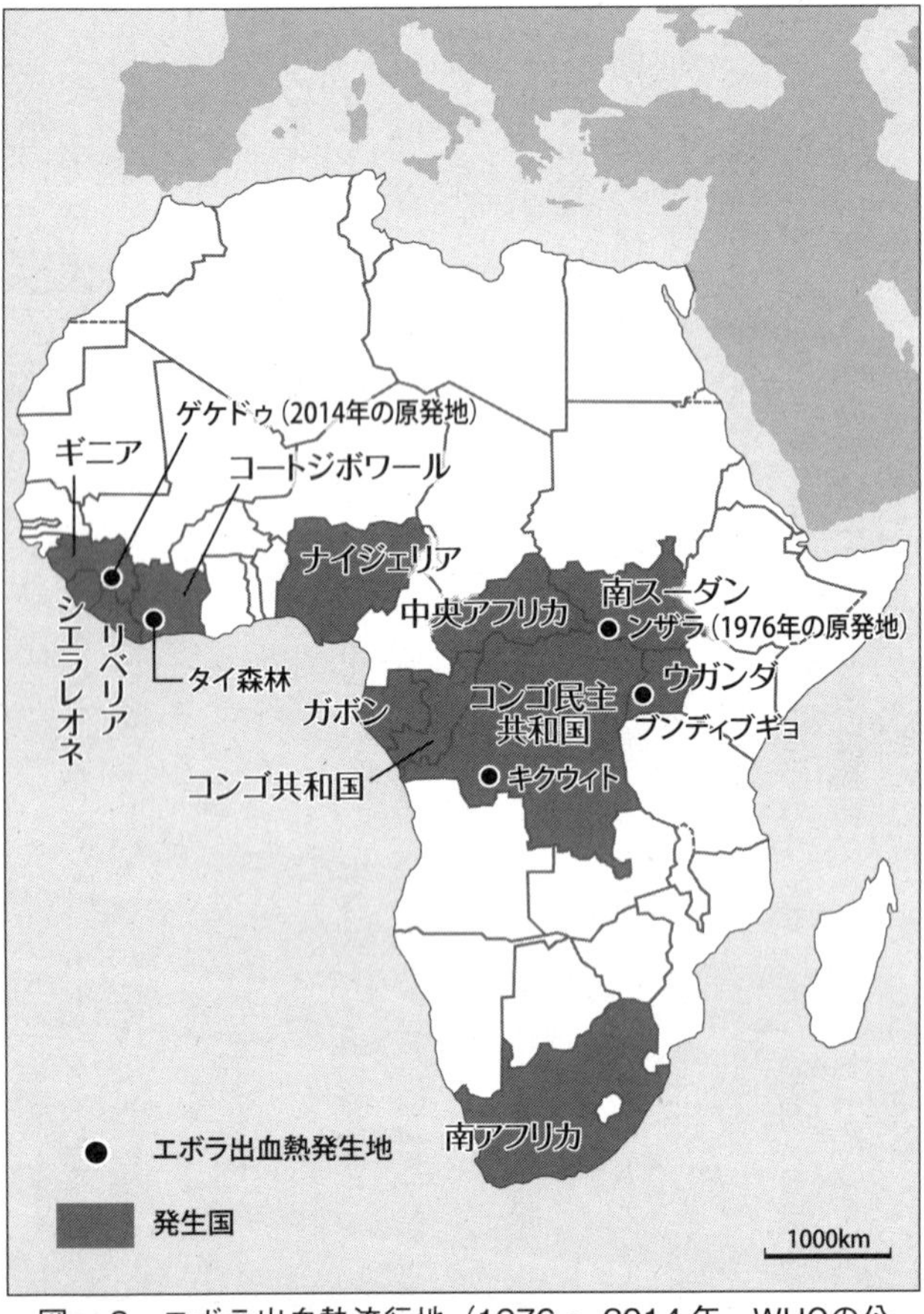

図－２　エボラ出血熱流行地（1976～2014 年、WHOの公表による）

し、注射器が消毒されていなかったために、注射器からも感染が広がった。最終的に三一八人が発病して二八〇人が亡くなった。四週間後には一七人の診療所スタッフのうち一一人が死亡して、診療所は閉鎖に追い込まれた。死亡率はさらに上昇して八八％に達し、強烈な感染症であることが明らかになってきた。

しばらく鳴りを潜めていたが、一九九四年に西アフリカのガボンと中央アフリカで流行し、発症者四五一人、死者三五一人を数えた。一九九五年にはコンゴの首都キンシャサから三〇〇キロほどのキクウィトで三一五人が死んだ。

二〇〇〇～〇一年には、ウガンダで四二五人が発病して二二四人が死亡。二〇〇一年から一三年までにコンゴ民主共和国（旧ザイール）、コンゴ共和国、ウガンダ、ナイジェリアなどで、断続的に流行があった。過去三八年間でアフリカでは一九回の集団感染があった。

病気は流行地域を流れるエボラ川から「エボラ出血熱」と命名とされた。致死率は五～九割というこれまで経験をしたことがない高いものだった。

二〇〇四年にはロシアのシベリアにある旧ソ連の生物兵器研究所で、女性の科学者が誤ってエボラ出血熱ウイルスの入った注射器を指に刺して死亡した。はからずも旧ソ連がこのウイルスを生物兵器として研究していたことが明るみに出た。

新たな変異ウイルス

発病は突発的で、発熱、悪寒、頭痛、筋肉痛、食欲不振などのインフルエンザに似た症状から、嘔吐《おうと》、下痢、腹痛などが現れる。進行すると口腔《こうくう》、歯肉、結膜、鼻腔、皮膚、消化器など全身の出血、吐血、下血がみられる。他人への感染は症状が出た後にかぎられる。

ウイルスは主に血液と排泄《はいせつ》物を通じて感染する。家族や医療関係者の感染率が高いのはこのためだ。ただ、汗や唾液からもウイルスが見つかっている。

エボラ出血熱ウイルスは細長いRNAウイルスで、フィロウイルス科に属し、マールブルグ出血熱にきわめて近い。ひも状、U字型、ぜんまい型などさまざまな形状のものが見つかっている。

これまで五種の株（系統）のウイルスが確認されている。それぞれ、発見された場所の名をとって①タイ森林株（コートジボワール）、②スーダン株、③ザイール株（現コンゴ民主共和国）、④ブンディブギョ株（ウガンダ）、⑤レストン株（米国バージニア州）とよばれる。

フィロウイルスの仲間は、遺伝子からみて約一万年前に現れたと推定される。七〇〇〜八五〇年前にエボラ出血熱とマールブルグ出血熱（終章）は分岐し、約五〇年前にアフリカで四種の株に分かれたらしい。レストン株だけはアジア起源である。

とくに毒性が強く死亡率が九〇％にもなるのは、ザイール株だ。過去に一〇人以上の死者を出した流行の六割を占める。ついでスーダン株の死亡率が五〇％程度で、タイ森林株の発生はまれだ。ブンディブギョ株は二〇〇七年一二月にウガンダ西部のブンディブギョで流行し、一四九人が感染して三七人が死亡した（死亡率二五％）。

レストン株は、一九八九年に実験動物としてフィリピンから米国とイタリアに輸出されたカニクイザルが、大量に死亡したことをきっかけに発見された。バージニア州レストンにある実験動物の検疫施設のヘイゼルトン研究所では、六人の職員に感染の痕跡《こんせき》があったが発病はしなかった。その後の調査でも人には無害であることがわかっている。

研究所は首都ワシントンの近郊にあり、一時は「エボラ出血熱の米国上陸」として大騒ぎになった。リチャード・プレストン著のパニック小説『ホット・ゾーン』（高見浩訳、飛鳥新社刊）はこの事件をモデルにしている。その後映画化もされた。

感染源はコウモリか

エボラ出血熱ウイルスの自然宿主は、熱帯林にすむ果実食のオオコウモリ（写真－1）が有力な候補だ。ガボンのフランスビル国際医学研究センター（CIRMF）は、自然宿主になりそうな野生動物を数万種も調べた。その結果、オオコウモリ科の三種

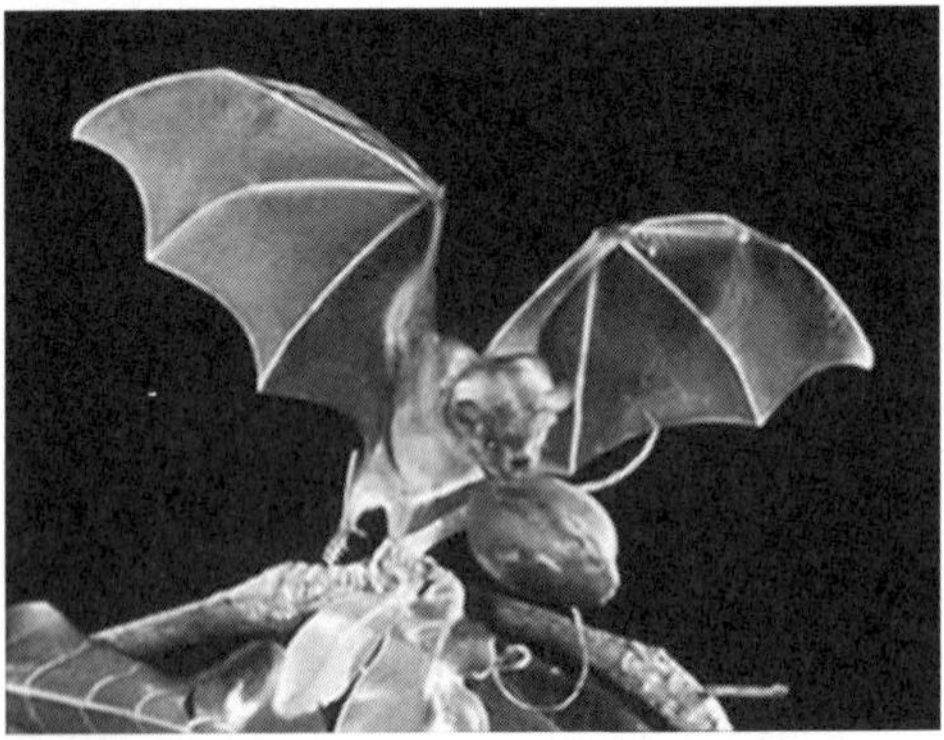

写真－１　エボラウイルスの自然宿主とみられるオオコウモリ

のコウモリからウイルスの遺伝子と抗体が見つかった。コウモリは、一〇〇種以上のウイルスを媒介《ばいかい》することでも知られる名うての「運び屋」だ。

流行地帯ではコウモリを食用にする習慣があり、直接に感染した可能性はある。しかし、もっとも疑われているのは、コウモリからゴリラなど霊長類を介した人への感染だ。霊長類は、コウモリがかじって地上に落とした果実を食べたときに、それに付着した唾液から感染したと考えられる。

エボラ出血熱が流行している地域は、霊長類などの野生動物がブッシュミートとよばれてふつうに食べられている（第九章）。狩猟や解体時に、感染した肉を食べた現地民がウイルスにかかった可能性が高いとみられる。

二〇〇一年にコンゴ共和国（コンゴ民主共和国の隣国）で、六五人がエボラ出血熱にかかって五三人が死ぬ流行があった。同時期にコンゴ共和国北東部のオザラ国立公園内のゴリラ保護区で、八家族一三九頭のローランドゴリラが姿を消した。この国立公園はローランドゴリラの生息頭数が多いことで知られる。CIRMFはその翌年に四頭のゴリラと二頭のチンパンジーの死体からエボラ出血熱のウイルスを分離した。

ドイツ・マックスプランク研究所の調査では、二〇〇二〜〇五年に約五五〇〇頭のゴリラが死亡したと推定された。ゴリラやチンパンジーはウイルスの自然宿主ではなく、人と同じように感染したと考えられる。

また、フィリピンのマニラの養豚場などで、二〇〇七〜〇八年に豚が相ついで死亡した。CDCの調査で、レストン株のウイルスに感染していることが確認された。家畜への感染が確認されたのははじめてだ。養豚場の従業員も一人感染したが、発病はしなかった。その後の調査で、霊長類や豚以外にも、レイヨウ、ヤマアラシ、犬などにも感染することがわかってきた。

森林破壊が引き出したウイルス

なぜ、アフリカの奥地からこんな恐ろしいウイルスが出現したのだろうか。アフリカ、中南米など二〇ヵ国以上で活動する生物多様性保護の科学者団体「エコヘルス連盟」のジョナサン・エプスティン副会長は「新興感染症の七五％は動物に起源があり、森林破壊によって本来の生息地を追われた動物たちが人里に押し出されて病原体を拡散させるようになった」と警告する。

過去のエボラ出血熱の流行の大部分は、熱帯林内の集落で発生した。だが、ギニアの奥地でも人口の急増で森林が伐採されて集落や農地が広がってきた。森林の奥深くでひっそり暮らしていたオオコウモリが、生息地の破壊で追い出されてエボラ出血熱ウイルスをばらまいたのかもしれない。

映画『アウトブレイク』のなかで、アフリカの呪術師《じゅじゅつし》のこんな言葉が引用されている。「本来人が近づくべきではない場所で人が木々を切り倒したために、目を覚ました神々が怒って罰として病気を与えた」。

エボラ出血熱の流行は大規模な自然破壊の直後に発生することが多い。たとえば、ガボンはマンガン鉱、ウラン鉱などの地下資源の宝庫だ。一九九四年のガボンでの流行は、金鉱山の開発で広大な森林が破壊された直後に発生した。

かつて国土の大部分が熱帯林でおおわれていたシエラレオネでは、国土の四％しか森林が残されていない。それも皆滅するのは時間の問題だ。リベリアで残された熱帯林は二〇％以下で、その森林の伐採権の多くが海外の企業に売り渡されている。

以前にコートジボワールのタイ国立公園を調査したことがある。手つかずの熱帯林が残され、コビトカバ、ボノボなど絶滅危惧《きぐ》種に指定された希少な動植物の宝庫で、世界自然遺産にも登録された。だが、焼き畑が虫食い跡のように広がっているのを目の当たりにして愕然《がくぜん》とした。

近隣のマリ、ニジェールなどサハラ砂漠南縁のサヘル地帯では、過去四〇年間に繰り返し深刻な干ばつに見舞われてきた。そこから逃げ出した飢餓難民が国立公園内に入り込んで違法な農業で暮らしている。ここで「タイ森林株」のエボラ出血熱ウィルスが発生したことは容易に理解できる。

とくに、近年は中国が西アフリカの地下資源開発に巨額な投資をしており、採掘、搬出道路、労働者の宿舎などのために森林破壊が加速している。エボラ出血熱が流行している西アフリカだけで二万人を超える中国人が働いている。中国は二〇〇九年に米国を抜いて、アフリカの最大の貿易国になった。アフリカからの輸出の九割が原油や木材などの天然資源だ。エボラウイルスの発見者の一人であるロンドン大学のピーター・ピオット教授は、アフリカとの濃密な関係を考えると、エボラウイルスがいつ中国に持ち込まれてもおかしくない、と断言する。その結果起こる大流行は、想像するだけで背筋が寒くなる。

この結果、開発は野生動物が残された森林地帯に集中するようになった。ゴリラやチンパンジーは、生息頭数は大幅に減っているのに、生息密度は上がっている。そのうえ、この一帯では農村部から都市部への人の動きが激しくなり、ウイルスの封じ込めは困難になっている。

空気感染の可能性

二〇一四年の大流行はザイール株によるものだが、一九七〇年代に流行した株からは変異を起こしていた。以前は潜伏期間が七日程度だったが、現在では最長で二一日と長くなり、死亡率は九〇％から六〇％前後に下がっている。

エボラウイルスはきわめて変異を起こしやすく、テキサス大学の研究では、今回のウイルスは一〇年前にシエラレオネで採取されたウイルスと比較すると、すでに遺伝子の三九五ヵ所で変異が見つかったという。変異の速度は鳥インフルエンザウイルスの一〇〇倍も速いという。

エボラウイルスは、人体に侵入する巧みな技を変異によって身につけたことが、エボラ出血熱患者を治療したエモリー大学病院などの遺伝子解析によってわかってきた。

エボラウイルスは「糖たんぱく質」をカギにして、人の細胞の表面にあるカギ穴の受容体に取りつき、細胞内に侵入してくる。一方、細胞側も免疫システムを総動員して侵入を防ごうとする。普通はここで病原体は撃退される。

ところが、エボラウイルスは、まず「おとり」の糖たんぱく質を血中に送り込んで免疫細胞を引き寄せ、そのすきにウイルスを細胞内に侵入させる。この技が流行を急激に拡大している理由と研究者らはみている。

従来の株が局地的な流行で収まっていたのは、潜伏期間が短く、症状が急激で死亡率が高く、感染が広がる時間的余裕がなかったことがあげられる。しかし、変異による潜伏期間の長期化と死亡率の低下によって、ウイルスは感染者の体内に長く残り、長距離を運ばれることで大都市にも感染が拡大したとみられる。

エボラ出血熱は、感染した人や動物の血液や体液などに直接接触しないかぎり、感染しないとされている。西アフリカで起きた流行も、死者を土葬するときに遺体に接触する習慣が流行を広げたとみられる。

しかし、一部の専門家は、突然変異で空気感染する危険性も排除できないと警告している。米国ダラスの病院でリベリア人男性の治療にあたっていた看護師二人は、患者との直接的な接触を防ぐために厳重な防護服を着ていたにもかかわらず発病した。そのほかにも、防護服で身を固めていた医療従事者が感染した例が少なくない。

感染症の権威、米国ミネソタ大学感染症政策研究所のマイケル・オスターホルム所長は「四〇年の研究生活ではじめて出合った強力なウイルスだ」として、空気感染が可能なように変異する可能性はあるという。というのは、一九八九年に米国で発生したエボラレストン株は、ブタからサルに空気感染した先例があるからだ。

一四世紀に大流行したペスト（第三章）は、それまでノミの吸血によってしか感染しない「腺《せん》ペスト」だったが、変異を重ねているうちに空気感染する「肺ペスト」が出現した。インフルエンザやハシカなど、空気感染する病原体は、きわめて効率よく感染を広げるのでパンデミックを起こしやすい。とくに、アフリカでは、過去四〇年間に人口が三倍にもなり、人の動きも激しくなっているので、もしも空気感染がはじまったら想像を絶する大惨事になりかねない。

希望の光

一〇月一七日、WHOは、セネガル、ついでナイジェリアでエボラ出血熱の終息を宣言した。ナイジェリアでは二〇人が感染して八人が死亡したが、最長潜伏期間の二倍に当たる四二日間にわたり新たな感染者が出ていない。

フランス保健省はリベリアでエボラ出血熱に感染した女性が治癒して、病院を退院したと発表した。この女性の治療で認められた薬のひとつに、富士フイルムホールディングス傘下の富山化学工業が開発した抗インフルエンザ薬の「アビガン」が含まれていた。

また、リベリアで医療支援をしていた米国人医師ら二人が感染した際、米製薬会社が開発した試験段階の治療薬「ZMapp」が投与された。リベリアで感染したスペイン人宣教師も投与を受けたが死亡した。

薬の効果かどうかは不明だが、米国人の医師は、重篤だった症状が大幅に改善したとされる。ただ、いずれの薬もまだ大量生産はされておらず、限られた在庫を誰に優先的に投与するか、副作用で被害が出た場合の責任問題などは明確になっていない。ただ、こうした薬でも「緊急避難」として使わざるをえないところまで追い詰められている。

2. 都心から流行がはじまったデング熱

原因はヒトスジシマカ

米国獣医学会の調査によれば、もっとも人を殺す野生動物は「蚊《か》」だという。毒蛇、サメ、クマなどを押しのけて、「一〇大危険動物」のトップの座を維持している。毎年一〇〇万人もの人が、マラリア、デング熱、黄熱《おうねつ》病などの蚊の運ぶ微生物によって殺されている。英雄アレキサンドロス大王も一匹の蚊にはかなわずマラリアで死んだ。蚊を熟知していたはずの細菌学者の野口英世《のぐちひでよ》も黄熱病で倒れた。

二〇一四年夏、デング熱が、代々木《よよぎ》公園という東京のど真ん中で発生した。と思ったらあっという間に全国に広がった。

「毎日の　散歩もためらう　蚊の恐怖」（作者・みぃこ）
「痒《かゆ》みより　不安大きい　虫刺され」（海）

といった川柳もネットには登場した。

デング熱の原因は、ヤブ蚊の仲間のヒトスジシマカやネッタイシマカだ。もしも蚊がデングウイルスを持っていると、刺されたときに蚊の唾液とともにウイルスが体内に侵入してデング熱に感染する。その人の血を吸った蚊が別の人を刺すことで、「蚊→人→蚊」というサイクルで広がっていく。

国立感染症研究所の調査で、二〇一四年八月に代々木公園でダンスの練習をしていた若者が発病したことがわかった。公園で行われた民放テレビの虫捕りの野外ロケに出演したタレントも、高熱を出してデング熱と診断された。国立感染症研究所は、公園内で採取した蚊からデングウィルスを検出した。国内での感染は一九四五年以降、約七〇年間も記録がない。

これまでに患者から検出されたウイルスの遺伝子を調べたところ、いずれも代々木公園周辺や新宿《しんじゅく》中央公園への訪問歴がある患者から検出されたものと一致した。元の感染源はひとつとみられる。感染者で海外への渡航歴のある人はいなかった。

一方で、海外旅行中に感染する人は年間一〇〇〜二〇〇人ほどいる。インドネシアのバリ島で感染する人が多い。デング熱は人から人には感染しないことから、今回は海外で感染した人が代々木公園周辺でヒトスジシマカに血を吸われ、その蚊から感染が拡大したとみられる。

その後感染者は次々に増え、わずか二ヵ月後の一〇月一五日までに、北は青森県、西は高知県まで一九都道府県に拡散して、感染者は計一五九人にのぼった。ただ、重症者はいないという。各地で公園などの閉鎖、殺虫剤散布、イベントや献血自粛などの緊急措置がとられている。店頭から虫除《よ》けスプレーが消えた。

日本のデング熱

日本では以前、第二次世界大戦中の一九四二年から一九四五年にかけて、神戸《こうべ》、大阪、広島、長崎などでデング熱が流行し、患者は二〇万人にも達した。東南アジアからの復員者によって持ち込まれたものだ。

当時、京都大学医学部でデングウイルスの研究に取り組んでいた堀田進《ほったすすむ》さん（のちに神戸大学医学部教授）が、一九四三年に長崎で流行したデング熱の患者からウイルスを分離するのに、世界ではじめて成功した。

デング熱を媒介するのは、主にネッタイシマカとヒトスジシマカの二種類。ネッタイシマカはかつて熊本県天草《あまくさ》地域や琉球《りゅうきゅう》列島で生息が確認されているが、一九七〇年代以降は採集されず、現時点では日本国内には分布していないとされる。

デング熱の症状はさまざまだ。筆者がタイで感染したときには、突然の高熱につづいて関節痛や頭痛が起こり、とくに目の奥がジンジン痛んできた。これは特徴的な痛みでデング熱と診断された。その後上半身に湿疹《しっしん》ができたが、一週間ほどで消えた。

だが、デングウイルスに感染した後、突然に、重症の「デング出血熱」になることがある。発熱が収まり平熱に戻りかけたときに起こることが特徴的だ。出血熱の名が示すとおり、一〇～二〇％の例で注射痕から出血したり、鼻血、血便、吐血、下血などの症状が出る。

一九五〇年代にはじめてフィリピンとタイで発生したが、その後東南アジアや中南米では増えつづけている。重症化すると死亡率は五％ほどになり、毎年約二万人以上が死亡して、とくに乳幼児の死亡の主要な原因になっている。

日本から輸出されたデングウイルス

日本国内ではデング熱は「輸入病」だが、「輸出国」になったこともある。ドイツ保健省のロベルト・コッホ研究所から二〇一四年一月に、「前年の八月下旬に日本各地を旅行した五一歳のドイツ人女性が、帰国後デング熱を発症した」という連絡が厚生労働省にあった。一週間ほどで退院できたという。

彼女は、山梨県笛吹《ふえふき》市で蚊に刺されたと主張していることから日本の専門家が検討したが、感染場所は特定できなかった。しかし、潜伏期間からみて日本国内で感染した可能性は否定できないという結論になった。ただ、デング熱を診察した医師はきわめて少なく、軽い症状だとかぜと間違えられることも多いので、すでに定着していたのがこれまで見逃されていたとする見方もある。

米国では、一九七〇年代後半にデング熱の流行が顕在化した。その原因は輸入した中古タイヤにあった。米国では日本などから大量の中古タイヤを輸入していた。日本の古タイヤ輸出量は世界のトップクラスで、毎年一〇〇〇万本が輸出されている。各国の工場では古タイヤに新たなトレッドを張り替え再生タイヤとして売られる。

とくに、テキサス州ヒューストンは、世界最大の再生タイヤの生産地で、貨物船が次々に古タイヤを運び込む。一九八〇年代はじめ、再生業者の元に届けられたタイヤの中に水がたまってボウフラがうごめき、内壁に卵がくっついていたのに気がついた人はいなかった。

米国疾病予防管理センター（CDC）が徹底的に追跡調査したところ、日本からのタイヤに潜んで密入国した蚊がデングウィルスを持ち込み、米国南部一帯に散発的にデング熱が発生するようになったと結論づけた。

世界に広がる流行

一九七〇年代以前は、デング熱の流行国は九ヵ国にかぎられていた。現在では一〇〇ヵ国以上におよぶ。デング熱は熱帯、亜熱帯地域、とくに東南アジア、南アジア、中南米、カリブ海諸国で慢性的に流行しているが、近年はほぼ全世界に拡大した。

世界保健機関（ＷＨＯ）の加盟国からの報告では、二〇〇八年には患者数は一二〇万人だった。それが、二〇一〇年には二三〇万人になり、二〇一三年には南北米大陸だけで二三五万人に達し、このうちの約三万八〇〇〇人が重症のデング出血熱だった。

この報告は氷山の一角で、ＷＨＯは世界で毎年約五〇〇〇万人から一億人が感染するとみている。重症化して入院する患者は毎年五〇万人にも達する。世界では、デング熱の危険地帯に二五億〜三〇億人が住んでいる。日本もその危険地帯に加わったことになる。

デング熱の九割までが、フィリピン、ベトナム、ラオス、マレーシアなどのアジアで発生する。

フィリピンでは二〇一三年の患者数が一六万人を超えて、五〇〇人以上の死者が出た。

マレーシアでも、人口密度の高いセランゴール州を中心にデング熱の発生件数が急増した。二〇一四年八月末時点で感染者は六万八〇〇〇人、死者は一三〇人を超えて、感染者数は前年同期の六倍にもなった。

感染者や死者の急増の理由は、毒性の強いデングウイルスの「2型」の流行や、例年よりも集中的な大雨が多く、蚊が繁殖しやすい気象条件だったためとみられる。

中国広東《カントン》省の衛生当局は、省内で二〇一四年八月末までに前年一年間の患者数を上回る一一四五人のデング熱患者が確認されたと発表した。三一人が重症化したが、死者は出ていないという。台湾でも、二〇一四年一〜一〇月に約四〇〇〇人が感染した。

ヨーロッパでも地域的に発生しており、二〇一〇年にはフランスとクロアチアで患者が出た。二〇一二年にはポルトガル領マディラ諸島で二〇〇〇人を超える大流行があった。人気観光地だったために観光客が本国に持ち帰り、一〇ヵ国に感染が飛び火した。

起源不明の謎のウイルス

「デング」という言葉の起源にはさまざまな説がある。東アフリカで話されるスワヒリ語の kadinga pepo が起源という説では、悪霊によって起こるとされる痙攣《けいれん》の発作を意味する。西インド諸島に送られたアフリカ人奴隷たちが、この病気をダンディ熱とよんだことに由来するという説もある。発症すると痛みで手足が不自由になり、気取った(ダンディ)ように見える歩き方になるからだという。

一九八〇年代に、アジア、アフリカ、北米でほぼ同時に流行してからデング熱は英語で break-bone fever（骨折熱）とよばれるようになった。激しい関節痛に襲われるからだ。

この病名の命名者は米国建国の父の一人で、独立宣言の署名者でもあるベンジャミン・ラッシュ（一七四六～一八一三）。彼は、医師、作家、教育者でもあった。流行がフィラデルフィアにおよんできた一七八〇年にこの病名をつけた。報告書にこう書き残している。「発熱にともなう痛みは強烈である。痛みは、頭、背中、手足、ときに眼球部を襲う」。

デングウイルスは日本脳炎ウイルスと同じフラビウイルス科に属するウイルスで、四つの血清型（1型、2型、3型、4型）に分類される。たとえば1型にかかった場合、1型に対しては終生免疫を獲得するとされるが、他の血清型に対する免疫は数ヵ月で消失し、その後は他の型には感染する。遺伝子の変異からみて、四つの血清型に分化したのは約一〇〇〇年前のことだ。

一九七〇年代、デングウイルスが四種とも存在したのは、東南アジアだけだった。ところが現在では、世界の流行地ではすべての型がみられる。二〇一三年に入って毒性がより強い2型が増えてきた。これが世界的流行に拍車をかけている。

中国の晋《しん》代（二六五～四二〇年）に書かれた医学書には、デング熱とみられる記述がある。これだけ古くから知られていたのにもかかわらず、ほとんどわかっていない謎のウイルスだ。いまだにウイルスの起源は不明で、人以外に感染する動物も知られていない。

ウイルスの起源を調べている米国ペンシルバニア大学のエディ・ホルムズ教授は、もともとはアフリカで蚊にのみ寄生していたウイルスが、突然変異を起こして人に感染するようになったとする仮説を立てている。

フラビウイルス科には、黄熱病、西ナイル熱、日本脳炎《にほんのうえん》、リフトバレー熱、ダニ媒介性脳炎ウイルスなど感染力の高いウイルスが属している。これらのほとんどは、蚊やマダニなど節足動物が媒介しているため、アルボウイルス（節足動物媒介性ウイルス）ともよばれている。ヒトに病気をうつすものは一〇〇種を超える。

フランスの製薬会社が開発したワクチンが、早ければ二〇一五年には使用ができる可能性がある。アジアでの実験では、デング熱に対するワクチンの予防効果は、まだ五七％ほど。とくに、悪性の2型は三五％と低い。さしあたりは、ヤブ蚊の出そうな場所には近づかない。周辺地域の清掃や殺虫剤撒布による蚊の駆除しかない。

異種を圧倒するヒトスジシマカ

ヒトスジシマカ（英語ではタイガー・モスキート）のオスは、精力絶倫であることが

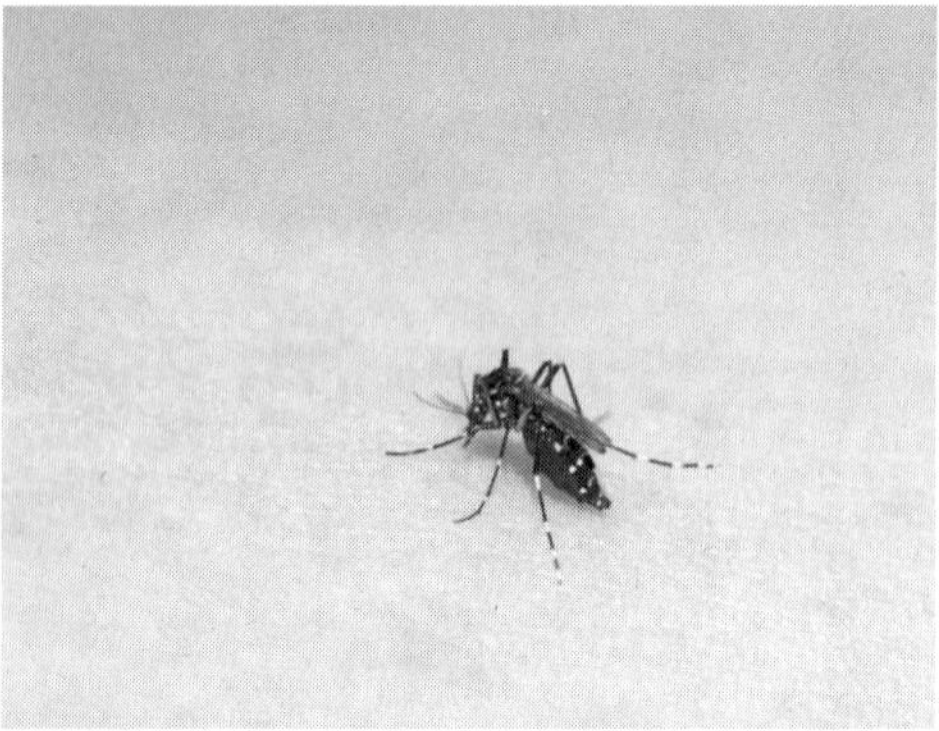

写真－2　ヒトスジシマカ（写真　PIXTA）

知られている。この蚊には、肉眼でもはっきり見える黒と白の縞《しま》模様があり、確かにトラを思い起こさせる（写真－2）。新たな土地に進出してきたヒトスジシマカは、同種の蚊だけでなく別の種のメスとも片っぱしから交尾する。むろん、異種間だから卵を産むことはできない。

だが、蚊の習性で一度交尾したメスは二度と交尾できない。つまり、ヒトスジシマカが侵入してくると、これと交尾した先住の種類の蚊は増殖できなくなり、あっという間に新参者が地元民と入れ替わってしまう。

同じようにウイルスを媒介するので恐れられているネッタイシマカは、かつて西日本に生息して大戦中の一九四四年に天草諸島で異常発生したことがある。しかし、ヒトスジシマカに席巻されて姿を消してしまった。世界各地でも一九七〇年代以後、ヒトスジシマカはネッタイシマカを圧倒している。

獰猛《どうもう》な蚊といっても昆虫であり、チョウのように花の蜜《みつ》や腐った果実の糖分などを主食にしている。血を吸うのは産卵前のメスにかぎられる。栄養分豊かな血を吸って産卵に備えるのだ。このときに、血の代わりにウイルスを残していく。

感染した人をメスの蚊が刺したとき、ウイルスは蚊の消化管を通って中腸に移動し、ここで繁殖する。その後、他の人を刺したときに唾液《だえき》とともにウイルスが送り込まれる。彼らにとっては、病気をうつすのは本来の目的ではない。

日本でのヒトスジシマカの活動期は一〇月中ごろまでで、越冬できないと考えられてきた。しかし、一九四〇年代に三年つづいて流行したことがあり、定着できないとは断言できない。

人が流行に手を貸した

デング熱の世界的流行がはじまって、まだ半世紀もたっていない。この急激な流行の原因のひとつには、人がヒトスジシマカが発生しやすい環境をつくってしまったことがある。この半世紀は世界人口の爆発期だった。人口密度が高くなるのにつれて、「蚊→人→蚊」というサイクルが一段早く回りはじめた。

さらに地球温暖化の影響も考える必要がある。環境省によると、デング熱を媒介するヒトスジシマカの分布は年平均気温一一℃以上の地球とほぼ一致している。一九五〇年当時は、福島県と栃木・茨城県の県境が北限だった（図－3）。それが、二〇〇〇年以後は秋田県北部から岩手県まで広がり、二〇一〇年には青森県内ではじめて確認された。

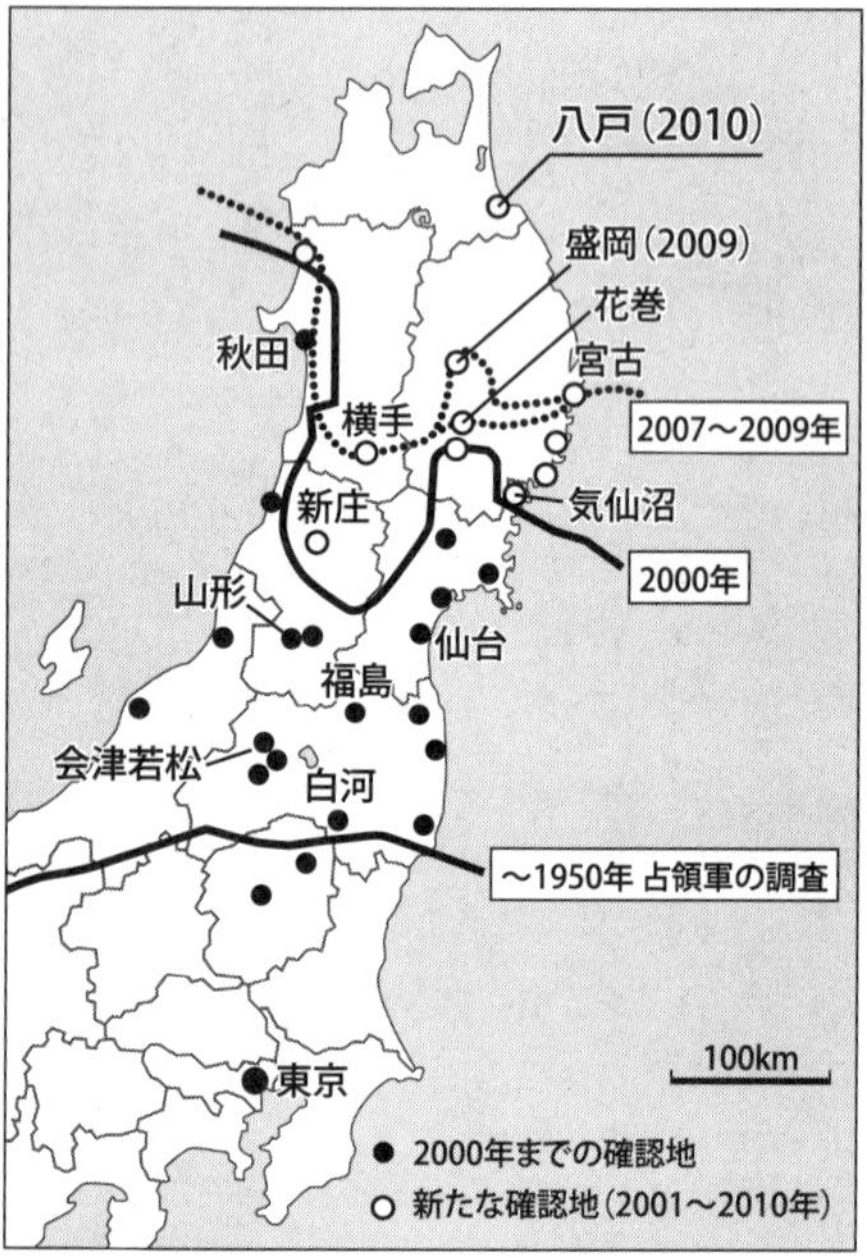

図－3　東北地方におけるヒトスジシマカの分布域の拡大（国立感染症研究所ホームページの図をもとに作成）

温暖化の影響をまとめた環境省の報告書では「二一〇〇年までには北海道まで拡大

する」という予測を紹介している。ヒトスジシマカの分布拡大がただちにデング熱流行に結びつくものではないが、そのリスクは拡大することになる。

さらに、蚊にとっておあつらえ向きの増殖環境も増やしてしまった。舗装の穴、植木鉢の受け皿、詰まった雨どい、よどんだドブなど身辺で水たまりは多い。ヒトスジシマカは、大さじ一杯ほどの水でも卵を産むことができる。昔の人は墓参りのときに、花入れに一〇円玉を入れて帰った。こうすると水の中に銅のイオンが溶け出して、ボウフラが生きられないからだ。こうした先人の知恵も継承されなくなった。

ゴルフやハイキングなどの野外スポーツが盛んになり、人とヒトスジシマカの距離が縮まってきた。国際化で人や物の行き来が盛んになり、蚊は容易に遠距離を運ばれるようになった。たとえば、オーストラリアのダーウィン国際空港で、インドネシアからの定期便の機内を徹底的に調べたところ、一年間で五五一七匹の昆虫が見つかり、うち六八六匹は蚊だった。

第一部　二〇万年の地球環境史と感染症

第一章　人類と病気の果てしない軍拡競争史

人類の移動と病原体

約二〇万年前にアフリカで誕生した現世人類の祖先は、アラビア半島で近年出土した最新の研究では、従来考えられていたのより数万年早い一二万五〇〇〇年前ごろアフリカ大陸を出て、アラビア半島に渡ったとする説が有力になった。その後、五万〜六万年前にアラビア半島からユーラシア大陸、さらにはオーストラリア大陸や北米・南米大陸に広がっていった。

その移動の道のりはきびしいものだっただろう。灼熱《しゃくねつ》の砂漠や極寒の雪原を横断し、対岸も定かでない海洋を漕《こ》ぎわたり、険しい山岳地帯を越え、深い森に分け入った。移動の動機はなんだったのだろう。

野生動物などの身近な食料を食べ尽くしたのか、気候や環境の変動に追われたのか、他の霊長類との競争に敗れたのか。アフリカに近縁の霊長類も多く、彼らから感染する「動物由来感染症」（第二章）から逃れるため、と考える研究者もいる。

移動には、わずかな道具、武器、生活用具を背負い、言語、技術、神話、音楽、信仰なども新たな土地へ運んでいったことだろう。意図せざるお供《とも》もいた。ネズミ、ゴキブリ、ダニ、シラミ、ノミ、寄生虫などの小動物。さらに目に見えない膨大な数の細菌、ウイルス、原虫《げんちゅう》、カビなどの微生物も人や動物に寄生して移動した。

　微生物の大部分は無害だが、病気を起こす「病原性」を持つものもあった。たとえば、ウイルスは生物と非生物の両方の性質を併せ持ち、インフルエンザや風疹《ふうしん》やヘルペスなど多くの病気を引き起こす。

細菌はバクテリアともよばれ、細胞分裂で増殖する単細胞生物。ピロリ菌や結核菌など多彩な顔ぶれだ。さらに、マラリアやアメーバ赤痢《せきり》などを起こす原虫。このほかにも、水虫の原因になる真菌《しんきん》、肺炎やツツガムシ病を引き起こすリケッチアなどの病原性微生物が知られている。

　こうした微生物のなかには、狩猟時代には野生動物から、定住農耕生活に入ってからは家畜からも人に宿主《しゅくしゅ》を広げたものが多い。新たな土地に進出した人類は、気候風土や新たにつくりあげた文化に適応するために肉体を進化させた。野生動物や家畜から人体にすみかを替えた微生物も、同じように宿主の進化につれて変わっていった。

人と微生物の共進化

アフリカの共通の祖先から、人類はさまざまに分岐しながら多様な進化をとげていった。その過程は、複雑に枝分かれした一本の樹木のように描くことができる。微生物の多くも同じように進化や変異の過程をたどることで系統樹ができる。

本書に登場する「ピロリ菌」「エイズ」「パピローマウイルス」「ハシカ」「水痘《すいとう》（水ぼうそう）」「成人T細胞白血病」「結核」などの原因になる病原性微生物は、いずれもアフリカが起源とみられる。宿主の人とともに進化しながら、世界に拡散していったものの子孫だ。

これまでウイルスは、病気をもたらす厄介者としか考えられなかった。しかし、RNAウイルスの一種のレトロウイルスは、自分の遺伝子を別の生物の遺伝子に組み込むことによって、生物の進化の原動力にもなってきた。通常、遺伝子は親から子へ「垂直に」移動するが、ウイルスは生物の個体間を「水平に」に遺伝子を移動させることができる。

人の遺伝情報（ゲノム）が二〇〇三年にすべて解読されてから、たんぱく質をつくる機能のある遺伝子はわずか一・五％しかなく、全体の約半分はウイルスに由来することがわかった。多くは「トランスポゾン」といわれる自由に動き回れる遺伝子の断片だった。進化の途上で人の遺伝子に潜り込んだものだ。過去に大暴れしたウイルスの残骸《ざんがい》かもしれない。

ウイルスの重要な働き

生物は感染したウイルスの遺伝子を自らの遺伝子に取り込むことで、突然変異を起こして遺伝情報を多様にし、進化を促進してきたと考えられる。人も含めて、どんな生物にもウイルスに由来する遺伝子が入り込んでいる。この遺伝子は単なる居候《いそうろう》ではなく、さまざまな働きをしている。医療現場で実用化が進められている遺伝子操作や遺伝子治療も、ウイルスを運び屋（ベクター）にして遺伝子を他の個体へ運び込む技術だ。

ウイルスが哺乳《ほにゅう》動物の胎児を守っていることも明らかにされた。胎児の遺伝形質の半分は父親に由来するもので、移植された臓器のように母親の免疫系にとっては異質な存在だ。通常なら母体の免疫反応によって胎児は生きていけないはずで、長いこと謎になってきた。

拒絶反応を引き起こす母親のリンパ球は、一枚の細胞の膜に守られて胎児の血管に入るのが阻止されていた。一九七〇年代に入って、哺乳動物の胎盤から大量のウイルスが発見された。一九八八年に、スウェーデン・ウプサラ大学のエリック・ラーソン博士らによって、この細胞の膜は体内にすむウイルスによってつくられたものであることが突き止められた。つまり、ウイルスは生命の本質部分をにぎっていることになる。

さらに、海洋には膨大な数のウイルスが見つかり、大気中の二酸化炭素の蓄積、雲の形成にも関わっている可能性も出てきた。ウイルスの存在を抜きにしては、生物進化も地球環境も語れないところまで深く関わっている(山内一也著『ウイルスと地球生命』)。

細菌は、有機物を分解して無機物に変える物質循環の重要な担い手である。細菌なくして生態系は存続できない。食べ物を放っておくと「腐敗」するのは、物質分解の過程だ。しかし、腐敗の結果、有用な物質ができれば「発酵」とされ、味噌《みそ》、醬油《しょうゆ》からヨーグルト、チーズ、さらにパンや酒まで重要な食品づくりに貢献している。人体にとっても欠くことのできない働きをしているのは、第四章の「ピロリ菌」の章で紹介する。

微生物の巨大ファミリー

これまで、約五四〇〇種のウイルスと約六八〇〇種の細菌が発見されている。しかし、わかっているのはごく一部にすぎない。米国コロンビア大学公衆衛生学部のスティーブン・モース教授はこんな数字を発表している。さまざまなウイルス病を運ぶことで知られるインドオオコウモリから、五八種のウイルスが見つかっている。約五九〇〇種の既知の哺乳動物が、それぞれ五八種の固有のウイルスを保有していると仮定すれば、ウイルスは少なくても三四万種は存在することになる。もしも約六万二〇〇〇種の既知の脊椎《せきつい》動物にまで拡大すると、三六〇万種にもなる。

ほとんどは人と無関係だが、なかにはうまく人体に忍び込んで常在菌として共存するものもいる。やっかいなのは、無害なようにみえても、断続的に病気を引き起こしたり、突如として病原性を身につけたりするものだ。

植物にも、すべての種にウイルスが寄生する。たとえば、梅の木などに感染する「プラムポックスウイルス」が猛威を振るっている。感染すると果実に斑点《はんてん》が広がって商品価値が台無しになる。梅の名所の東京・青梅《おうめ》市の「梅の公園」では感染が広がって、約一七〇〇本の梅の木がすべて伐採された。

作物の大敵でもある。家庭菜園のキュウリを「モザイクウイルス」にやられた経験者もいるだろう。また、世界的に「バナナ萎縮《いしゅく》病ウイルス」(パナマ病)がはびこって、生産国に大被害を与えている。

どの細菌にも「バクテリオファージ」とよばれる固有のウイルスが寄生する。つまり細菌のウイルス病だ。二〇〇八年には、パリのビルの冷却塔からウイルスに感染するウイルスが見つかった。「ウイルス病にかからないのはウイルスだけ」という定説が打ち砕かれた。

あらゆる生物を含めれば、ウイルスの総種類数は一億種を超えることになるかもしれない。ウイルスは地下深くの洞窟《どうくつ》、砂漠のど真ん中、高山帯、深海底……と、どこからでも見つかるからだ。

細菌の総種類数についてはさらにわからない。二〇〇八年に開かれた米国細菌学会に出席した二四人の第一線の細菌学者がそれぞれ推定したところ、一万～一〇万種と答えたのが二人、一〇万～一〇〇〇万種が五人、一〇〇〇万種以下が九人。残る八人が一〇〇〇万種以上という回答だった。

人体には長さ一〇メートルにもなるサナダムシから、一億分の一メートルのウイルスまでがいる。彼らは、餌《えさ》を取る苦労から解放され、地球上でもっとも成功を収めた生物かもしれない。

微生物と宿主の永遠の戦い

微生物にとって哺乳動物の体内は温度が一定で、栄養分も豊富な恵まれた環境だ。なんとかして潜り込んで繁殖しようと図る。だが、宿主にとっては、病原性を持った微生物は迷惑な存在だ。感染すると、細胞が傷ついたり栄養分を横取りされて衰弱したり、遺伝子を乗っ取られて細胞ががん化することもある。

そこで宿主は免疫による防御システムを発達させ、微生物を排除、あるいは懐柔しようと図ってきた。他方、微生物は宿主の攻撃を巧みにくぐり抜けて、この快適なすみかから追い出されまいとしがみつく。

その結果、両者の関係は以下の四つのいずれかの結末に落ち着く。これは人間の戦争と変わらない。

第一は、宿主が微生物の攻撃で敗北して死滅する。この場合は、他の宿主に移らないかぎり微生物は宿主と運命を共にすることになる。致死率が高いアフリカのラッサ熱（終章）やこれまでのエボラ出血熱が、局地的な流行で収まってきたのはこのためだ。病原体の見当もつかない病気が過去に流行して、多くの人が死んだ記録が残されているが、両者が共倒れになった例とも考えられる。

たとえば、一五世紀末から一六世紀半ばにヨーロッパ各地で何回か流行した「伝染性発熱発汗性疾患」。高熱と大量の発汗で短時間に衰弱して死ぬ病気だ。ロンドンの流行は数千人が死亡したとされる。原因不明だが、未知のウイルスによる肺炎とみる説もある（図1‐4）。

第二は宿主側の攻撃が功を奏して、微生物が敗北して絶滅する場合だ。ワクチンの効果によってすでに天然痘《てんねんとう》は根絶され、ハンセン病やポリオや黄熱病《おうねつ》なども、いずれ同じ道をたどる期待がある。

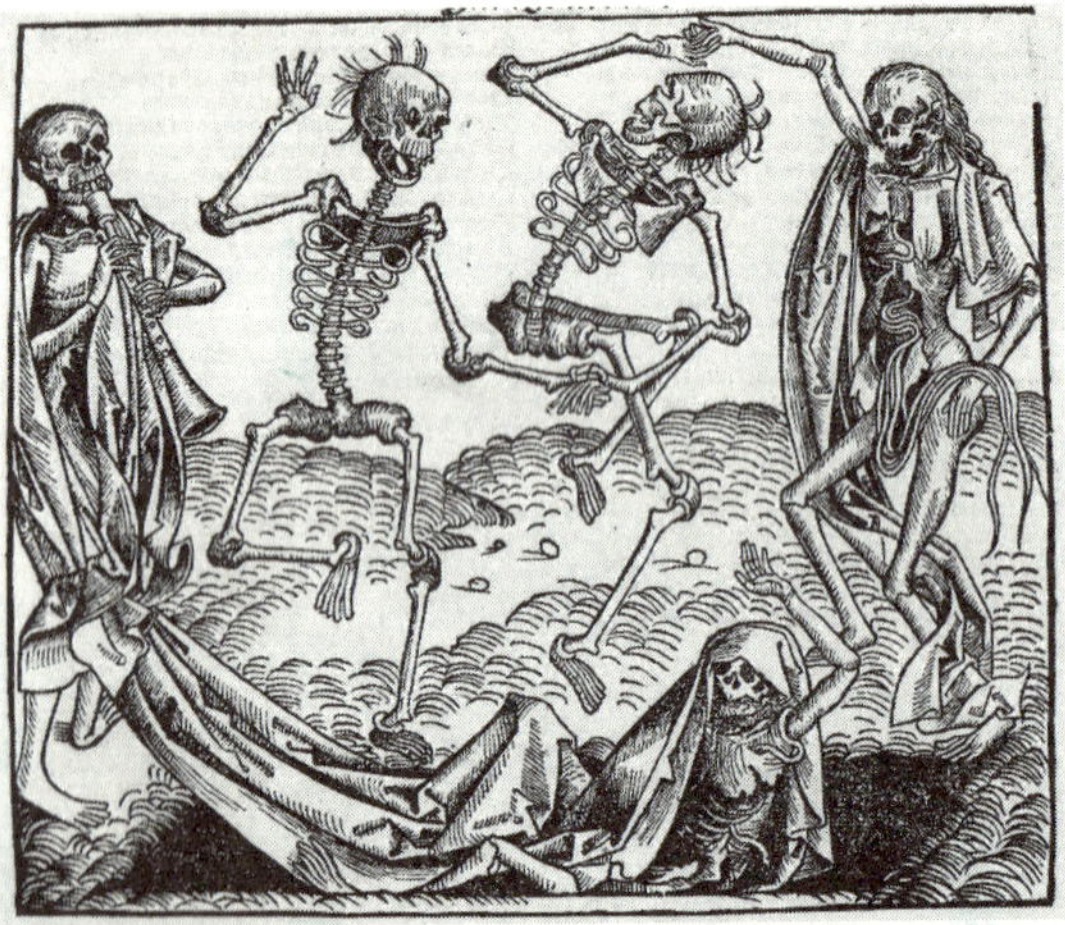

図－４　『死の舞踏』（ミヒャエル・ヴォルゲムート、銅版画、1493年）

第三は宿主と微生物が和平関係を築くことだ。宿主の体内には、莫大《ばくだい》な数の微生物が存在する（第四章）。宿主の顔色をうかがいながら共生しているので、「日和見菌《ひよりみ》」とよばれる。体内で権力の行方を推し量っている老獪《ろうかい》な政治家である。

ふだんはおとなしくしているが、宿主の免疫が低下した場合には牙《きば》をむくものがいる。これを「日和見感染」という。一方で、人にとって欠くことのできないパートナーになったものも少なくない。

第四は、宿主と微生物がそれぞれに防御を固めて、果てしない戦いを繰り広げる場合だ。水痘（水ぼうそう）ウイルスはひとたび感染すると、宿主の神経細胞に永久に潜む。平和共存のようにみえても、忘れたころに復活して帯《たい》状疱疹《じょうほうしん》などを引き起こす。

「赤の女王」効果

こうした宿主と微生物のせめぎ合いは、軍拡競争にたとえられる。むしろテロとの戦いに近いかもしれない。人類は病気を抑え込むために次々と新たな手段を開発してきた。ワクチンや抗生物質などの薬剤の開発で、多くの感染症が抑えられるようになった。とくに、乳幼児の感染症が減って死亡率が急減したことが、世界人口の急増や平均寿命の長命化につながった。

それにもかかわらず、日常的にかぜや下痢に悩まされ、新型インフルエンザや風疹《ふうしん》のような突発的な流行に、依然として脅えなければならない。微生物は耐性を獲得することで、人が繰り出す新たな兵器を巧みにかいくぐる。宿主側はさらに対抗手段を強化しなくてはならない。

このようなイタチごっこは、「赤の女王効果」として知られる。ルイス・キャロルの『鏡の国のアリス』のなかに、この女王は登場する。「いいこと、ここでは同じ場所にとまっているだけでも、せいいっぱい駆けてなくてはならないんですよ」とアリスに忠告する。まわりの風景も、同じスピードで動いているので、同じ場所にとどま

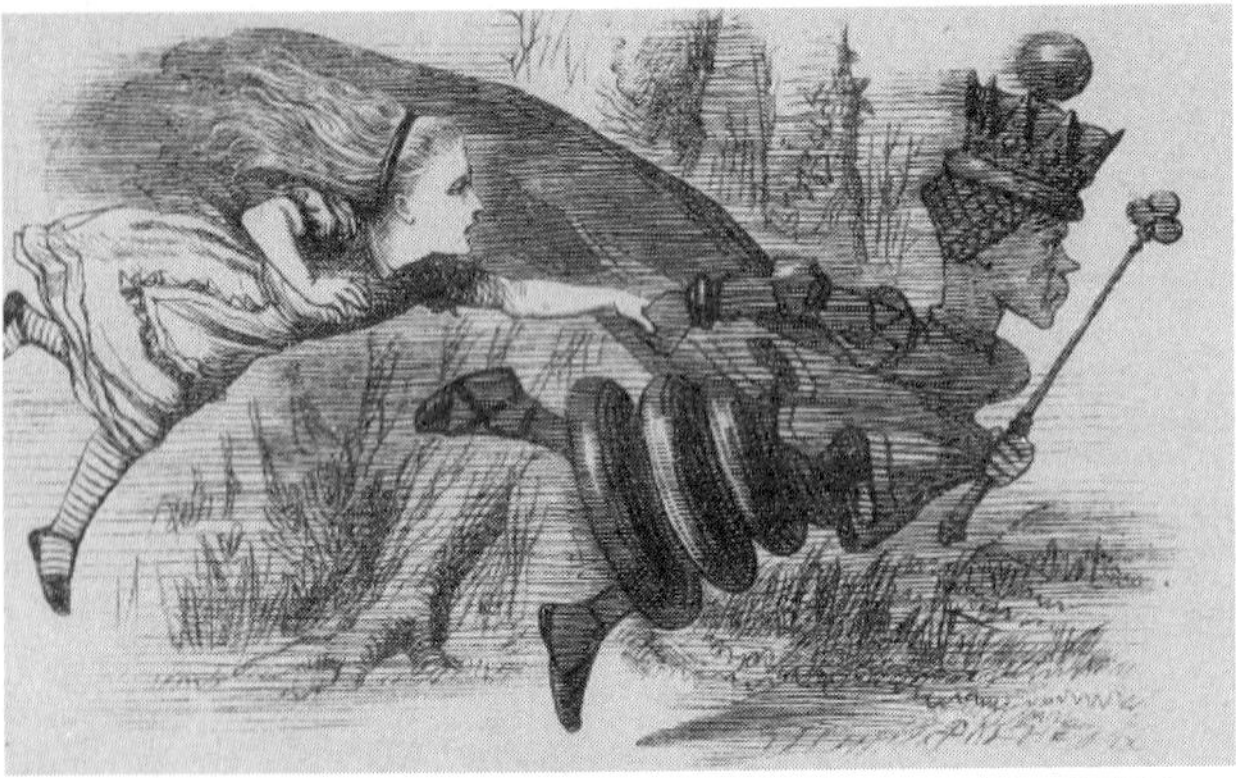

図－5　赤の女王。『不思議の国のアリス』オリジナル版挿し絵（ジョン・テニエル画、1872年）

るためには全力疾走をつづけなければいけないのだ（図-5）。

宿主がいかにすぐれた防御機構を備えても感染症から完全に逃れられないのは、この「赤の女王」に似ている。病原体から身を守るために、宿主となる生物は防御手段を進化させる。それに応じて、病原体は防御手段を破って感染する方法を進化させる。

そこで、宿主はさらに新しい防御手段を進化させ、生命が存続するかぎりこの追いかけっこがやむことはない。野球の投手と打者の関係にたとえるとわかりやすい。投手（病原菌）が打者（宿主）の弱点を探し、いろいろな球種を繰り出して打者を打ち取ろうとする。一方、打者は弱点を克服して新たな球種に対応して打ち返そうとがんばる。

勢いを増す耐性菌

抗生物質によってほとんどの細菌は死滅するが、耐性を獲得したものが生き残って増殖を開始する。細菌は抗生物質を無力化する酵素をつくりだし、自身の遺伝子の構造を変えて攻撃に耐えられるように変身できるからだ。

とくに、人と微生物の世代交代の時間と変異の速度を考えると、抗生物質と耐性獲得のこの追いかけっこは圧倒的に微生物側に分がある。ヒトの世代交代には約三〇年かかるが、大腸菌は条件さえよければ二〇分に一回分裂をする。ウイルスの進化の速度は人の五〇万〜一〇〇万倍にもなる。現生人類の歴史はせいぜい二〇万年だが、微生物は四〇億年を生き抜いてきた強者《つわもの》だ。

この耐性の獲得は「親から子へ」という「垂直遺伝」だが、非耐性の菌が別の菌から耐性遺伝子を受け取る「水平遺伝」も耐性菌の勢力拡大の強力な武器である。青カビから発見された抗生物質のペニシリンは、一九四〇年代に使われはじめたときに、その劇的な薬効で「魔法の弾丸」ともてはやされ、二〇世紀最大の発明の一つに数えられる。

名画『第三の男』（キャロル・リード監督）には、戦後間もなく人びとがこの特効薬を求めて狂奔する時代を背景に、薄めたペニシリンで大もうけするヤミ商人役を名優オーソン・ウェルズが演じている。

ペニシリンの発見をきっかけに、さまざまな抗生物質が発見された。だが、数年後にはペニシリンが効かない耐性菌が出現した。微生物はいとも簡単に「防弾ベスト」を身につけた。これだけ短期間に耐性菌が広がったのは水平遺伝に負うところが大きい。

追いかけっこは依然としてつづいている。新たな特効薬がつくられるやすぐに耐性菌が出現する。子どもをもっている人なら、急性中耳炎《ちゅうじえん》がしつこくなってなかなか治らないのに手を焼いたことがあるだろう。これも抗生物質に対する耐性菌が増えたためだ。

抗生物質乱用への警告

米国政府の防疫体制の中枢である疾病予防管理センター（CDC）は、二〇一三年に耐性菌に関する衝撃的な報告書を発表した。「控えめに見積もっても、国内で毎年二〇〇万人以上が複数の抗生物質に耐性を持つ細菌に感染し、少なくとも二万三〇〇〇人が死亡している」という内容だ。米国内のエイズ関連死は約一万五〇〇〇人だから、これを上回る。

これにともなう米国社会の経済的損失は年間約五五〇億ドル。耐性菌によって増加する医療費が二〇〇億ドル、経済的損失が三五〇億ドルと見積もる。トーマス・フリーデンCDC所長は「このままでは抗生物質は過去の遺物になりかねない」と報告書を締めくくっている。

世界保健機関（WHO）も二〇一四年、抗生物質の乱用で耐性菌が急増している現状を警告した。一一四ヵ国のデータを分析した結果、肺炎や淋病《りんびょう》、尿路感染症、敗血症などの原因になる七種の主要な細菌が抗生物質に耐性を持ち、効かなくなったという。

手ごわい耐性菌の多くは医療施設で見つかっている。なかでも深刻なのは「メチシリン耐性ブドウ球菌」（MRSA）だ。病院内や高齢者施設での集団感染が、ときおりニュースをにぎわせる。この正体は常在菌の「黄色《おうしょく》ブドウ球菌」である。抗生物質に対する耐性を獲得して、高齢者や病気で免疫力が低下した人が感染する。

メチシリンはペニシリンに耐性菌が出現したために、それに代わるものとして開発された。だが、実用化された数年後には耐性菌が現れた。

重い感染症治療の「最後の切り札」とされてきた、カルバペネム系抗菌薬が効かない腸内細菌（CRE）も出現した。CDCによると、過去一〇年間でカルバペネム系に耐性を獲得した腸内細菌の種類は一・二％から四・二％に、とくに肺炎桿菌《かんきん》にかぎると一・六％から一〇・四％へ急増した。死亡率はきわめて高く、四〇〜五〇％に達する。

国立病院機構大阪医療センターは二〇一四年二月、CREによる院内感染が発生していたとして保健所に届けた。複数の患者から、肺炎桿菌や大腸菌など四種類以上の耐性菌が検出されたため、さかのぼって調べたところ過去三年間に入院した約一一〇人の患者が感染し、二人が死亡したという。

CREは世界各地で広がっており、「自分が病気にかかっても入院は恐ろしい」と専門医が告白するほど院内の汚染は進行している。巨額の研究費を投じて新たな抗生物質をつくりだしてもすぐに耐性菌が出現するので、製薬会社は一九八〇年以降新たな抗生物質開発の熱意を失ってしまった。

WHOの報告書は「多くの発展途上地域では、抗生物質はコーラと同じくらい簡単に手に入る」と述べられている。筆者がアフリカの奥地で働いていたときも、辺地の村の診療所でも抗生物質の箱が積み上げられ、住民が勝手に使っているのを何度か目撃した。理由のひとつには、欧米の製薬会社が「援助物資」として期限切れ間近な抗生物質を送りつけてきたことがあげられる。

発展途上地域のなかには、処方箋《せん》なしで抗生物質が買える国が少なくない。先進国では、抗生物質の効かないかぜの患者にまで、「念のため」と抗生物質が処方される乱用が問題になっている。

野放しの飼料の薬漬け

畜産や養殖の現場でも抗生物質が多用され、多剤耐性菌《たざいたいせいきん》をつくりだしている。鶏や豚や魚は生産効率を上げるために過密状態で飼われる（第八章）。大規模な飼育だけに、病気が発生すれば被害も甚大だ。その予防のために、飼料にあらかじめ抗生物質や抗ウィルス剤などが混ぜられる。さらに、成長を早めるために成長促進作用の薬剤が与えられる。

人間用と成分の共通する薬剤も多く、食肉や魚肉、畜産排水や養殖池を汚染する。米国で多くの州に広がった多剤耐性のサルモネラ菌は、鶏肉から広まったことが判明した。二〇一三年一〇月現在、国内二〇州とプエルトリコで三一七人が感染して、うち一三三人は重症で入院した。

一九九六年に、大阪で抗生物質耐性の病原性大腸菌「O‐157」が発生して大きな問題に発展した。乳牛の乳房炎《にゅうぼうえん》の予防のために、餌に抗生物質が添加されたことが原因とみられる。

WHOは、一九九七年に抗生物質の飼料添加の禁止を勧告、二〇〇〇年には家畜用の抗生物質をすべて使用禁止にするよう勧告を出した。EUはこれを受けて禁止したが、日本や米国、中国などは、抗生物質の飼料添加を依然としてつづけている。

日本では、二三種の抗生物質と六種の合成抗菌剤の飼料添加物が許可されている。抗生物質と抗菌剤で二四種が指定され、飼料への抗生物質の使用量は一七五トンで、人医療用の五一七トンの約三割に相当する（農林水産省二〇一〇年年報）。

米国では、国内で使われるすべての抗生物質の約七〇％は飼料添加用、というほど一般化している。病気治療の場合を除き、飼料への抗生物質の添加を禁止する法律が何回か議会に提案されたが、畜産業界の反対で否決された。

菌が耐性を身につけたということは、抗生物質から生き残った耐性菌が大増殖して猛威を振るうだけでなく、耐性のない菌までも「耐性遺伝子」を受け取って、耐性菌へと変身する可能性が高まることでもある。

下水で耐性を獲得

抗生物質による水質汚染は、水を通して感染する細菌が環境中で耐性を獲得することにもつながる。米国のミシガン大学の研究チームが、下水から分離した三六六種のアシネトバクター属の細菌に対して、クロラムフェニコールなど通常使用される六種の抗生物質の耐性を調べた。その結果、検査場所によって二八〜七二％の種類の細菌が、複数の抗生物質に耐性を示した。

実は私たちも耐性菌をつくりだすのに、知らずに貢献している。服用した薬はすべてが体内で代謝されるわけではなく、効果を維持したまま排泄《はいせつ》され、トイレを通って下水に流れ込む成分も多い。これも河川や海水を汚染する。

これまでも横浜《よこはま》国立大学、東京都健康安全研究センターなどの調査では、長期間使用されることの多い医薬品が下水から検出される頻度が高い。解熱・鎮痛剤、強心剤、消化性潰瘍《かいよう》用剤、高脂血症剤、抗炎症剤、胃酸抑制剤などの成分や代謝物などだ。

日本は、全世界で使われるタミフルの七割を占めるといわれるほどの大消費国だ。耐性ウイルスをつくるとして、欧米の研究者から批判の声が上がっている。二〇〇九年にインフルエンザが流行したときに、京都大学流域圏総合環境質研究センターの田《た》中宏明《なかひろあき》教授らが京都府内の三ヵ所の下水処理場で分析したところ、処理後の下水や河川水からタミフルの代謝物が検出された。

この分析によって、従来の汚水処理技術ではタミフルは完全除去できないことが明らかになった。タミフルはトイレから下水処理場をすり抜けて河川に入り込む。

鳥インフルエンザウイルスはもともと、カモなどの水鳥の持っているウイルスだ(第八章)。

水鳥が水中のタミフルに接触すると、体内でタミフルに対して抵抗性のあるウイルスが生まれる可能性が指摘されている。水鳥は一般に、下水処理場から排水が流入する水温の高い水域を好む傾向がある。

しかし、こうした医薬物質が下水処理施設でどの程度除去され、自然界でどれだけ分解されるか、あるいは食物連鎖で生物濃縮されるのか。これまでほとんど研究されてこなかった。

感染症と人類進化の複雑な関係

病原体と戦いながら進化してきた人類も、対微生物戦の軍備を増強している。たとえば、マラリアは最古の病原体のひとつであり、今なお多くの人びとを苦しめている（第二章）。そのために、人はマラリアに対抗するさまざまな手段を身につけてきた。

赤血球がつぶれて鎌形《かまがた》になった遺伝性の病気が、アフリカ、地中海地域、インドなどのマラリアの流行地で多く見つかる。この鎌形赤血球症の起源は約五万年前と推定され、古代エジプトのミイラの体内からも発見される。

正常では円盤状の赤血球がつぶれて鎌形に変形し、重い貧血症を起こして死亡するケースも少なくない。アフリカの一部で患者が三〇％を超える地域があり、米国のアフリカ系では一一％にみられる。

赤血球がつぶれることで、赤血球に穴があいて中のカリウムイオンが外に飛び出す。カリウムイオンは原虫の生存には欠かせない物質であり、原虫は鎌形赤血球に入り込んでも生きていけない。重い貧血症を起こす代わりに、マラリアにはかかりにくくなる。つまり、「マラリアで死ぬか」「貧血で死ぬか」を天秤《てんびん》にかけた結果、貧血の方が有利に働き、この異常遺伝子が集団のなかで増加したのだろう。

白人にみられる「嚢胞性線維症《のうほうせいせんいしょう》」は、日本人にはまれな遺伝性の病気だ。米国では約三万人の患者がいる。遺伝子の一部が欠けていることで発病する。この病気に侵されると、ねばねばした分泌物が内臓器官の管に詰まり、機能が破壊されて二〇代までに亡くなる悲惨な難病だ。ハーバード大学のグループは、この遺伝子の欠損によって腸チフスにかかりにくくなることを発見した。

人体の防御反応

鉄分が不足すると貧血になることはよく知られているが、感染症にかかると血清中の鉄が減少することがある。人にとって鉄が必須栄養素であるのと同じに、細菌の増殖にも鉄が欠かせない。人が貧血を覚悟で血清中の鉄分を減らすのは、細菌の糧道《りょうどう》を断つ防御策と考えられる。

米国ミネソタ大学の研究者が行った三〇年以上前の古い研究だが、鉄分の欠乏状態にあるソマリアの遊牧民一三八人に対して、六七人にはプラセボ（偽薬）を、七一人には鉄剤を与えた実験がある。その結果、プラセボ群では七人しか感染症の発生がなかったのに、鉄剤投与群では実に三六人がマラリアや結核などにかかった。研究者は「感染症の多い環境で生活するために、遊牧民が病原体と妥協したのだろう」と結論づけた。

米国ミシガン大学のネッシー・ランドルフ教授（進化生物学）は、「病気の不快な症状」と忌み嫌っているものの多くが、実は進化の途上で身につけた体の防御反応であり警戒信号であることを明らかにしている。

「発熱」「せき」「吐き気」「下痢」「痛み」「不安」といった症状のなかで、「発熱」は微生物を「熱死」させるか、患者が「衰弱死」するかの「我慢くらべ」だ。「せき」「吐き気」「下痢」は病原体を体外に排出する生理的反応、「痛み」や「不安」は病気の危険信号だ。

ペニシリンが登場するまで、梅毒の末期患者をマラリアに感染させ、その高熱で病原体を殺す療法が盛んに行われた。この療法の発明者は一九二七年にノーベル生理学・医学賞を受賞している。病原性大腸菌「O－157」に感染して下痢止めを服用すると、毒素が排出されないため症状が重くなり死亡率が高まることが知られている。

米国カリフォルニア州の内科医カレン・スターコ博士は、スペインかぜ（第八章）の死者が激増したのは、アスピリンによる解熱作用も関与しているとする論文を二〇〇九年に発表した。高熱の患者に対する治療薬は、当時アスピリンぐらいしかなかった。本来、高熱はインフルエンザウイルスに抵抗するためのものだったが、その効果を奪ってしまったというのだ。日本のデング熱流行でも、解熱剤を服用した患者が重症化した例が報告されている。

自然災害としての感染症

感染症の流行も「自然災害」である。もっとも広く使われる災害統計「国際災害データベース」（EM-DAT）は、一九八八年に国連とベルギー政府によって創設された。災害を「気象災害」「地質災害」「生物災害」の三つに分類して、感染症は病虫害などとともに「生物災害」に含まれている。

EM-DATはEmergency Events Databaseの略称で、データは国連・国際機関、非政府組織、保険会社、研究機関、報道機関などから寄せられた資料をもとにして、地域、国内、国際レベルでの災害支援、防災政策の基盤づくりを目的にしている。

ここで「自然災害」として扱われるのは、個々の災害規模が以下の四条件のひとつ以上を満たす場合にかぎられる。条件を満たしてはじめて災害としてデータベースに登録される。

①死者が一〇人以上
②被災者（発症者）が一〇〇人以上

③被災国が「国家非常事態宣言を発令」した場合
④被災国が「国際支援を要請」した場合

つまり、これらの条件を満たさなければ、自然災害としてデータベースには登録されない。国際データベースの自然災害発生件数は、一九〇〇年から二〇〇五年まで一〇年刻み（二〇〇五年は五年間）でまとめられている。それによると、この期間に「気象災害」（洪水、干ばつ、暴風雨など）は約七六倍、「地質災害」（地震、土砂くずれなど）は約六倍、「生物災害」（病気、病虫害）は八四倍にも増加している。

感染症の流行と大地震はよく似ている。周期的に発生することはわかっていても、いつどこが狙われるかわからない。大地震に遭遇して痛い目にあうとしばらくは用心するが、しだいに恐怖は薄らぎ、地震や津波への備えがおろそかになっていく。その間にも、地底では岩盤（プレート）同士が押し合って、日本列島の各地で地殻にひずみがたまっていく。それに耐えきれなくなって岩盤が跳ね返ると地震になる。

病原体はこの瞬間にも、人体に侵入しようと遺伝子を変異させつづけている。もしも成功すれば子孫を爆発的に殖やすことができる。人側からみれば、ときには何千万人もの人命が奪われることになる。

大地震の発生件数の増加に比べて、一件あたりの被害の規模や頻度はしだいに大きくなっている。人が環境を変えてしまったことが、被害を拡大させている。人口の急増や集中にともなって、津波の被害を受けやすい海岸の低地、土砂災害の起きやすい急傾斜地や埋め立て地などに住まねばならない人が増えているからだ。

人類と感染症の関係も、人が環境を変えたことによって大きく変わってきた。人口の急増と過密化も感染症の急増に拍車をかけている。インフルエンザ、ハシカ、水痘（水ぼうそう）、結核などの病原体のように、咳《せき》やくしゃみから飛沫《ひまつ》感染するものにとって、過密な都市は最適な増殖環境だ。超満員の通勤電車の中で、インフルエンザ患者がくしゃみをした状況を想像してみてほしい。

第二章　環境変化が招いた感染症

定住化による感染症の定着

人類はその誕生以来つねに病気に悩まされてきた。現存する狩猟採集民から類推すると、初期の狩猟採集の時代から、さまざまな病気にかかっていたことが想像できる。アフリカで誕生した先祖たちも、チンパンジーからマラリア、オナガザルから黄熱《おうねつ》病、イヌ科動物から狂犬病に感染していた可能性はある。しかし、彼らは小さな集団で人口密度が低く、感染集団が全滅するか逃げ出してしまえば、それ以上は広がらなかった。

縄文時代の遺跡から発掘される「糞石《ふんせき》」、つまりウンコの化石の多くから寄生虫の卵が見つかる。当時は、寄生虫症がかなりはやっていたことがわかる。たとえば、福井県若狭《わかさ》町の縄文時代前期の「鳥浜《とりはま》貝塚」からは二〇〇〇点を超える糞石が出土し、鞭虫《べんちゅう》、異形吸虫《いけいきゅうちゅう》類、毛頭虫《もうとうちゅう》類などの卵が含まれていた。

一九九一年にオーストリアとの国境に近いイタリア北部の氷河から、五三〇〇年前の男性の冷凍ミイラが発見された。保存状態がよくて所持品も多く、新石器時代人のさまざまな情報をもたらした。彼がマダニから感染するライム病や鞭虫にかかっていたことも判明した。

その後、農業の開始によって人類が定住化し、集落が発達するのにつれて人同士あるいは人と家畜が密に接触するようになった。この結果、人と病気の関係は劇的に変わった。

それは古い記録からも類推できる。『新約聖書』『旧約聖書』や、中国やギリシャの古典、インドの宗教書『ヴェーダ』などには、さまざまな病気が登場する。たとえば、結核、ハンセン病、コレラ、天然痘《てんねんとう》、狂犬病、マラリア、肺炎、トラコーマ、インフルエンザ、ハシカ、ペストと考えられる病気だ。

マラリアの起源

人は水がなければ生活も生存も食料生産もできないため、初期の定住場所はほぼ水辺にかぎられていた。このため、まず集団発生したのは水を介して感染する病気だった。とくに、農業には欠かせない灌漑《かんがい》のために、よどんで水深の浅い水路が掘られた。こうした水路は昆虫や巻き貝など病原体の宿主《しゅくしゅ》の絶好なすみかになり、感染症がはびこる環境をつくりだした。

その代表的なものが、蚊が媒介《ばいかい》するマラリアである。人が感染するマラリア原虫には六種類あり、このうち五種はゴリラやチンパンジーなどアフリカ産霊長類に起源がある。二〇〇四年にボルネオ島で見つかった人にも感染するサルマラリアは、アジア産のカニクイザルが自然宿主だ。マラリアは多様な進化をとげて、霊長類以外にも、齧歯《げっし》類、鳥類、爬虫《はちゅう》類など二〇〇種以上でそれぞれに固有のマラリア原虫が発見されている。

世界に拡大するマラリア

歴史に登場するのは、紀元前一万年〜前八〇〇〇年ころ。農業の開始と同じ時期に人の間でも流行がはじまり、農業の普及とともに勢力を増していった。約四八〇〇〜五五〇〇年前の古代エジプトの複数のミイラからマラリア原虫のDNAが見つかり、当時マラリアが流行していたことがうかがわれる。

発掘されたレリーフから古代エジプトの女王クレオパトラ（前六九〜前三〇）が蚊《か》帳《や》を使っていたことがわかった。また、一九歳で死亡したツタンカーメン王（前一三四二?〜前一三二四?）のミイラからもマラリア原虫の一部が見つかった。

アレキサンドロス大王が三三歳の若さで急死した死因は、チフス、西ナイル熱、毒殺など諸説ある。だが、前三二三年六月三日に高熱を発して一〇日後に意識を失って亡くなったことから、マラリアとみる説が有力だ。稀代《きだい》の英雄も一匹の蚊にはかなわなかった。

中国でも稲作の普及で定住地域が拡大するのにつれて、マラリアが広がっていった。三皇五帝時代の伝説上の黄帝《こうてい》が編纂《へんさん》を命じたとされる、最古の医学書である『黄帝内経』には、マラリアとみられる病気の診断法と治療法が記されている。

インドでは最初の農耕地だったインダス川流域から高温で雨の多いガンジス川流域へと農業が広がるにつれて、住民はマラリアなどの新しい病気に悩まされるようになった。

ヨーロッパでは古くから地中海世界で流行し、古代ローマは人口急減などの大打撃を被った。マラリアの語源はイタリア語の mala aria（悪い空気）に由来する。一七世紀から一八世紀はヨーロッパ各地で流行が繰り返され、ロシアでは革命後の混乱で一九二三年にはウラル以西のヨーロッパ側で三〇〇万人が感染し、新国家建設の足を引っ張った。

南北米大陸には、奴隷貿易や入植者によって一六世紀以来マラリアが持ち込まれた。米国では、一八世紀から二〇世紀にかけて、多い年には一〇万人が感染したという。とくに、首都ワシントンはもともと沼沢地だったためにマラリア蚊がはびこり、初代大統領のワシントンをはじめ、リンカーン、グラント大統領も感染した。

熱帯・亜熱帯地域を中心に今日でもアフリカ、中東、アジア、中南米の一〇〇ヵ国以上で発生している（図1-6）。年間三億〜五億人の感染者が出て一〇〇万〜一五〇万人が死亡する。その九割までが五歳未満である。

日本の「おこり」

日本の古い文献には、しばしば「おこり」と称される感染症が登場し、これがマラリアと考えられている。『源氏物語』の主人公の光源氏《ひかるげんじ》もかかり、平清盛《たいらのきよもり》（一一一八〜八一）もマラリアで死んだとする説がある。『平家物語』には、高熱にうなされる清盛の臨終がこう書き記されている。「身の内のあつき事、火を焼《た》くが如《ごと》し。（中略）内へ入る者は、あつさ堪《た》へ難《がた》し」。近代以前には西日本の低湿地や水田地帯で断続的な流行がつづいた。

明治から昭和初期にも、琵琶湖《びわこ》から日本海沿岸、沖縄、北海道など全国的にマラリアの流行があり、多数の感染者を出した。太平洋戦争中の沖縄では悲惨な事態になった。戦闘が激しくなったため、八重山《やえやま》諸島では住民がマラリアの流行地域に強制的に疎開させられ、かやぶきの急造の小屋で共同生活を余儀なくされたために、一万七〇〇〇人が感染して約三〇〇〇人が死亡した。

戦終直後、海外からの復員者が持ち帰ったマラリアが流行して、ピークになった一

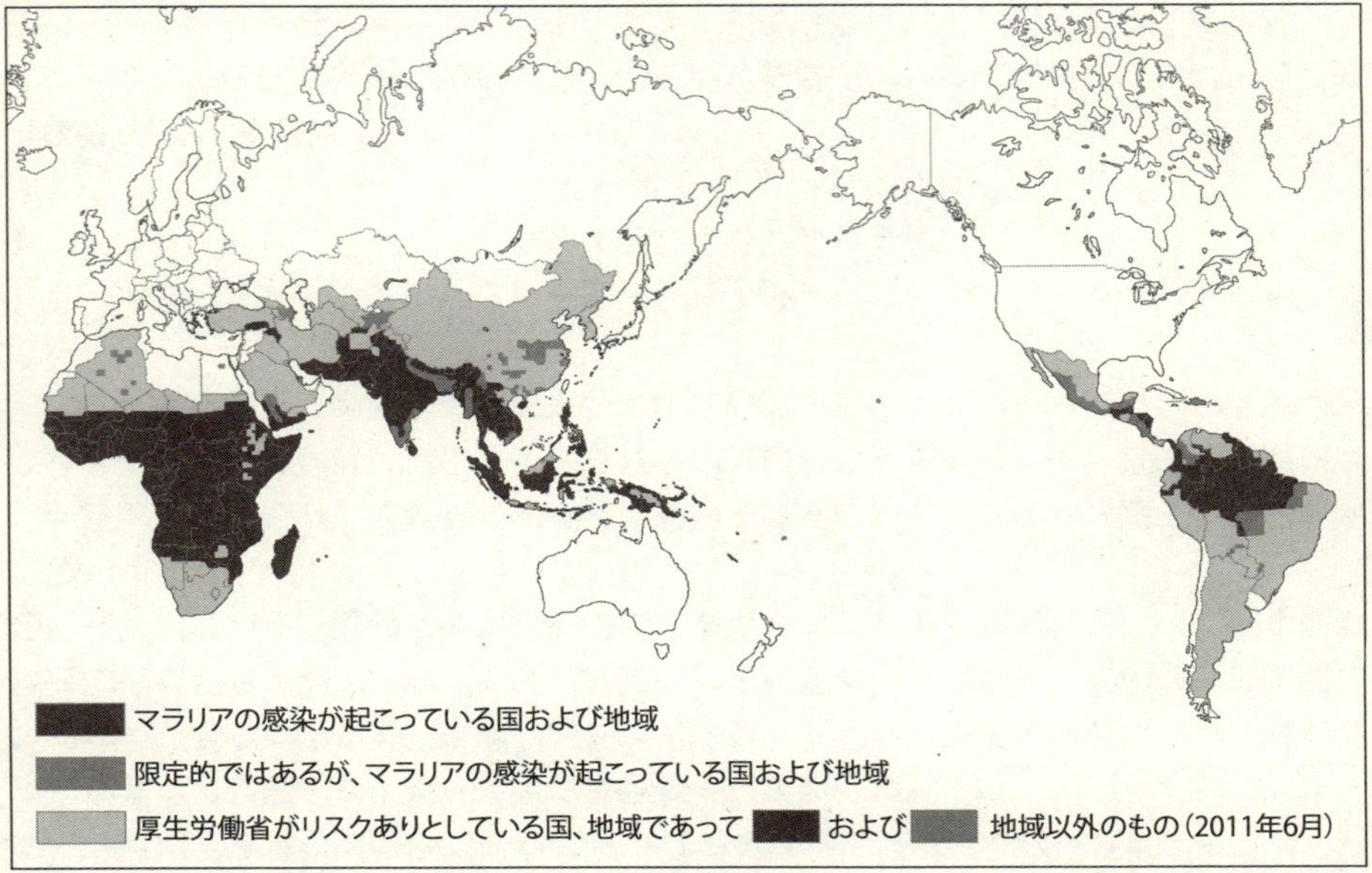

図－６　マラリアの危険性のある国（厚生労働省検疫所 FORTH ホームページの図をもとに作成）

九四六年には二万八二〇〇人が発症した。その後、DDTなどの殺虫剤の普及で減少し、一九五九年に滋賀県彦根《ひこね》市で発生したのを最後に根絶された。ただ現在でも、海外で感染して帰国後に発症する人が年間数十人程度いる。

ところが隣の韓国では、一九七〇年代後半にマラリアの制圧に成功したが、ふたたび流行がはじまった。一九九三年には再流行が確認され、感染者は二〇〇〇年に四〇〇〇人を突破した。国をあげて対策を進めたが、二〇一一年には八〇〇〇人以上の患者が報告された。

北朝鮮との軍事境界線周辺の警備に従軍した韓国軍兵士にマラリア原虫の感染が見つかった。北朝鮮では、二〇一一年には一万六〇〇〇人以上のマラリア患者が発生しているため、韓国は北朝鮮から飛来した蚊によって感染したとして北朝鮮を非難している。

サハラ以南アフリカ以外では、東南アジア、アフガニスタン、イラン、イラク、パプアニューギニア、ブラジルなどでも流行がつづいている。

農業が広げた感染症

もうひとつ農業が広げた感染症が、河川や湖沼に生息する住血吸虫症《じゅうけつきゅうちゅうしょう》だ。住血吸虫は人と巻き貝を宿主とする生活史を営み、生水を通して人に感染する。とくにアフリカから中東にかけて、「ビルハルツ住血吸虫」が今なお流行している。もともとはカバの寄生虫だったらしい。

高度な灌漑網をつくり上げたメソポタミアやエジプトなどの初期の農耕社会には、すでに蔓延《まんえん》していた。四〇〇〇年前のパピルス文書にもその記述があり、ツタンカーメン王のミイラの内臓にもミイラ化した寄生虫の卵が巣くっていた。

保虫者は慢性的な胃痛や胸痛、下痢、疲労感などを訴え、虫卵が膀胱《ぼうこう》や尿管の粘膜に集まるために尿路《にょうろ》に障害が現れる。ナポレオンは尿道の激痛に悩まされていた。これまで尿路結石が原因と考えられていたが、症状を詳細に調べた専門医の最近の研究によると、一七九一年にエジプトへ遠征したさいに、ビルハルツ住血吸虫に感染した可能性が高いという。

発展途上地域の各地に広がり、ダムや灌漑水路の普及とともにますます拡大している。エジプトでは一九七〇年に完成したアスワン・ハイ・ダムが貯水を開始したのと同時に、感染が爆発的に広がった。

それまで、ナイル川の定期的な氾濫《はんらん》で巻き貝が洗い流されていた。だが、ダムができて洪水がなくなり灌漑用水路が整備されたために、よどんだ水域ができて巻き貝がはびこるようになった。ナイル川流域の八〇～一〇〇％の住民が保虫者である（第五章）。

とくに、近年は発展途上地域で、ダム、水路、灌漑施設が普及するとともに巻き貝の生息地が広がり、流行に拍車をかけている。世界保健機関（WHO）の推定では、世界の七四ヵ国で約二億人が感染して、その合併症で毎年二万人が死亡する。ダムや灌漑水路の普及とともに流行が拡大している。

日本には「日本住血吸虫」が水田稲作とともに弥生《やよい》時代に持ち込まれ、甲府《こうふ》盆地、筑後川《ちくごがわ》流域など各地で農民の間で流行した。虫が腸壁に産卵することから、腹痛や下痢といった消化器に症状が現れる。虫卵は血流に乗って運ばれ、肝臓と脳に炎症が起きると死に至ることもある。二〇〇〇年までにすべての流行地で撲滅されたが、中国の長江《ちょうこう》流域などアジア各地ではまだ発生がつづいている。

難しい上下水道の分離

定住社会が発達するのにつれて人間社会に定着した感染症は、排泄《はいせつ》物によって伝染する消化器系の病気が多かった。集落の多くは、飲み水と排水を特定の河川に頼っていたため、上流で汚水を流せば下流の飲料水を汚染することになった。

上水と下水の二つの機能をどう分離するかは、技術的にも難しい問題だった。初期の社会で水汚染を解決できた集落は多くはなかった。その結果、寄生虫症、コレラ、赤痢《せきり》、チフスなどの消化器の感染症がしばしば蔓延することになった。

この問題にはじめて計画的に対処したのは、インダス文明が栄えた古代都市だ。水をためる貯水槽をつくり、水道管や下水管や水洗便所まであった。上下水道の分離を最終的に解決したのは、古代ローマだった。

ベスビオス火山の噴火で一世紀に埋没したポンペイの遺跡からは、縦横に走る上下水道と水洗便所が発掘されている。ローマでは、紀元三世紀までに総延長が三五〇キロにおよぶ、一一系統の水道網が完成した。このうちの四七キロは水道橋だ。生活用水と約一〇〇〇の公衆浴場に毎日一〇〇万トン以上を給水した。

水道橋は技術的にも芸術的にも、ローマの建築の最高傑作のひとつだ。フランス南部の水道橋ポン・デュ・ガールは、三層構造の石造アーチ橋で高さ四九メートルもある壮大なものだ。スペインのセゴビアに残る水道橋とともに世界文化遺産に登録された。水道橋の多くは帝国の没落後も長い間機能しつづけ、二〇〇〇年の時を超えて今なお使われているものもある。

だが、ヨーロッパでは水源の汚染は止まらなかった。テムズ川は一三世紀に汚染が進み、上流から水道管でロンドン市街へ水を引いた。さらに水質の悪化で水源は上流へとさかのぼっていった。浄化施設が設けられたのは一八六九年になってからだ。パリでも一九世紀の半ばには汚染の進んだセーヌ川からの取水をあきらめ、一八五二年からは巨大な掘抜き井戸に水源を切り替えた。

動物から人に乗り移った病気

ワシントン大学公衆衛生学部の報告書によると、人に病気を起こす病原体は二〇〇一年現在、一四一五種が知られている。細菌が五三八種、ウイルスが二一七種、菌類が三〇七種、原虫が六六種、寄生虫が二八七種だ。

米国野生動物保護学会は、そのうちの六〇％までが動物を介して人間に感染する「動物由来感染症」と発表している。このうち一七五種がこの半世紀間に出現した「新興感染症」（エマージング感染症）「再興感染症」（リエマージング感染症）であり、その七五％までが動物由来感染症だ。

一万年にわたって家畜と密接な関係を持ちつづけてきたことで、少なくとも、人と犬は六五種類、牛と五五種類、羊と四六種類、そして豚と四二種類もの病気を共有している。複数の宿主に感染するものも多い。米国の進化生物学者ジャレド・ダイアモンドは『銃・病原菌・鉄』のなかで、「家畜は病気の温床であり、食物生産が感染症を生んだ」としている。

牛からはハシカ、天然痘、結核、ジフテリア、炭疽症《たんそしょう》、牛海綿状脳症（BSE）、豚からは百日咳《ひゃくにちぜき》、E型肝炎、カモ類（アヒル）からはインフルエンザ、などだ。

ペットから人へうつる感染症もある。犬からは「狂犬病」「エキノコックス症」「犬回虫症」「サルモネラ症」など、猫からは「トキソプラズマ」（第五章）「猫ひっかき病」「ライム病」「ノミ刺咬症《しこうしょう》」など、小鳥からは「鳥クラミジア症」（オウム病）などだ。ただし、東京都が都内の小学校で飼われている小動物一八七頭を対象に九種の病原体を調べたところ、病原体はまったく見つからなかった。

アフリカなどでは「食料にする野生生物」（ブッシュミート）から人へ、という新たな感染がつづいている。殺される動物の規模はよくわかっていないが、世界自然保護基金（WWF）などが二〇〇〇年に発表した報告書によると、ブッシュミートの取引はケニア、タンザニアなどアフリカの七ヵ国の二三ヵ所だけで年間八五〇〇キロ、価格にして七七〇万ドル相当にもなった。

ガーナの六ヵ所の自然保護区では、食用の対象となる四一種の大型動物が一九七〇〜九八年の間に七六％も減少したという。WWFは、アフリカ全域で年間六億頭以上もの野生動物が食用のために殺されていると推定する。こうした野生動物の狩りのときにかまれたり、解体時に血液から感染する（写真－3）。

時代を特徴づける大流行

依然として私たちを悩ませている病気の多くは、環境の変化が招き寄せたといっても過言ではない。ハシカ、おたふくかぜ、天然痘など人から人へと直接伝染する病気

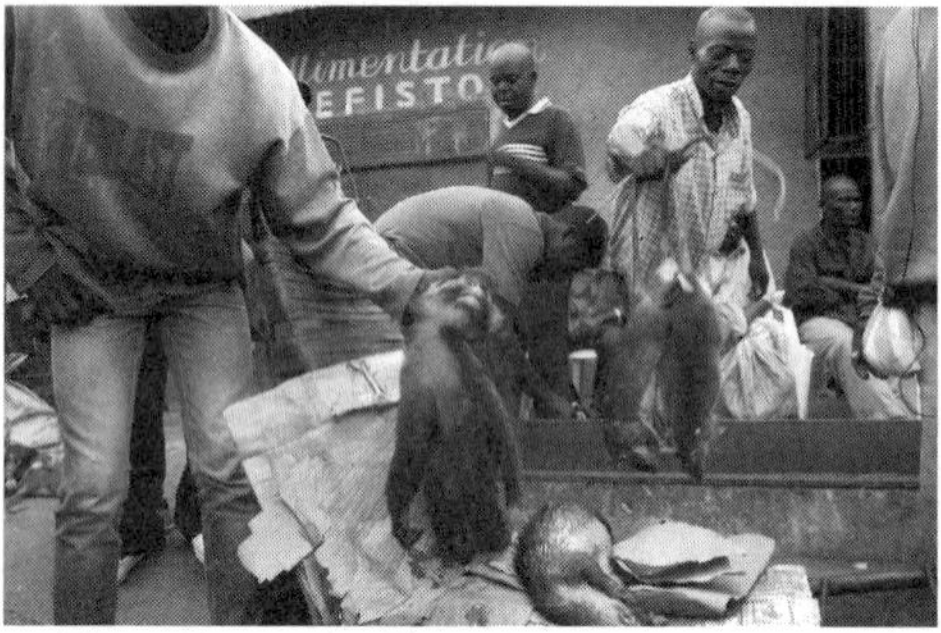

写真－３　市場に卸されるブッシュミート。コンゴ民主共和国で（撮影　中野智明）

は、ウイルスが生き残るために一定数以上の集団が必要だ（第十章）。都市化の進行で定住地域がこの水準に達すると、新たな大流行が出現した。

振り返ってみると、各世紀にはそれぞれの時代を背景にして、世界的に流行した感染症があった。一三世紀のハンセン病、一四世紀のペスト、一六世紀の梅毒、一七〜一八世紀の天然痘、一九世紀のコレラと結核、二〇〜二一世紀のインフルエンザとエイズである。

大流行を引き起こすような感染症は、過密社会の存在を抜きには考えられない。一八世紀後半から一九世紀にかけて英国では産業革命がはじまった。製鉄、炭鉱、機械などが発展をとげた一方、都市や労働者の生活や意識は中世のままで、これが最悪の衛生状態を招き感染症が猛威を振るった。

地方から流れ込む人口によって工業都市は急激にふくれあがった。一七六〇〜一八六一年に、たとえばマンチェスターの人口は三万人から四六万人に、リバプールは四万人から四九万四〇〇〇人になった。一九世紀末のロンドンの人口は四二〇万人を超え、世界最大の都市だった。

人口の急増に住宅や上下水道やごみ処理などの都市機能が追いつかず、低賃金や失業などから貧困層が集中して、スラム街が史上はじめて出現するとともに、犯罪や売春も増えていった。一〇家族以上が一軒の家に詰め込まれ、一部屋に四～五人住むのがあたり前だった。

トイレは一軒に一ヵ所あればいいほうで、二階以上の住人はおまるで用をたし、おまるの中身を窓からあけるか一階のトイレまで捨てにいった。一九世紀初頭にはロンドンやパリなどヨーロッパの大都市は、悪臭とゴミの山に埋もれ、いたるところが青空便所と化していた（図1-7）。

いきおい感染症の温床になり、不衛生な過密環境で発生する感染症が蔓延した。入浴の習慣のある人はかぎられ、洗濯もほとんどしなかったために、多くの人が慢性的な皮膚病を抱え、シラミが媒介する発疹《はっしん》チフスがたびたび流行した。

産業革命がもたらしたコレラと結核

産業革命の時代を物語るのはコレラであろう。もともとはインドのベンガル地方の風土病だった。紀元前三〇〇年ごろの記録にも残されている。世界的大流行は一八一

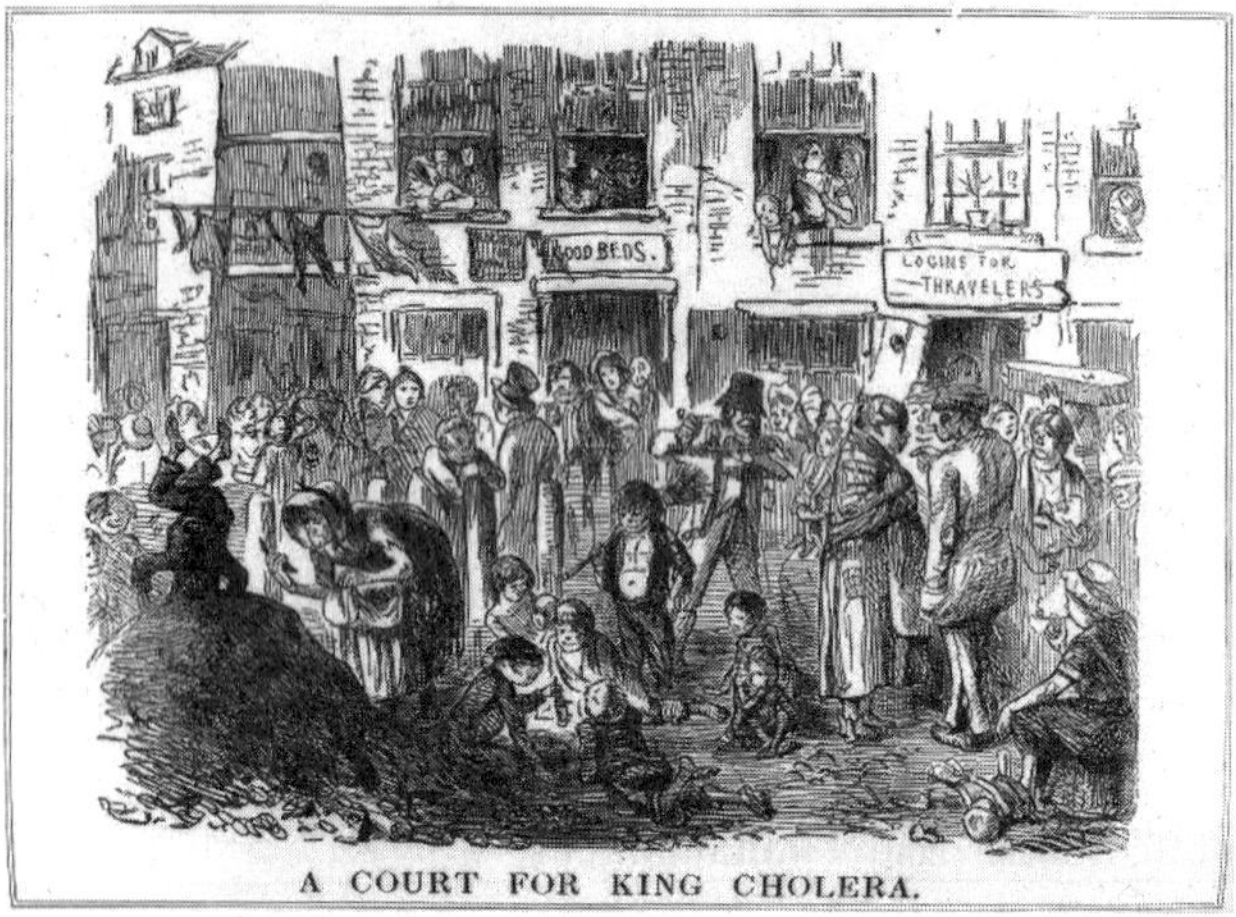

図－７　ゴミに埋もれたロンドンはコレラの温床だった（19世紀の銅版画）

七年にカルカッタ（現コルカタ）からはじまった。

英国軍の侵略とともに東南アジアへ運ばれ、一八二一年にはオマーンのマスカットから東アフリカへ広がった。一八二六年にはロシア兵の間に流行し、その五年後にはバルト海沿岸に達した。さらにヨーロッパに広がり一八二三年まで流行がつづいた。一八三〇年代には米国から中南米にまで拡大した。

英国では一八三一年に最初のコレラ患者が発生して以来全土に広がり、死者は一四万人に達した。一八四八年には二度目の流行がはじまり、一万四〇〇〇人が死亡した。パリでも二万人、フランス全土では一〇万人が死んだとされる。排泄物とともに排出される細菌によって引き起こされ、当時は感染者の半数は死ぬという恐ろしい病気だった。

ロンドンの下水はそのままテムズ川に垂れ流され、濾過《ろか》も消毒もされない未処理のまま市民の飲料水になった。ロンドンの病院医師だったジョン・スノーはこのとき、ロンドンでコレラが集団発生した地域を集中的に調査した。

そして、特定の井戸から流行がはじまったことや、テムズ川を水源にしている利用者ほど患者が多いことも突き止め、それまで「空気感染説」が有力だったコレラが、飲み水が原因であることを証明した。一八八三年にロベルト・コッホがコレラ菌を発見する三〇年も前のことだ。これが「疫学《えきがく》」のはじまりとされる。

一八一七年以後、計七回にわたって世界的な大流行を繰り返し、数千万人が死亡したといわれる。一九世紀にはいって防疫体制が強化され、世界的流行は起こらなくなった。しかし、今日でもサハラ以南アフリカや、南アジアなどの発展途上地域の貧困地区で蔓延している。WHOは、毎年三〇〇万〜五〇〇万人のコレラ患者が発生し、一〇万人から一二万人が死亡していると推定する。産業革命が引き起こしたもうひとつの感染症の流行は結核である。これは第十三章に譲りたい。

日本のコレラ流行

一八世紀に人口が一〇〇万人を超えていた江戸では、屎尿《しにょう》は回収されて「下肥《しもごえ》」として有償で農村に引き取られた。江戸から明治初期に来日した外国人は、街の清潔さと消化器感染症の少なさに驚いた。

それでも、一八二二年には世界的な大流行が日本にもおよんだ。流行は九州からはじまって東海道《とうかいどう》を東上したものの、箱根《はこね》を越えて江戸に達することはなかった。原因がわからないまま風説が飛び交ったが、オランダ商人からコレラが広がったことがわかり、音訳して「酷烈辣《これら》」「狐狼狸《ころり》」などと称した。

一八五八年には、ペリー艦隊の一隻のミシシッピ号にコレラに感染した乗組員がいたため、長崎に寄港したときにコレラが発生した。八月には江戸に飛び火して三万人とも二六万人ともいわれる死者が出た。その後三年間にわたって流行した。その怨《うら》みは黒船や異国人に向けられ、開国が感染症を招いたとして攘夷《じょうい》思想が高まる一因になった。

一九一一年のコレラの総死者数は三七万人を超えて、日清《にっしん》・日露《にちろ》の大戦の死者数をはるかに上回った。政府に対する民衆の不満が高まり、各地で「コレラ一揆《いっき》」が発生した。

一方で、民間ではコレラを「たたり」と信じて、神の使いであるオオカミ（大神）

の毛皮や遺骸《いがい》でお払いすることが関東や中部地方ではやった。そのために、大量のオオカミが捕殺された。ニホンオオカミは一九〇五年に捕獲されたのを最後に絶滅したとみられる。犬のジステンパーに感染した疑いとともに、この信仰が荷担したという説もある。

一八六八年の明治維新後、各地の関所が廃止されると人びとの往来が盛んになり、その後は二～三年おきに数万人の感染者が出る流行がつづいた。一八七九年と一八八六年には死者が一〇万人を超えた。一八九五年には軍隊内で流行し、死者四万人を記録している。

感染症を蔓延させた戦争

戦争が勃発するたびに、兵士も一般市民も食料不足、不衛生などに苦しめられ、これに感染症の流行が追い打ちをかけた。とくに、軍隊は若い男性が主体の均一的な集団であり、長時間生活を共にするために感染症が蔓延しやすく、天然痘、マラリア、ペスト、赤痢、コレラ、チフス、結核、インフルエンザ、梅毒、淋病《りんびょう》、エイズなどは、軍隊で繰り返し流行が起きた。

古くは、ペロポネソス戦争（前四三一～前四〇四年）のさいに大流行した。この戦争はアテネを盟主とするデロス同盟と、スパルタを中心とするペロポネソス同盟との戦いだった。ペロポネソス側の攻撃に対して、アテネは籠城《ろうじょう》作戦で抵抗した。ところが、籠城のために人口密度が高まった城内で感染症が発生し、城内の三分の一が死亡するという最悪の結果を招いた。この感染症は天然痘とも発疹チフスともペストともいわれる。アテネの敗北はデロス同盟の解体を招いた。

近代以後の戦争でも、戦争における病死者はしばしば戦死者を上回った。一八一二年、総勢約六〇万の大軍を率いてロシアに侵攻中のナポレオン軍に、発疹チフスがはやりだした。ロシア軍との戦闘による死者は約一〇万人だったのに対して、発疹チフスなどによる戦病死は約二二万人にのぼった。

戦争と感染症の歴史でもっとも悲惨なものは、クリミア戦争（一八五三〜五六年）であろう。ロシアの進出を阻みたい英国は、フランスとともにトルコ側について参戦した。二万人以上の死者を出したが、その三分の二は戦病死であり、ほとんどがコレラ、猩紅熱《しょうこうねつ》、天然痘、ハシカなどの感染症だった。

このときに、看護団を率いて戦傷者や戦病者の看護にあたったのが、英国のフローレンス・ナイチンゲール。戦病死の原因が病院の不衛生からくることを突き止め、国民的英雄にもなった。

南北戦争（一八六一〜六五年）当時、約四九万人の南軍の戦病死者の半数は、マラリアが原因だったと推定される。米国とスペインが戦った米西戦争（一八九八年）では、両軍の死者の八七%までがチフスによるものだった。

日清戦争（一八九四～九五年）では、日本軍の戦死者一四一七人に対して戦病死者はその八倍以上の一万一八九四人にのぼった。参謀総長の有栖川宮熾仁《ありすがわのみやたるひと》親王が腸チフスにかかり、近衛《このえ》師団長の北白川宮能久《きたしらかわのみやよしひさ》親王や山根《やまね》信成《のぶなり》近衛第二旅団長が戦病死したほどだった。

日露戦争（一九〇四～〇五年）で戦死した五万五六五五人のうち、約半数の二万七一九二人は戦病死だった。このうちの約五七〇〇人はビタミンB不足の脚気《かっけ》によるものだった。チフスなどの消化器感染症も多く、その予防のために陸軍が開発したのが「クレオソート丸」。露（ロシア）を征する丸（薬）の意味で「征露丸」と名づけられた。その後、「正露丸」と名前を変え現在でも親しまれている。

第一次世界大戦の総戦死者の九七二万人中五八九万人、つまり約六〇%が戦病死者（餓死を含む）だった。とくに、大戦末期には連合国軍、同盟国軍の双方にスペインかぜの感染爆発が発生した（第八章）。戦病死者の三分の一はスペインかぜによるもので、戦争の継続が困難になった。

第二次世界大戦中、東南アジア戦線ではマラリア、ヨーロッパ戦線では発疹チフスが流行した。蚊やノミが媒介する感染症であり、連合国軍は殺虫剤のDDTを配備したが、それでも五〇万人の米兵が感染したといわれる。一方、日本軍は対策がなく、ルソン島で五万人以上、インパール作戦では四万人、ガダルカナルでは一万五〇〇〇人がマラリアで死亡するなど、多くの犠牲者を出した。

歴史上、戦争で死亡した将兵の少なくとも三分の一から半数は、病死だったと推定される。

環境の悪化と感染症

過去半世紀の間に、「新興感染症」が突如として出現した（表-2）。このなかには、エイズ、鳥インフルエンザ、SARSをはじめ、ラッサ熱、エボラ出血熱、マールブルグ熱など、野生生物が媒介する死亡率がきわめて高い新顔も含まれている。

次々に新興感染症が出現したこの時期は、環境破壊が世界的に急拡大してきた時期でもある。人口の急増や経済の拡大で、森林の伐採や開墾、鉱工業の拡大、都市の膨張、大規模開発などによって本来の安定した自然のシステムが随所で崩壊した。

新興感染症でアフリカ起源（終章）のものが少なくない。アフリカでは人口の爆発と熱帯林の破壊が加速していた。ラッサ熱、エボラ出血熱など新顔ウイルスの流行地をみると、熱帯林内にできてそれほど日がたってない集落が多い。森林を追われた野生動物と人が接触するようになり、生息地を失ったネズミなどの齧歯《げっし》類やコウモリが集落に侵入して新たな病原体を持ち込んだ。

年代	病気(原因ウイルス)	発生国	自然宿主
1957	アルゼンチン出血熱 (フニンウイルス)	アルゼンチン	ネズミ
1959	ボリビア出血熱 (マチュポウイルス)	ブラジル	ネズミ
1967	マールブルグ熱 (マールブルグウイルス)	ドイツ	?
1969	ラッサ熱 (ラッサウイルス)	ナイジェリア	マストミス
1976	エボラ出血熱 (エボラウイルス)	ザイール	オオコウモリ
1977	リフトバレー熱 (リフトバレーウイルス)	アフリカ	羊、牛など
1981	エイズ (ヒト免疫不全ウイルス)	アフリカ	チンパンジー?
1991	ベネズエラ出血熱 (グアナリトウイルス)	ベネズエラ	ネズミ
1993	ハンタウイルス肺症候群 (シンノンブレウイルス)	アメリカ	ネズミ
1994	ブラジル出血熱 (サビアウイルス)	ブラジル	ネズミ?
	ヘンドラウイルス病 (ヘンドラウイルス)	オーストラリア	オオコウモリ
1997	高病原性鳥インフルエンザ (鳥インフルエンザウイルス)	香港	カモ
1998	ニパウイルス病 (ニパウイルス)	マレーシア	オオコウモリ
1999	ウエストナイル熱 (ウエストナイルウイルス)	アメリカ	野鳥
2003	SARS (SARSコロナウイルス)	中国	コウモリ
	サル痘 (サル痘ウイルス)	アメリカ	齧歯類
2004	高病原性鳥インフルエンザ (鳥インフルエンザウイルス)	アジア各国	カモ

表−2　1950年以後のエマージングウイルス（山内一也『ウイルスと人間』をもとに作成）

世界の森林伐採は熱帯林に集中している。国連食糧農業機関（ＦＡＯ）によれば、毎年約二五〇〇万平方キロ。毎時、東京ドーム一二七個分が消失している。熱帯林が地球の陸地に占める割合は七％にすぎないが、地球上の生物種の五〇〜八〇％が生息する。病原体もその生物多様性の一部だ。

熱帯林で何が起きたのか

マレーシア・ボルネオ島の熱帯林で、こんな経験をした。一九九八年九月から九九年四月にかけて、ボルネオ島で日本脳炎《にほんのうえん》によく似た病気が発生した。患者は高熱、頭痛、筋肉痛、痙攣《けいれん》などを訴え、二六五人が発症して一〇五人が死亡した。

このときに先住民の調査のために村に滞在していた。あちこちで銃声がひびき飛び出してみると、軍の兵士が乗り込んできて村人の飼っている豚を片っぱしから射殺していた。この一帯に流行していた病気の感染源とされた豚を、無差別に殺していたのだ。その後、この病気は最初に流行した村の名をとって「ニパウイルス感染症」と命名された。ハシカやおたふくかぜの原因になるパラミクソウイルスの一種である。

この流行は意外な連鎖で起きた。まず、狭い国土のシンガポールで、住民の間から畜産公害の反対運動が起きたため、政府は国内の養豚を禁止した。この結果、隣国のマレーシアから大量の豚や豚肉が輸入されるようになった。ボルネオ島では養豚はブームにわき、農村からあふれ出して森林の奥深くまで畜舎が入り込んでいった。

ところが、この一帯に生息するオオコウモリが、ニパウイルスを保有していた。森林の急激な減少で餌《えさ》となる木の実が不足し、果実を求めて広範囲を飛び回って尿とともにウイルスをばらまいた。それが豚を通して人に感染したのだ。

当初、日本脳炎と思い込んだ政府は、蚊の退治のために殺虫剤を散布し豚に脳炎のワクチンを注射した。そのときに、同じ注射器で多数の豚に接種したために、ちょうど麻薬中毒者が注射器を使い回してエイズが広がったように、豚にウイルス感染が広がった。流行を阻止するために、政府は全飼養頭数の四割近い約九一万頭の豚を射殺した。

その後、インド、バングラデシュなどアジア一帯で一二回の流行を繰り返した。ウイルスはしだいに変異して、豚を介しての感染から、人から人へとうつるようになった。死亡率も四〇％から七五％へと上昇した。

第三章　人類の移動と病気の拡散

病気も交換した東西交流

中国と西アジア・地中海沿岸地方を結んだ「シルクロード」は、東から絹、漆器《しっき》、紙などが、逆に西からは、宝石、ガラス製品、金銀細工、じゅうたんなどが主な交易品だった。同時に、さまざまな病気も人や家畜とともに運ばれていった。西から東には主として天然痘《てんねんとう》やハシカ、そして東から西にはペストだった。これらの感染症に免疫のなかったために、双方で大流行を招くことになった。

シルクロードの東西の起点になった漢《かん》と古代ローマは、世界を二分する大帝国で、大きな人口を抱えていた。ほぼ同時期に、両帝国でそれぞれに感染症の大流行が発生して、人口が激減する大惨事になった。

漢は最盛期に人口が六〇〇〇万人を超えていたとみられるが、シルクロード交易が盛んになってきた二～三世紀以後の天然痘やハシカの流行で、六世紀末ごろには四五〇〇万人程度にまで減少したとみられる。漢衰退の一因にもなった。

ローマではマルクス・アウレリウス帝（一二一～一八〇年）の時代に、ペストの流行で三〇〇万人以上が死亡し、流行はその後も断続的につづいた。ペストは齧歯《げっし》類に寄生したノミから感染するため、ネズミとともにどこにでも移動できた。

ペストは、さらにローマの東西分裂後の東ローマ（ビザンチン帝国）のユスティニアヌス帝（四八三～五六五年）の治世の五四三年に発生した。ユスティニアヌス帝自身も感染したが、運よく回復した。

今日でも「ユスティニアヌスの疫病」として歴史に名をとどめる。ビザンチンの歴史家プロコピウスの『戦史』にはその惨状が克明に記されている。首都コンスタンチノープル（現イスタンブール）では毎日五〇〇〇人もの死者が出て、市の人口の四割が失われたという。

ペストは、ユーラシア大陸を横断して拡大していった。一〇九五年に聖地奪還の十字軍がはじまり、一二七二年まで八回（異説がある）にわたってイスラム諸国に派遣された。この遠征で交易が盛んになり、ヨーロッパでは都市が発達したが、戦利品を船に積んで持ち帰ったときにクマネズミがまぎれ込んで、都市でペスト菌をばらまいたとする説もある。

史上最悪のペスト流行

中国から中東や東ヨーロッパにまで版図を広げたモンゴル帝国は、一三世紀から一四世紀半ばにかけて最盛期を迎えた。シルクロードの大部分がモンゴル帝国の支配下に入り、ユーラシア大陸を横断する貿易が盛んになった。

近年の研究によると、ペスト菌はシルクロードの要衝である天山《てんざん》山脈のキルギス北西部のイシククル湖(現キルギス共和国)周辺に定着していたらしい。齧歯類のマーモットが自然宿主《しゅくしゅ》とみられる。この一帯にはネストリウス派のキリスト教(景教)の信徒が多く住み、彼らの墓碑の解明から慢性的にペストが発生していたことがわかった。

中国では一三三一年の元《げん》王朝時代に大流行がはじまり、一三三四年には河北《かほく》省で人口の九割に相当する推定五〇〇〇万人の死者が出た。イシククル湖を通過する隊商や軍隊を通して、パレスチナ、シリアなどの中東、さらにチュニスなどの北アフリカに広がり、ヨーロッパに感染を広げたようだ。ペルシャ(現イラン)とエジプトでは人口の約三割を失ったとされる。

ペストは一三四七年にクリミア半島を経由してシチリア島に上陸し、その翌年にはローマ、フィレンツェなど地中海沿岸に拡大した。さらにはパリ、ボルドー、ロンドンなど、西は英国から東はロシア西部まで、ポーランドからドイツ東部を除いてヨーロッパのほぼ全域に拡大した（図－8）。

農業革命が引き金に

この時期にペストが感染爆発を起こした理由はこう考えられる。一〇世紀から一四世紀にかけて「中世温暖期」といわれる気候を背景に、ヨーロッパでは「中世農業革命」といわれる技術革新が起きた。

一一世紀ごろから水車の利用が急速に広がり、一二世紀には鉄の生産が盛んになって犂《すき》など農機具の性能が飛躍的に向上した。この結果、休耕を組み込んだ三年輪作《りんさく》の三圃《さんぽ》制《せい》が普及して生産性が大幅に上がった。食糧増産を背景に、英国、ドイツ、フランスを中心に人口が急増し

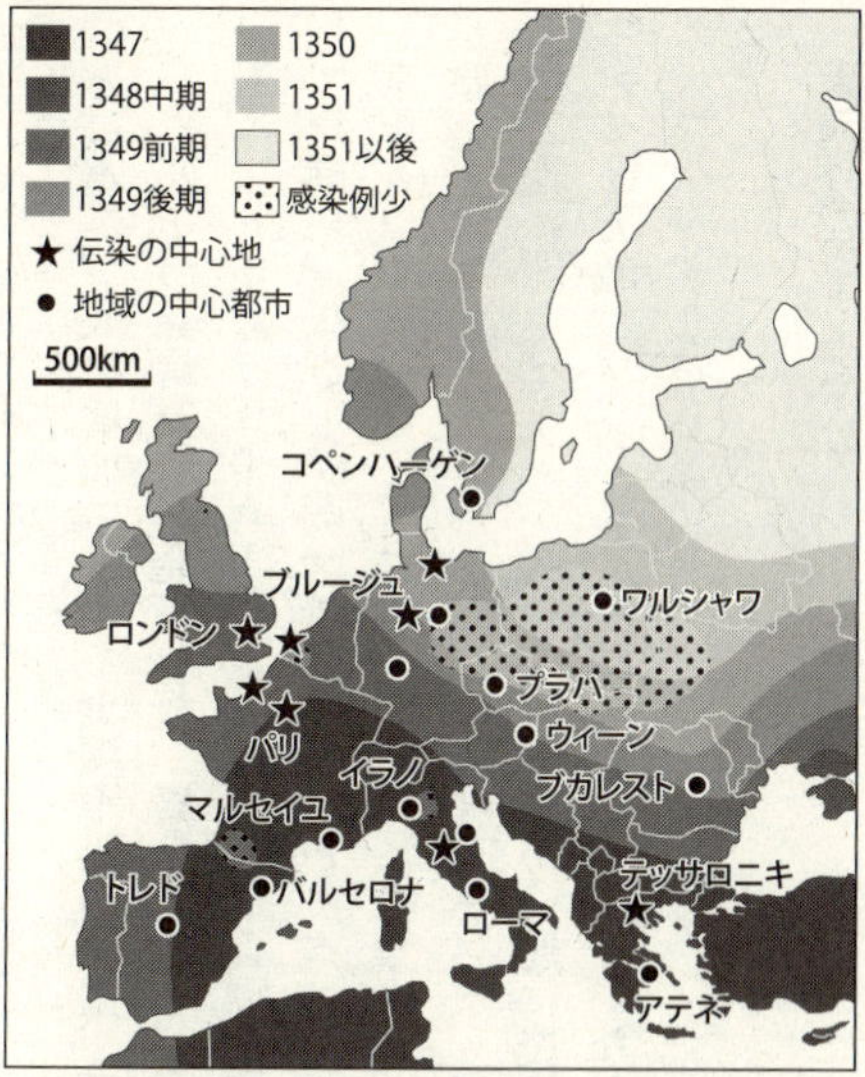

図－8　ヨーロッパにおけるペストの流行

た。

ところが、人口増加によって食糧不足が発生、価格の変動も激しくなった。そこに一三一四年の異常気象が発生した。異常低温と長雨が数年間つづいた。とくに、一三一五～一七年にはヨーロッパ全域で深刻な食糧危機が広がってきた。この飢饉《ききん》から回復できずに、人びとが弱っているところにペストが襲いかかった。

都市人口の増加とともにゴミが道路に投棄され、人間や動物の排泄《はいせつ》物や肉の解体屑《くず》が悪臭を放っていた。ペストを媒介《ばいかい》するネズミの絶好な繁殖場になった。中世農業革命の時期に開墾ブームが起きて、森林が急速に農地に転用されていった。このために、ネズミの天敵のワシ・タカやキツネ、オオカミなどの肉食獣が急減したこともネズミの大発生をうながした。

大流行の置きみやげ

ジョヴァンニ・ボッカッチョの『デカメロン』は、一三四八年にイタリアのトスカナ地方を襲ったペストから逃れるために、邸宅に引きこもった一〇人の男女が退屈しのぎに交代で面白い話を語り合うという趣向だ。当時のペストの様子も生々しく語られている。

「教会の墓地という墓地に深い溝が掘られ、そのなかに新たに運ばれてきた亡骸が何百となく投げこまれた。そういう死体置き場には、船倉に貨物を積みあげるみたいに、亡骸が層をなして重なり、そのうえにわずかな土が振りかけられたが、それもたちまちに溢れて溝いっぱいになってしまった」（河島英昭訳、講談社刊）。

米国ウィリアム・アンド・メリー大学のフィリップ・デイリーダーによると、欧州の人口の三〜四割に相当する二五〇〇万人から三〇〇〇万人が死亡し、世界の総死者数は約七五〇〇万人から二億人と推定される。とくに、フランス南部からスペインにかけては八割の人口が失われた。一四世紀末まで三回の大流行と中小の流行を繰り返した。

人口の急減から多くの農村が無人になり、荘園《しょうえん》領主と農民の力関係が逆転した。年貢を納めていた農民が逆に賃金をもらって農耕することが一般的になり、中世社会が崩壊する原動力になった。

また、無力なキリスト教会に対する不信感が芽生え、ヤン・フスやマルティン・ルターの宗教改革へつながっていく。ペストの原因がわからないままに、「ユダヤ人が井戸に毒を入れた」とする噂《うわさ》が広がって、ユダヤ人排斥がさらに激しくなった。魔女狩りも盛んに行われた。

農村が無人になって農耕地に森林がよみがえり、史上はじめて森林面積が増加した。米国バージニア大学の古気象学者ウイリアム・ラディマン名誉教授は、森林急増で大

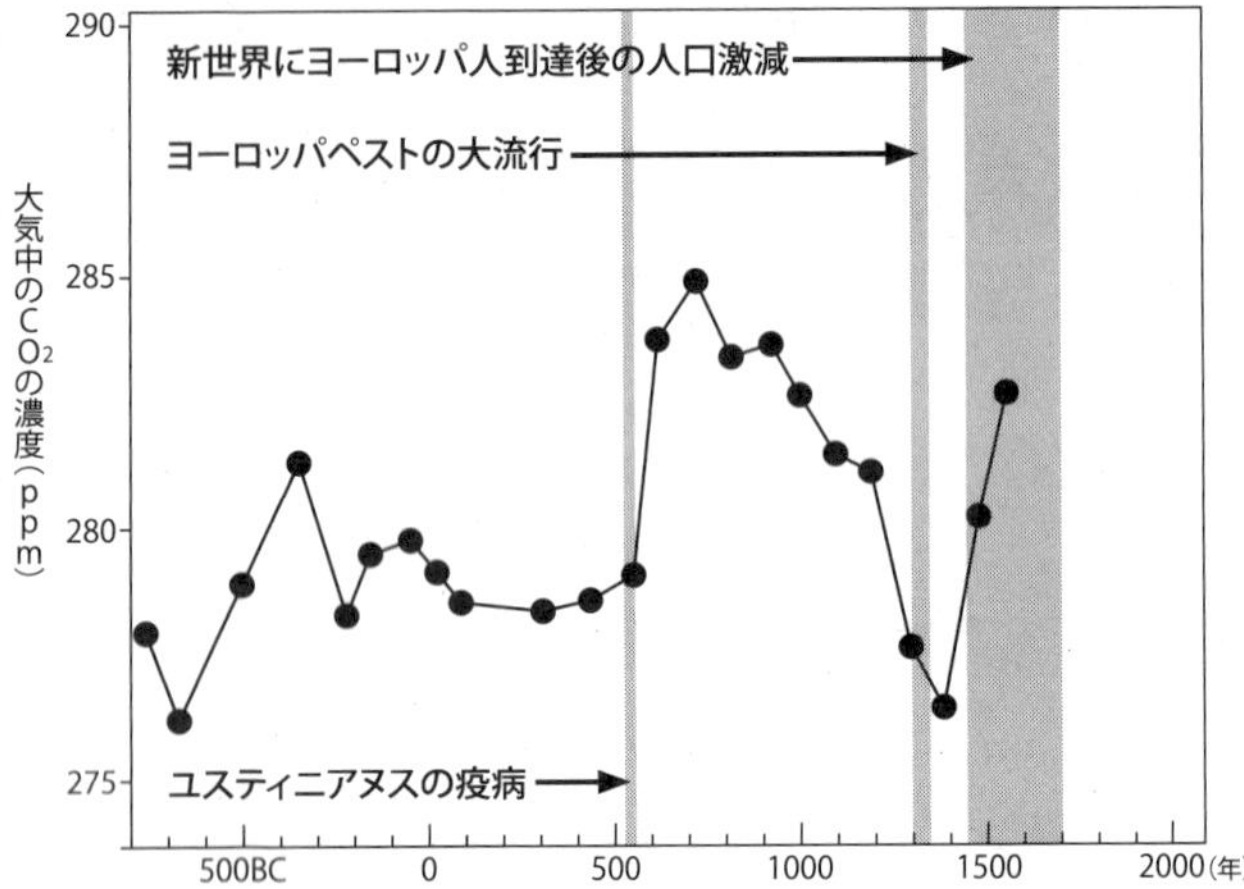

図－9　南極の氷床コア中の CO_2 濃度が森林の増加につれて下がっている。Ruddiman, William 2010 "F., Plague and Petroleum"How Humans took Control of Climate（Princeton University Press）

気中の二酸化炭素が減少して気温が下がり、一四世紀半ばから一九世紀半ばにかけてつづいた寒冷期の「中世小氷期」に少なからぬ影響を与えたとみている（図－9）。

第二、第三波の襲来

その後も断続的につづき、一七世紀にもヨーロッパは第二波のペスト禍に見舞われた。一六六三年にオランダ、一六六五～六六年にはロンドンでも流行した。『ロビンソン・クルーソー』の著者ダニエル・デフォーは、市民の四分の一が死んだこのときの惨状を『ペスト』

（平井正穂訳、中公文庫）で克明に描き出した。

ペストによりケンブリッジ大学が閉鎖されたため、ニュートンは故郷のウールスソープに戻り、雑事から離れて万有引力の法則などの研究に没頭した。彼の生涯の業績はほぼこの一年間の避難時代に集中し「ニュートンの驚異の年」とよばれる。

一六六六年にロンドンは住宅の八五％が焼失する空前の大火に見舞われ、復興ではレンガや石造の建築が義務化されたために、ネズミの生息場所が減ってペストも収まった。しかし、一七二〇年にはフランスのマルセイユで発生、約一〇万人が死んだ。

第三波の流行は、一八九四年に中国雲南《うんなん》省ではじまって香港《ホンコン》に飛び火し、そこから海上ルートで太平洋一帯に拡大した。ハワイでは、一八九九年に入港した香港からの船で運ばれたネズミから発生し、オアフ島の中国人街が壊滅した。流行は止まらず、市の決定で中国人街は焼き払われた。ところが、燃え広がって大火に発展、四〇〇〇人が焼け出された。

日本に侵入したのは一八九九年。神戸《こうべ》港に入港した台湾船の船員から感染が広がった。その後の二七年間に大小の流行が起こり、二九〇六人が発病して二二一五人が死亡した。しかし、当時の日本政府のペスト防御対策が功を奏して、一九二六年には収まった。

さらに、一九〇〇年には米国本土に達してサンフランシスコで流行し、一一三人が死亡した。同時期にオーストラリアでも発生、一九二五年までに二五回の流行を繰り返して約一九〇〇人が死亡した。

起源は中国雲南省

ペスト菌は一八九四年に、フランスのパスツール研究所のアレクサンドル・イエルサンと、ドイツの細菌学者ロベルト・コッホの指導を受けた北里柴三郎《きたさとしばさぶろう》が同時期に別々に発見した。それから一〇〇年以上がたって、ペストの起源もしだいに明らかになってきた。

一四世紀の大流行のときに集団で埋葬された墓地がヨーロッパ各地に残されている。パスツール研究所のバーバラ・バラマンチ博士らが二〇一一年に、『デカメロン』に描かれたような集団墓地を発掘（写真1-4）して、骨や歯からペスト菌のDNAを採取し遺伝子を解析した。

これまで知られている三系統のペスト菌とは異なる、二系統の菌を発見した。この二系統は、中世ヨーロッパのペスト菌が二手に分かれて侵入したことを物語っている。南フランスのマルセイユ港近くの一三四七年の墓地で見つかった系統は、英国のウェールズ国境近くのヘレフォードの一三四九年に墓地で発見されたものと同系統だった。フランスの地中海側に上陸して、英国まで急速に広がったことを物語っている。

アイルランドのユニバーシティ・カレッジ・コークのマーク・アクトマン教授らの国際チームが、各地のペスト菌の遺伝子の変異から進化の系統樹をつくり、中国の雲南省で約二六〇〇年前に出現したとする説を二〇一〇年に発表した。系統樹によると、三回の大流行はいずれも中国が起源だという。

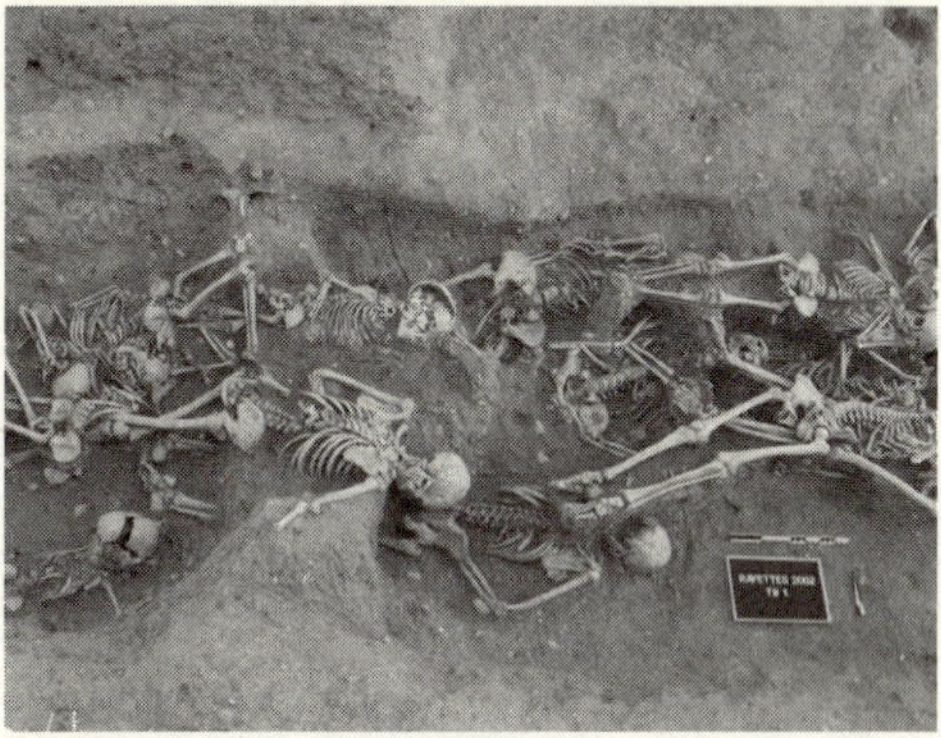

写真－４　フランスのマルティーグで発掘された18世紀のペストでの集団埋葬地

ハンセン病の猛威

最初に都市の過密社会が誕生したヨーロッパでは、不衛生の環境のなかで多くの病気が根を下ろした。人口の増大や交通の発達で、孤立して発展してきた地域社会同士の行き来も増えて、人びとの接触が深まるのにつれて病気の広がり方も一段と速度を増した。

最初はヨーロッパと中東の間、次にヨーロッパとアジアの間、そして大航海時代以後は新大陸や南太平洋諸島とも病気が行き来するようになった。免疫のない社会に新たな病気が持ち込まれたときには、しばしば悲劇的な惨事を招いた。

ハンセン病は、インド北西部で発掘された四〇〇〇年前の人骨にも、三五〇〇年前の古代エジプトのミイラにもその痕跡《こんせき》があり、ギリシャのヒポクラテスや中国の『論語』、『新約聖書』にも記述があるほど古くからわかっていた。

ハンセン病の起源はわからないが、霊長類のチンパンジーやマンガベイ、アルマジロに感染することはわかっていて、「動物由来感染症」の可能性は高い。フランスのパスツール研究所らのグループによる広範なDNA分析によって、最初に東アフリカから中東にかけて発生したことがわかった。

それがアレキサンドロス大王の遠征、さらには船乗り、商人、探検家らの移動とともにヨーロッパ、アフリカ、インド、一八世紀以後は奴隷貿易でカリブ海や中南米に運ばれた。

ヨーロッパでは、ハンセン病は六世紀以降人口を左右するような重大な病気のひとつになった。一三世紀の十字軍によって感染した兵士らが菌を持ち帰ったために、一一～一三世紀にはヨーロッパで蔓延《まんえん》した。患者の隔離のために、全ヨーロッパで一万九〇〇〇ヵ所ものハンセン療養所（レプロサリウム）が建設された。一四世紀以降は流行が収まった。

ハンセン病はあらゆる病気のなかで、もっとも偏見と誤解に基づいて患者が理不尽な差別にさらされた。一九四〇年代には感染力は弱く、遺伝性でもなく薬で完治することもわかっていたのにもかかわらず、世界的に患者の隔離政策がつづけられた。

日本でも、「らい（ハンセン病）予防法」が一九〇七年に制定され、ほとんど人権が認められないままに強制隔離、子孫を残させないために不妊手術が強要された。この法が廃止されたのは、八九年後の一九九六年になってからだ。

それでも、二〇〇三年には熊本県の温泉ホテルで、元ハンセン病患者団体の宿泊を拒否する事件が起きた。県が告発して旅館業法違反容疑で有罪となった。しかし、ハンセン病の団体に対して嫌がらせや非難が集中、偏見の根深さが思い知らされた。

新大陸の悲劇

今から一万四〇〇〇年ほど前、陸続きだったベーリング海峡を越えて人類が新大陸に渡ってきたとき、移動したグループはせいぜい数十人単位、多くても数百人だった。新大陸は、一定以上の人口がないと生き残れない天然痘やハシカのウイルスとは、無縁の存在だった。

しかも、地理的に隔離された小集落が多く、家畜の利用もごく一部にかぎられていた。このため、ヨーロッパで流行した病気の免疫はなく、他の大陸のように家畜由来の病気が人に感染することもなかった。

そこに、一五世紀末になって突然に旧世界から感染症が侵入し、新大陸の先住民に対してほしいままに猛威を振るった。無防備な新大陸の先住民社会がいかに急速に崩壊したかは、コロンブスが最初に到達した島の一つであるカリブ海のサントドミンゴ島の例が雄弁に物語っている。

スペインが征服した当初、島の人口はおよそ一〇〇万人だったと推定される。しかし、スペイン人によって一五一九年にこの島にはじめて天然痘が持ち込まれ、さらに奴隷狩りや虐殺と相まって、その後の四〇年でこの島の人口はわずかに数百人に減ってしまった。

スペインの征服者は、さまざまなヨーロッパの病気を新大陸に持ち込んだが、なかでももっとも深刻な影響をおよぼしたのは天然痘とハシカだった。その劇的な事件となったのが、アステカ帝国の崩壊だった。

一五二一年にアステカの首都テノチティトラン（現在のメキシコ市）を包囲していたスペインのエルナン・コルテスは、「大征服者」として歴史に名を刻まれているが、実際はアステカ軍に撃退されて敗走寸前だった。

だが、最後の総攻撃をしかけてくるはずのアステカ軍が、いつまでたっても攻めてこない。ここで立ち直って首都に突入して目にしたのは、すでに何者かに攻撃されて

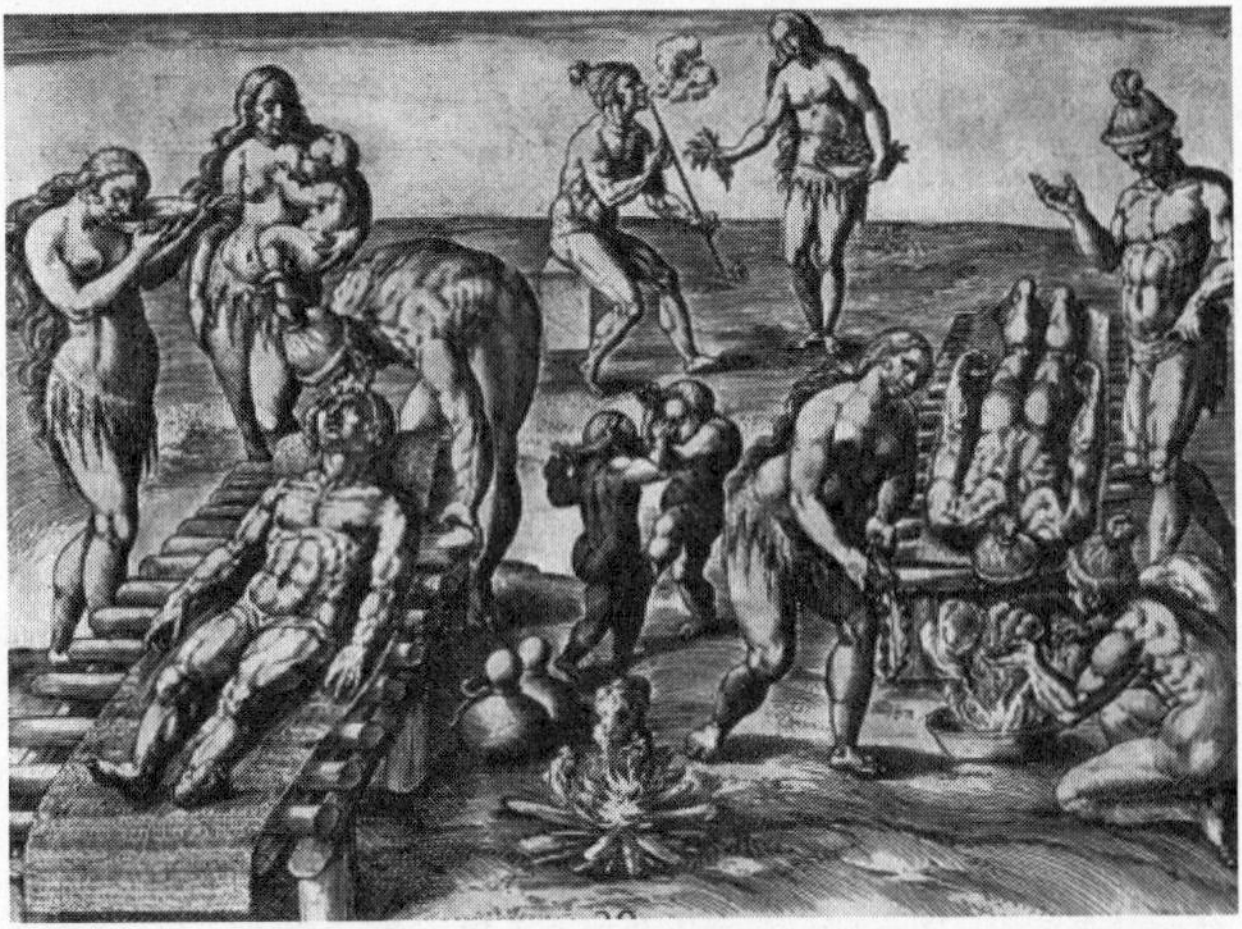

図－10　天然痘で次々に倒れる南米の先住民（16世紀の銅版画）

壊滅した街だった。街は天然痘による死者で埋め尽くされていたのだ（図－10）。

一六世紀初頭のアステカの人口は約二五〇〇万人と推定される。これが一五五〇年には六〇〇万人になり、一六〇〇年ごろには約一〇〇万人にまで減少した。何千年にもわたって発展してきた高度な社会はあっけなく崩壊してしまった。

次々に持ち込まれる病気

天然痘は、サントドミンゴ島に上陸後は、アンチル諸島を経てメキシコに伝染して、アステカを絶滅に追いやり、さらにパナマ地峡から南米へと殺戮《さつりく》の前線を押し広げていった。

一五二五〜二六年にはインカ帝国に侵入し、スペイン軍がやってきたときにはインカ帝国では人口の急減で政治基盤は崩壊寸前だった。

天然痘の次には、一五三〇〜三一年のハシカ、一五四六年のチフス、そして一五五八〜五九年のインフルエンザ、さらにおたふくかぜ、肺炎、チフスなどのヨーロッパからの感染症が大流行した。これらの病気の追い打ちで、すでに天然痘の大流行で消耗していた人びとに壊滅的な打撃を与えた。

一五〇〇年当時の世界人口は約五億人と推定されている。このうちの約八〇〇〇万人（四〇〇〇万人から一億人まで各説がある）が南北の新大陸に住んでいたとみられる。それがコロンブスの到着後わずか五〇年で一〇〇〇万人に激減してしまった。

ペルーのインディオ人口は、コロンブス以前の九〇〇万人から一五七〇年には約一三〇万人に減った。ブラジルのインディオは六〇〇万人以上いたと推定されるが、病気と混血で急減して現在では四五万人しか残されていない。

さらに、新大陸とアフリカとの貿易がはじまり、連れてこられた奴隷とともにアフリカの感染症が新大陸に持ち込まれた。一六〜一七世紀にマラリア、一六四八年に黄《おう》熱《ねつ》病が持ち込まれ、この二つの病気は新大陸に根を張って、先住民やヨーロッパからの移住者の健康をむしばんだ。

感染症は当初、偶然持ち込まれたものだが、その絶大な効果に驚いた欧米人は、病気を意図的に利用した。農園造成などで邪魔になる先住民を除くために、ハシカ患者の衣服をインディオに与えるなどの「細菌戦」を行ったのである。

一八世紀のカナダでは、イギリスやフランスが先住民を効率的に殲滅《せんめつ》する方法として、ハシカ患者の衣服を買い集めて彼らに配った記録が残されている。それらの部族は現在では完全に絶滅して、痕跡すらとどめていない。

先住民の復讐

これらの病気はヨーロッパから新大陸への完全な一方通行ではなかった。一四九〇年代、ヨーロッパは梅毒《ばいどく》の猛威にさらされていたが、その影響がはじめて広く認識されたのは一四九四年にイタリアに侵入したフランス軍だった。

そこから、またたく間にヨーロッパ全体に広がった。一四九八年のバスコ・ダ・ガマによるインド航路の発見後は、アジアへと感染を広げていった。一五〇五年には中国と日本でも確認された。その後は、ヨーロッパの船乗りが太平洋一帯にも伝染させた。

梅毒の起源については、ヨーロッパの地方病だったイチゴ腫とよばれる熱帯地方の感染症の新しい型であり、性交渉によって伝染するように変異したとする異論がある。しかし、ヨーロッパでの最初の記録は、コロンブスが最初の新大陸航海から戻った翌年の一四九三年にバルセロナで発見された患者であり、新大陸からコロンブスの船員が持ち帰った病気であるとする説が有力である。

コロンブスの航海で、九〇人の乗組員のうち今日まで名前が知られているのは、フアン・デ・モルゲルぐらいだ。彼はカリブ海に着いた後、ひたすら現地の先住民女性との「交流」に励んだ。

一四九三年にスペインの母港に戻ってしばらくすると、発熱し皮膚が発疹でおおわれた。しだいに頭痛や妄想がひどくなり、その二年後に大動脈破裂で死んだ。彼こそが旧世界における梅毒のゼロ号患者だった。

交通の発達がもたらしたSARS

今後、どんな形で新たな感染症が私たちを脅かすのだろうか。それを予感させるのが、中国を震源とする重症急性呼吸器症候群（SARS）の突発的な流行であろう。この強烈な感染力を持ったウイルスは、二〇〇二年一一月に経済ブームにわく広東《カントン》省深《しん》圳《せん》市で最初の感染者が出た。当時、地方から多くの若者が出稼ぎのために集まってきた。

広東省では、野生動物の肉、つまり「野味」を食べる習慣が根づいており、「野味市場」にはヘビ、トカゲ、サル、アザラシ、イタチ、ネズミ、センザンコウなどさまざまな生きた動物やその肉が売られている。野味市場や野味を提供する料理店で働いている出稼ぎの若者に、野生動物からウイルスが感染したと考えられる。発病すると、高熱、咳《せき》、呼吸困難などの症状を訴え、衰弱して死んでいく。

このころ、上海《シャンハイ》と香港を経由してハノイに到着した中国系米国人のビジネスマンが、原因不明の重症の呼吸器病にかかって入院、香港の病院に移送されたものの死亡した。その後、彼が最初に入院したハノイの病院では、医師や職員ら数十人が同じ症状を示し、また緊急移送された香港の病院でも、治療にあたった医師や看護師が発病して死者が出た。

一方、同じころ香港でも感染が広がっていた。広東省広州《こうしゅう》市の病院で肺炎の治療にあたっていた中国人医師が、SARSに感染していることに気づかずに香港に出かけ、市内のホテルに宿泊した。

その医師は具合が悪くなり病院に運ばれたが、客室はその医師が吐いたものや排泄物が飛び散っていた。この客室を清掃したホテル従業員が、同じ器具で別室を掃除したためにウイルスが広がり、宿泊していたシンガポール人、カナダ人、ベトナム人ら一六人が二次感染した。さらに、彼らがウイルスをそれぞれの国に持ち帰ったために海外へと感染が広がっていった。

その中国人医師が入院した香港の病院では、あっという間に五〇人を超える医師や看護師が同じ症状で倒れて、病院の機能はマヒしてしまった。さらに、同じ病院に入院していた男性が弟の住む市内の高層マンションを訪ねたために、そこに住む三二一人が感染した。マンションの下水管の不備で、その男性の飛沫《ひまつ》や糞沫《ふんまつ》に含まれていたウイルスが、トイレの換気扇に吸い上げられてマンション内に拡散した可能性が高い。

病原体は新型のコロナウイルスであることが判明、「SARSウイルス」と命名された。強い病原性と医療関係者への感染は、世界中を恐怖に陥れた。三月一二日にWHOが世界規模の警報を出したときには、流行は中国の広東省、山西省《さんせい》からトロント（カナダ）、シンガポール、ハノイ、香港、台湾に広がっていた。結局、収束した二〇〇三年九月までに、WHOによると世界の三〇ヵ国・地域で八〇九八人の感染者、七七四人の死亡者が確認された。

元の自然宿主は当初、野味市場で売られていたハクビシンが疑われたがこれは中間的な宿主で、コロナウイルスが分離されたキクガシラコウモリが震源とみられる。だが、既知のどのコロナウイルスとも遺伝子構造が大きく異なる新しいものだった。

ニューヨークにアフリカの感染症

ジェット旅客機や高速鉄道によって、人も物も高速で長距離を移動できるようになり、辺境の病気が思いがけない場所に出現する。アフリカの風土病だった「西ナイル熱」が、一九九九年に突如としてニューヨークで流行したのはその好例だろう。

一九九九年八月、ニューヨーク市中心のクイーンズ区の路上で、何百羽というカラスがよろよろ歩いた末にばたばた倒れていった。これが熱帯病の西ナイル熱流行のはじまりだった。結局、七人が亡くなり六二人が脳炎と診断された。カラス以外にも野鳥や馬の死亡が報告され、米国民はパニックに陥った。

その後、感染は爆発的に拡大して、二〇〇二年には三九州と首都ワシントンで四一五六人の感染者を出した。二〇一二年末までに全州と首都に広がり、感染者は約三万七〇〇〇人、死者は約一五五〇人に達した。さらに、カナダやメキシコにも広がっていった。

このウイルスに感染しても、八割ほどの人は症状が出ない。しかし、残りは突然の高熱、頭痛、筋肉痛、関節痛などの症状を示し、一四〇～一五〇人に一人の割合で脳炎や髄膜《ずいまく》炎を起こして死亡する。六五歳以上の高齢者の死亡率は五〇人に一人と高い。

もともとはアフリカ東部の病気で、野鳥が保有するウイルスが原因だった。ウガンダ北西部の西ナイル地方で、一九三七年にはじめて患者が見つかったために、この名がついた。その後は、ヨーロッパ、西アジア、中東、オセアニアなどで人、鳥類、脊《せき》椎《つい》動物でもウイルスが発見されている。

一九九〇年代以降に集団感染が報告されたのは、米国以外にアルジェリア、イスラエル、カナダ、コンゴ民主共和国、チェコ、ルーマニア、ロシアなど。日本では、二〇〇五年九月にロサンゼルスから帰国した三〇代の男性会社員が、国内初の西ナイル熱患者と診断された。

日本には米国本土から毎日約五〇便前後の定期便が飛んでくる。厚生労働省の調査では国際便の機内で蚊が捕まった例もある。一方、農林水産省の統計では毎年、世界各地から二〇万~三〇万羽もの鳥が、ペットとして輸入されている。いつ日本に侵入してもおかしくない状況だ。

西ナイル熱ウイルスは、日本脳炎など各種の脳炎を起こすフラビウイルスの仲間だ。鳥から吸血する蚊がウイルスを運び、それに刺されることで人間や他の動物に感染する。米国で感染が確認された鳥類はカラス、アオカケス、イエスズメなど二二〇種類以上におよぶ。

なぜこの大都市に侵入したかは謎だ。アフリカから輸入した鳥のペットや、蚊によって運ばれてきたとも考えられている。都会には、捨てた空き缶や空き瓶、古タイヤ、よどんだドブなど、水がたまって蚊が発生しやすい環境がいくらでもある。

大都市は温暖化に加えてヒートアイランド現象で気温が高くなり、蚊の温床になったとみられる。米国で報告された初期の患者の発症日は、夏の七月中旬から九月上旬にかけてピークがあった。だが、近年は六月や一二月にも発生するようになった。

感染症の新たな脅威

人間の社会の変化のすきをついて侵入してくる病原体は、それぞれ異なった場所や時期に根を下ろし、その後は人間同士の接触を通じて新たな地域に広がっていく。もしかしたら、第二、第三のSARSや西ナイル熱がすでに忍び寄って、人に侵入しようと変異を繰り返しているかもしれない。

すでにその心配が出てきた。二〇一二年暮れから一三年五月にかけて、サウジアラビア、カタール、チュニジアなどの中東で、SARSに酷似した呼吸器病「MERSコロナウイルス感染症」が発生した。Middle East Respiratory Syndrome の略である。英国とフランスでも、中東から帰国した人に接触した男性が感染した。

WHOによると、二〇一四年一〇月までに二一ヵ国で八五五人の感染が確認され、死者は三三三人になった。死亡率は四割近い。保存血液の検査では、少なくとも一九九二年にはこのウイルスが存在していたことが判明した。オランダなどの研究チームはラクダが感染源とする説を発表した。

「移動手段」が、徒歩、馬、帆船、汽船、鉄道、自動車、飛行機へと発達するのにつれて、これまでにない速度と規模で人と物が移動できるようになり、SARSや西ナイル熱のようにそれに便乗した病原体も短時間で遠距離を運ばれる。しかも、人類は都市で密集して暮らすようになり、感染する側には絶好の条件が整った。

第二部

人類と共存するウイルスと細菌

第四章　ピロリ菌は敵か味方か——胃がんの原因をめぐって

日本人最大の感染症

「虫酸《むしず》が走る」ような経験の一つや二つはあるだろう。「むしず」は「虫唾」（虫のよだれ）とも書く。昔の人は、おなかの中に「虫」がすんでいて、「虫の知らせ」「腹の虫がおさまらない」「腹の虫が鳴く」といったときにうごめき出す、と信じていた。「虫酸」のもとの意味は、二日酔いなどで口の中に胃液が逆流してくるときに感じる、なんともいえない不愉快なすっぱいツバである。

胃液の主成分は塩酸だ。すっぱいわけである。空腹時には、pH一～二という自動車のバッテリー並みの強い酸性になるが、食事をとるとpH四～五に下がる。胃液は、たんぱく質、脂肪、炭水化物を消化して吸収を助け、同時に病気の原因になる細菌やウイルスを殺して感染を防ぐ役割も担っている。

誰もこんな強酸性の環境に生きている細菌がいたとは、思いもしなかった。その細菌こそがヘリコバクター・ピロリ、略して「ピロリ菌」である。いまや「日本人最大の感染症」という地位を獲得した。

「ヘリコ」はヘリコプターと同じ語源で「らせん」を意味し、バクターは「細菌」、そして「ピロリ」は胃の出口の「幽門《ゆうもん》」を意味する。二～三回ねじれた形状で四～八本の鞭毛《べんもう》を持っているのでこうよばれる。

一九世紀以来、胃の中にらせん状の尾を持つ細菌は発見されていたが、たまたま「居合わせた」ものと信じられていた。この常識を打ち破ったのが、西オーストラリア大学教授だったロビン・ウォーレンとバリー・マーシャルの二人の研究者だ。

胃の中からピロリ菌を見つけ出し、苦心の末一九八二年に培養に成功した。ふつうの細菌よりも増殖の速度がはるかに遅く、なかなか培養が確認できなかった。たまたま復活祭の休暇をとって、培養器を五日間ほったらかしにしていたら増殖していた。

マーシャルは、培養液を飲むと胃炎が起き、抗菌剤を使って菌を除去すると胃炎が治ることを自分自身の胃袋で実証した。当時は、胃炎や胃潰瘍《いかいよう》はストレスが原因と信じられていたため、この菌の発見はほとんど注目されなかった。その後、胃がん、胃潰瘍、十二指腸潰瘍、慢性胃炎の元凶であることもわかってきた。二人は、二〇〇五年のノーベル生理学・医学賞に輝いた。健康診断で、この菌の検査や除菌を勧められた人は多いはずだ。

阪神《はんしん》・淡路《あわじ》大震災の直後、胃潰瘍患者が増えてストレス説が復活してきた。しかし、神戸《こうべ》大学医学部附属病院の検査では、胃潰瘍にかかった人の八三%がピロリ菌の保菌者だった。ピロリ菌に感染していない人は、地震後でもほとんど胃潰瘍にならなかった。

ピロリ菌の正体

ドイツや米国の研究者によると、地球は微生物で満ちていて、年間二〇〇〇万トンを超える細菌やウイルス、五五〇〇万トンの菌類の胞子が霧雨のごとく降り注いでいるという。微生物は地表四〇キロ上空から海面下一〇キロの深海底まで生息している。

実は、人体も「常在菌」とよばれる微生物に満ちあふれている。彼らの多くは人類よりもはるかに古い進化の歴史がある。常在菌は名前のとおり、日常的に人体に生息する細菌だ。人体のほぼあらゆる場所にすんでいる。

とくに、皮膚、口、目、鼻、気道、尿路《にょうろ》、肛門《こうもん》、女性器など外部環境にさらされる部分は、つねに細菌が取りついている。母親の胎内にいるときは無菌状態だが、出産と同時に菌にさらされて体内で増えていく。ピロリ菌はその常在菌の一種だ。

米国ブラウン大学のスーザン・ヒューズ准教授らの分析によると、これまで人体から見つかった常在菌種を部位別にみると、舌には七九四七種、喉《のど》には四一五四種、耳の裏側には二三五九種、大腸には三万三六二七種、女性器の入口には二〇六二種にもなる。

口から肛門までの間の腸管には、消化や免疫を助ける大腸菌や乳酸菌や酪酸《らくさん》菌、臭いおならをつくり出すウェルシュ菌など大量にすむ。喉から肺までの気道には肺炎球菌、肺炎桿《かん》菌、皮膚にはニキビの原因となるアクネ菌やフケの原因になるマラセチア菌、水虫を引き起こす白癬《はくせん》菌などが生息する。女性器の住人はカンジダ菌、ビフィズス菌（乳酸菌）などが代表的なものだ。

口の中には一〇〇億個、皮膚には一兆個以上はいるといわれる。その総数は、人体を構成する細胞数の一〇倍以上、つまり数百兆個になると推定される。常在菌の総重量は一三〇〇グラムになるというから、脳並みの重さである。

近年の遺伝子解読によって、腸内の微生物群は合計で、人の遺伝子の一〇〇倍にあたる三三〇万の遺伝子を持つこともわかってきた。この一部がさまざまな形で私たちを支えているとみられる。

おヘソの住人たち

米国ノースカロライナ州立大学の生物学者ロバート・ダン博士らのチームは、二〇一一年に「おヘソ生物多様性計画」をスタートさせた。おヘソにすんでいる常在菌をすべて洗い出そうというわけだ。おヘソを洗うことはめったになく、形からして清潔に保つのが難しい。おへソのゴマは取り除いてはいけない、と教えられた人も多いだろう。

おへソのゴマは、皮膚の細胞、産毛、ほこり、細菌などが、皮膚の脂や汗の成分で固まったものだ。細菌にとっては絶好の生息場所である。六〇人のボランティアのへソのゴマを培養したところ、計二三六八種もの細菌が見つかり、そのうちの一四五八種は新種の可能性があるという。

おへソを掃除した記憶がないという人からは、極地の氷床《ひょうしょう》や深海底の熱水噴出孔などにすむ「極限環境微生物」が二種類見つかった。これまで日本の土壌でしか発見されたことがない細菌もみつかったが、この「持ち主」は日本に行ったことがなかった。

共存共栄してきた常在菌

常在菌は体内で互いに排除しあったり共生したりしながら、一定の調和を保って共存共栄している。動物は常在菌と緊密な関係を築きあげた。とくに、一〇〇兆個もの細菌がすみつく腸内では、見事に発達した植物生態系にたとえられて「腸内フローラ」とよばれる。大便の約半分が腸内細菌またはその死骸《しがい》であるといわれるほど、量もはんぱではない。

私たちは大腸菌なくして生きていけない。多糖類とでんぷん質の分解を助け、脂肪の蓄積に関わるビタミンやホルモンを生み出す。また免疫系の発達にも欠かせない存在であり、有害な細菌がはびこるのを阻止してくれる。

ヨーグルトのCMでおなじみの「胃ビフィズス菌」は、その典型である。消化を助け、新たに侵入してきた菌をよそ者として排除して有害な菌から守ってくれる。マウスを使った実験で、特定のビフィズス菌が糖を分解するときに酢酸《さくさん》をつくり、この酢酸が大腸粘膜を守っている。

健康な人の腸内細菌を、腸の病気の人に移植する「便微生物移植」や、腸内細菌からつくった治療薬の開発が世界的に進められている。潰瘍性大腸炎、過敏性腸症候群など悪性の腸炎の治療に一定の効果を上げているという。

人と常在菌がつねに平和共存しているとはかぎらない。これらの常在菌が本来のすみかで生息していて、人体が健康であれば危害を加えることはほとんどない。しかし、腸の中ではなんら悪さをしない大腸菌でも、膀胱《ぼうこう》に入り込むと膀胱炎を引き起こす。つまり、腸管で生きているかぎりは異物として認識されない巧妙な仕組みを備えている。

また、飼い慣らされていない「野生菌」が入り込んだり、人体が免疫を失って無防備状態に陥ったりしたときには突如として牙《きば》をむく。無害にみえる細菌が突然に凶悪化したものは、日和見《ひよりみ》菌とよばれる。

免疫力の弱った高齢者がインフルエンザにかかると、気道にいる細菌が肺炎を起こしたり、抗がん剤や抗生物質を長期間投与された患者では、常在菌が異常増殖したりすることがしばしばある。エイズに特有のニューモシスチス肺炎が起きるのも、健康なら無害の常在菌の仕業だ。

日本人の五人に一人以上がかかる「アトピー性皮膚炎」の原因は諸説あるが、皮膚の常在菌であるマラセチア菌の一種がつくりだすたんぱく質が関与している疑いがある。また、抗生物質が有益な常在菌を殺すことで、急に太りだすことが実験で確かめられている。過去半世紀で米国人の肥満人口が三倍にもなったのは、糖質・脂質の過剰摂取以外に抗生物質が関与していると主張する研究者もいる。

近年面白いことがわかってきた。米国オクラホマ大学セシル・ルイス教授らの研究チームが、チリの砂漠で発掘されたミイラの腸内細菌を調べている。その結果、八〇〇〇～一四〇〇〇年前の常在菌は、現在のアフリカの農村部の人のものとはよく似ているが、都市にすむ現代人のものとは大きく異なっていた。昔は誰もが同じような常在菌を持っていたのが、薬剤や食生活によってその顔ぶれが変わってしまったことを物語っている。

ピロリ菌の巧みな生存術

ピロリ菌の大きさは、一ミリの二五〇分の一ほど。胃内の酸性度が弱いときは胃粘膜細胞の表層で、アミノ酸やペプチドを栄養源にして増殖する。胃内部が強い酸性になるとウレアーゼとよばれる酵素をつくりだして、胃の粘液中の尿素をアンモニアと二酸化炭素に分解する。このアンモニアで胃酸を中和して「安全な」環境を保っているのだ。

かつてはほとんどの人が感染していたらしい。現在でも、世界人口の半数が保菌者とみられる。日本でも五〇〇〇万〜六〇〇〇万人、人口の半数近くがこの菌を持っている。五〇歳以上の人では七割が感染しているが、若い人では二〇〜三〇％ほどだ。

これだけ多くの人が感染していながら、胃潰瘍などの病気になる人は少ない。発病する人は感染者の二五人から五〇人に一人といわれる。逆に、胃がん患者の九八％から菌が見つかる。国立がん研究センターの研究では、ピロリ菌の感染者が胃がんになるリスクは、無菌者の五倍も高い。

ピロリ菌は経口《けいこう》感染する。つまり、糞便《ふんべん》に混じった菌が口から入ることで感染する。母親が赤ちゃんに口移しでものを与えることも、主要な感染経路といわれる。最近の研究では、免疫力が未発達で胃液の酸性度も弱い乳児から一〇歳ぐらいまでに感染し、成人になってからの感染はまれといわれる。

感染率は水洗トイレの普及率など、衛生状態と関係が深い。発展途上地域では九割以上の人が感染しているが、先進地域では一～二割だ。日本の中高年層の感染率が高いのは、子どものころの衛生状態が悪かったためと考えられる。若い年代が低いのは、環境がよくなった証《あかし》であろう。

欧米でも二〇世紀前半には、ほとんどの人がピロリ菌を持っていた。最近の調査によると、米国、スウェーデン、ドイツなどではピロリ菌を持つ子どもは六％以下まで下がった。これは、中耳炎《ちゅうじえん》や呼吸器系の病気で、子どもに抗生物質を投与される機会が増えたためにピロリ菌が死滅したためと考えられている。

菌の南北問題

不思議なことに欧米やアフリカ諸国では、日本と同様にピロリ菌に感染している人は多いが、胃がんは少ない。同じ東アジア内でも、南に行くほど胃がんの発症率は低くなる。世界保健機関（WHO）の二〇〇八年の統計によると、世界の胃がんの発生率は人口一〇万人あたり一四・一人なのに対して、東アジアは三〇・〇人もある。ヨーロッパの一〇・三人、北米の四・二人と比べて圧倒的に高い。

国別のワースト五をみても、①韓国四一・四人、②モンゴル三四・〇人、③日本三一・一人、④中国二九・〇人、⑤グアテマラ二八・六人と、胃がんは東アジアに集中している。

大分大学医学部の藤岡利生教授らによって、欧米とアジア諸国のピロリ菌ではその遺伝子型が異なること、さらにアジア各国の民族によっても、ピロリ菌の遺伝子型は必ずしも同一ではないことが明らかにされた。この違いが胃がんの発生率などの差になっている可能性が高いという。

東アジアの人びとの胃にすむピロリ菌の九割以上は、胃の粘膜に炎症を起こしたり、萎縮《いしゅく》させて胃がんを起こしたりする遺伝子を持っている。他方、欧米人のピロリ菌は、その遺伝子の保有率が約三〜四割にすぎない。

ピロリ菌は、胃壁の細胞を攻撃するので、そのダメージが蓄積して胃がんを起こしやすくなる。それに他の危険因子が加わることで、胃がんのリスクが増大する。ピロリ菌の「保菌者で喫煙する人」は、「無菌の非喫煙者」に比べて一一倍、「保菌者で非喫煙者」に比べても一・六倍も胃がんになりやすい。同じように「保菌者で高血糖値の人」は、「無菌で正常の血糖値の人」の四倍、「保菌者で正常の血糖値の人」の二・二倍になる。

ピロリ菌が語る人類の移動

民族によって異なるピロリ菌の遺伝子の変異から、人類のたどった足跡も推測できる。

生物は自分のDNAをコピーして子孫に受け継ぐ途中で、コピーのミスから突然変異が起きてそれが蓄積されて進化していく。DNAはいわば「進化の化石」でもある。遺伝子の変異が、ある時間で一定の割合で起こるとすれば、その変異した数によって、同じ祖先をもつ生物種がいつごろ分岐したのかが推定できる。これを「分子時計」という。

生物の種類によっても遺伝子の変化速度は異なるが、ある遺伝子が一〇万年に一個の割合で変化が起きているとすると、二つの種の遺伝子に五〇個の違いがあれば、五〇〇万年前に分岐したことになる。この分子時計を利用すると、人類は四八七万年（プラスマイナス二三万年）前にチンパンジーと共通の祖先から分かれたことが推定できる。

細菌の増殖のスピードは早く、遺伝子の変異にかかる時間が人などに比べて格段に早いため、進化の足跡をたどりやすい。英国のケンブリッジ大学やドイツのマックスプランク研究所の科学者のチームは、さまざまな人種や民族からピロリ菌を採取して遺伝子を比較、この分子時計を使ってその進化をシミュレーションした。

それによって、アフリカ人の持つピロリ菌の遺伝子の多様性は、東アフリカから距離が遠くなるのにしたがって減少する。つまり分岐した年代がしだいに新しくなる。ピロリ菌の先祖は人類の胃袋に潜んでアフリカを旅立ち、中央アジアや欧州、東アジアを経て、北米、南米に広がっていったとする仮説を発表した。

この移動の間にピロリ菌もさまざまに遺伝子を変異させて、現在では七種の系統に分けることができる。

①ヨーロッパ型（ヨーロッパ、中東、インドなど）
②北東アフリカ型
③アフリカ1型（西アフリカなど）
④アフリカ2型（南部アフリカ）
⑤アジア型（北部インド、バングラデシュ、タイ、マレーシアの一部など）
⑥サフル型（オーストラリア先住民、パプアニューギニア）
⑦東アジア型（日本、中国、韓国、台湾先住民、南太平洋、米国先住民など）

北米ではさまざまな系統が入り込んでいて、世界各地からの移民や奴隷貿易などを反映している。

さらに、大分大学医学部の山岡吉生《やまおかよしお》教授はさまざまな民族のピロリ菌を分析することで、ピロリ菌から人類の壮大な移動経路を描き出した（図-11）。それによると、アフリカを出て五万八〇〇〇年前ごろから広がったピロリ菌は、三万年前にはアジアに達した。そこから、五〇〇〇年前ごろまでに東南アジアや太平洋に広がった。

もう一つの経路は、アジアから当時陸続きだったベーリング海峡を渡って、北米か

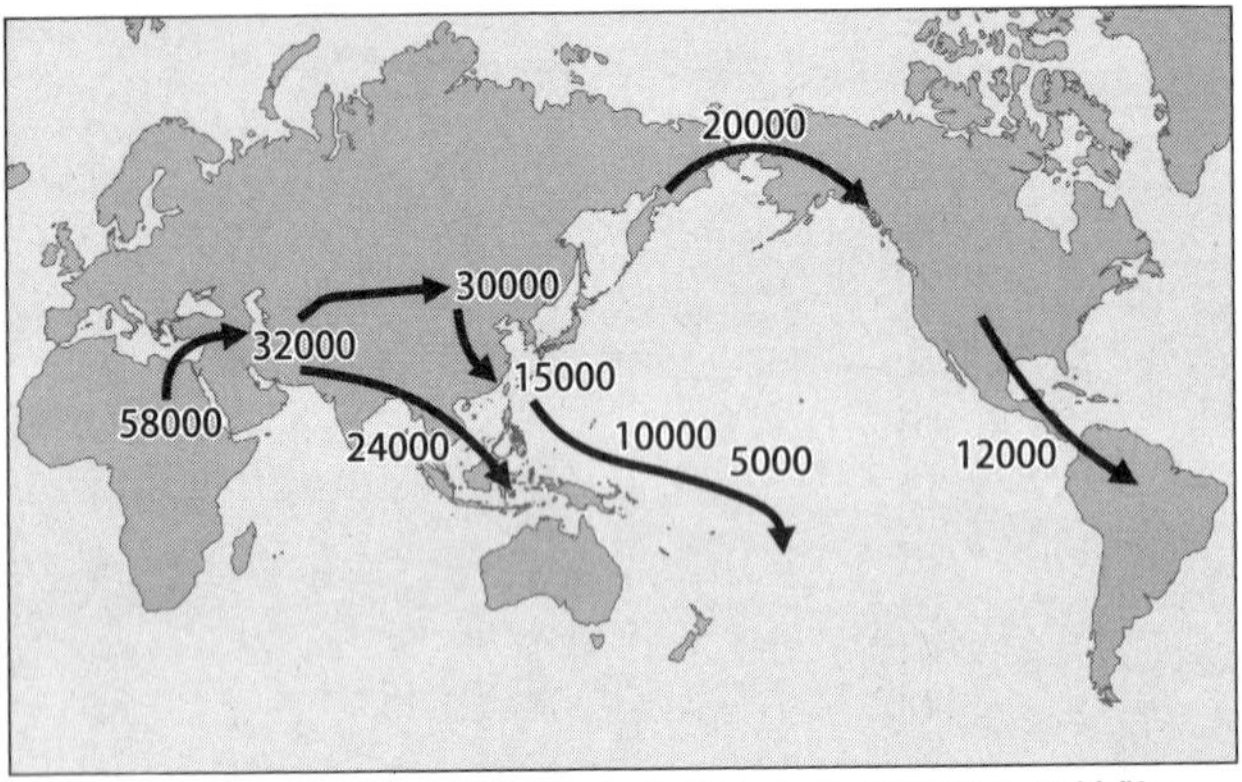

図－11　アフリカで誕生した人類とともに地球上に拡散していったピロリ菌の移動推定経路。数値は現在からさかのぼる分岐年代を示す（「Newton」2012年5月号掲載の山岡吉生教授による図をもとに作成）

ら南米へと南下していった。アフリカ人と日本人では、ピロリ菌の遺伝子の配列が五〇％も違い、逆に日本人と北米の先住民はよく似ていることもわかった。

ピロリ菌の変異と人の移動は、これまでの人類学による人類移動の年代や、言語学による異なった言語の分岐年代などの研究成果ともよく合致する。

ヨーロッパやアフリカ型のピロリ菌は、東アジア型に比べて病原性が低い。病原体は寄生した宿主とともに進化するうちに、しだいに病原性を弱めて宿主と共存の道をたどるのが普通だ。

だが、ピロリ菌は人類の移動とと

もに病原性が強くなっていった。本来であれば、アフリカやヨーロッパよりも分岐年代の新しい東アジアでは、病原性は弱くなっているはずだ。この理由はよくわかっていない。

感染症かアレルギーか

筆者は七〇歳を超えてもっともピロリ菌の感染率が高い年齢層だが、健康診断でもまったく見つからない。にもかかわらず、胃酸が逆流してくる食道炎や十二指腸潰瘍に悩まされてきた。ピロリ菌を「飼って」いると、彼らが過剰な胃酸を中和して胃液の逆流を防いでくれるらしい。ピロリ菌はいなければいないで悩みもある。

ニューヨーク大学のマーティン・ブラスター教授らは、これだけ長いこと人に寄生してきた以上、なんらかの存在意義があったとみている。もともと、ピロリ菌は誰にでもある常在菌だった。先進地域でこれだけ感染者が減ってしまったのは、清潔な環境で育ち、子どものときから抗生物質を与えられてきたのが理由と考えられている。

子どものときに、細菌や寄生虫に感染するような不衛生の環境で育つと、その後アレルギーにかかりにくいと経験的にいわれてきた。これを証明したのは、オーストリア・ザルツブルク大学のヨセフ・リーデラー教授。一〇年以上にわたって農家と非農家の子どもたちのアレルギー発症率の比較調査を行ってきた。

この結果、農家の子どもは非農家の子どもに比べて、花粉症の発症率は三分の一、喘息《ぜんそく》は四分の一しかなかった。生活環境、食事などを調べたが大きな違いがなかった。非農家の子どもでも家畜に接する機会が多いとアレルギーが少ないことが判明して、家畜小屋のように細菌に接触する機会が多いとアレルギーにかかりにくいという結論にたどりついた。

米国の調査でも、ペットに接触する機会の多かった子どもは、ペットを飼っていなかった子どもよりもアレルギーにかかりにくくなることが確かめられた。ただ、ペットはアレルギーを悪化させるという医師もいる。

他の調査でも、なんらかの感染を経験している子どもにアレルギーが少ないことが、疫学調査から指摘され、これは「衛生仮説」、英語では「クリーンハウス症候群」「友人喪失仮説」(アレルギーを防ぐ友がいないという意味)とよばれて、一九九〇年代末ごろから議論をよんできた。否定的・懐疑的な意見もあるが、近年ではこの仮説を支持する知見も増えている。

免疫を受け持つ細胞であるヘルパーT細胞にはTh1とTh2があり、Th1は細胞性免疫、Th2は液性免疫に関与している。液性免疫とは、抗体などが血清中に溶けて存在するためこのようによばれる。

生後すぐはTh2が優位だが、細菌などに感染することでTh1へと分化して、この二つはバランスがとれるようになる。このバランスによってアレルギーにかかりにくくなる。しかし、感染がないままに成長するとTh2優位のままとなり、アレルギーにかかりやすくなる、というわけだ。

ブラスター教授は、小児喘息とピロリ菌の関係を調べてみた。その結果、ピロリ菌に感染している人は喘息にかかりにくく、ピロリ菌がその他のアレルギーを抑制している証拠も見つかった。この現象は小児期のみで成人ではみられない。とくに、小児期においては、ピロリ菌はアレルギーを抑える利点の方が大きい、と教授はいう。

急増するアレルギー

「バイキンは悪い」と信じ込んでいる人は多い。とくに、日本人は抗菌グッズに囲まれて、手にするものはなんでも殺菌され、手洗いを励行する。世界でもっとも「衛生的」な国であろう。

もともと人類と共生してきたピロリ菌は、胃がんのリスクはあっても、寿命が五〇歳にも届かない時代にはたいした問題ではなかった。ところが、長生きになり、あまりに衛生的な環境をつくりだしたために、細菌との共生関係が変わってしまったのだ。

二〇世紀前半の日本人の三大死因は「肺炎」「胃腸炎」「結核」の感染症だった。だが、二〇世紀後半以後、栄養や衛生環境の改善、治療や医療制度の進歩でこれらは急激に減って、死因の上位は「がん」や「生活習慣病」に取って代わられた。つまり、感染症が退治されるのに反比例するように、アレルギーが急増してきた。

厚生労働省の「アレルギー疾患対策報告書」（二〇一一年）によると、花粉症を含むアレルギー性鼻炎は国民の四七％以上、アトピー性皮膚炎は約一〇％に達した。人口の二人に一人はアレルギーという国民病になった。世界的にも増加傾向にあり、WHOは全人類の三〇％はなんらかのアレルギーを持っていると、「アレルギー白書」で指摘している。

皮肉なことに、感染症にかかりにくくなったら、今度はアレルギーに悩まされるようになった。両者はシーソーのような関係だったのだ。

胃がんになった有名人

ナポレオン（一七六九〜一八二一）の肖像画を見ると、右手を上着の懐に入れているものが多い。この理由は、以前からさまざまな説が唱えられてきた。「慢性の胃潰瘍で不快な胃を押さえていた」「おなかの皮膚病をかいていた」「手に奇形があって隠していた」「懐中時計のゼンマイを巻いていた」。いや「当時の肖像画の代表的なポーズにすぎない」といったものもあった。

ナポレオンの死因をめぐっても、さまざまな説が飛び出した。とくに、「ヒ素による毒殺説」は、手を替え品を替えて現在でも議論をよんでいる。これも、当時は遺体の髪の毛の保存料としてヒ素が使われていたことから、毒殺の根拠としては弱い。フランス政府は一貫して胃がん説をとってきた。長いこと胃潰瘍に苦しんでいたことは、多くの証言がある。死後の解剖では、胃に開いた穴とがんが確認されている。

テキサス大学医学部のロバート・ジェネタ教授らがん専門医の近年の研究でも、散発性で進行性の胃がんだったと結論づけている。死亡前二ヵ月間に体重が一〇～一五キロも落ち、顔色がきわめて悪く頻繁《ひんぱん》に腹痛を訴えて血を吐いていた。ピロリ菌感染から胃潰瘍を起こし、がんに進行したと考えるのが自然という。

武田信玄《たけだしんげん》（一五二一～七三）も、死因をめぐって今もって議論が絶えない。「暗殺説」「戦傷説」とともに、「胃がん説」も唱えられている。一説には、三方ヶ原《みかたがはら》の戦いで徳川家康《とくがわいえやす》を圧倒し天下は目前にあったが、このときすでに胃がんの末期だったという。

徳川家康（一五四三～一六一六）は大坂《おおさか》夏の陣で豊臣《とよとみ》家を滅亡させ、天下を統一した翌年に亡くなった。死因は、「天ぷらの食あたり」といわれてきた。一六一六年一月二一日の鷹狩《たかが》りのあと、「タイの天ぷら」を食べたら、激しい腹痛と吐き気に襲われたというのが根拠だ。しかし、死亡したのは四月一七日で、天ぷらを食べてから三ヵ月近くたっていることから食中毒説には無理があり、胃がんが広がっていたことが原因とも考えられる。

二代将軍秀忠《ひでただ》（一五七九～一六三二）も、死去前に長期の腹痛、食欲不振、吐血などが一年余りつづいていることから胃がんが疑われる。

夏目《なつめ》漱石《そうせき》（一八六七～一九一六）は、ロンドン留学時代の三四歳ごろから胃腸の不調で苦しんだ。四〇歳のときに雑誌連載が完結した『吾輩《わがはい》は猫である』には、主人公の苦沙弥《くしゃみ》先生は胃弱で顔色が悪く、そのくせ大食で食後にはタカジアスターゼを飲む、と書かれている。

本人も四三歳ごろから胃潰瘍にかかり、長与《ながよ》胃腸病院に入退院を繰り返した。ピロリ菌が原因の胃潰瘍とみられる。当時の治療法は、熱したこんにゃくで腹を温めるぐらいしかなかった。執筆活動をつづけていたが、未完の『明暗』を執筆中に大量出血を起こして四九歳で亡くなった。その胃は脳とともに、東大医学部に寄贈された。

第五章　寄生虫が人を操る？——猫とトキソプラズマ原虫

もしも、あなたが猫から寄生虫をうつされると——

・交通事故に遭《あ》いやすくなるかもしれない
・異性に急にもてるようになるかもしれない
・犯罪の道に走るかもしれない
・自殺をしたくなるかもしれない

いずれも、猫の寄生虫「トキソプラズマ原虫《げんちゅう》」に感染した人を襲うかもしれない異変だ。この原虫に感染すると、脳が占拠されてマインド・コントロールされることがわかってきた。万物の霊長とふんぞり返っている人間が、わずか一〇〇〇分の数ミリの微小な原虫に、性格まで操られているという恐ろしい話でもある。ただ、影響を受ける人は多くはないといわれるのでご安心を。

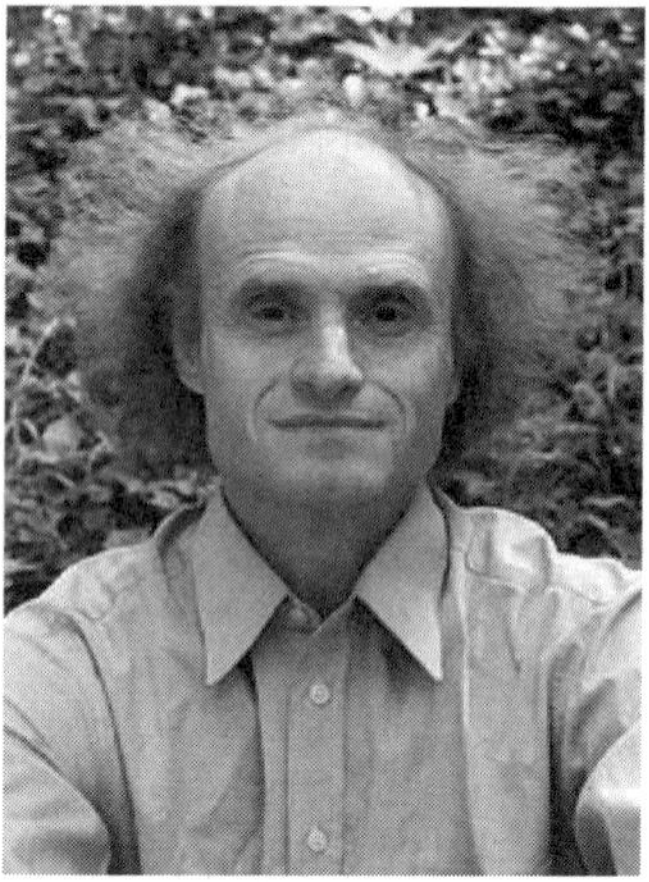

写真－5　ヤロスラフ・フレグル教授（カレル大学広報文書より）

　トキソプラズマはもともと猫が宿《しゅく》主《しゅ》だが、人間にも感染する「動物由来感染症」である。この原虫の奇妙なふるまいに最初に気がついたのは、チェコ・カレル大学の進化生物学者ヤロスラフ・フレグル教授（写真－5）だ。

　一九九〇年のこと、自分がトキソプラズマに感染していることを知った。その直後から、自分の行動が変わってきたことに気づいた。不注意な行動が増えて反応時間が遅くなり、近づいてきた車に突然クラクションを鳴らされても、飛びのかなくなった。これらの不可解な行動がこの原虫の感染によるものではないか、とひらめいた。

　フレグル教授は原虫の感染によって人間の行動が変わる、とする大胆な仮説を発表した。だが、この仮説に対する反応はひどいものだった。同僚たちは一笑に付して「UFO目撃」並みに扱われ、学会誌に論文を送ったもののまったく相手にされず、まともな科学者とは扱われなかった、と述懐している。

現在では、多くの研究者がこの仮説を信じて、関連の論文も数多く発表されるようになった。行動生物学の大御所、スタンフォード大学のロバート・サポロスキー教授もこの説の支持者だ。

トキソプラズマは、動物に寄生する単細胞の微生物、原虫の一種だ。一九〇八年にフランスのパスツール研究所の科学者によって、ハムスターから発見された。人では、一九三八年にニューヨーク市の病院で、生後間もなく死亡した新生児の解剖で見つかった。一九五〇年代になって生肉から感染することが明らかになった。

米国メリーランド州の動物寄生虫研究所のベンジャミン・ローゼンタール博士らが、世界の四六系統のトキソプラズマ原虫の遺伝子を分析して進化の系統樹をつくりあげた。それによると、共通の先祖は約一〇〇〇万年前にさかのぼる。それが、「南米型」「北米型」など四つの系統に分化し、さらに一〇〇万年前ごろまでに一一系統に、そして現在の四六系統に分かれたという。

原虫が脳を乗っ取った

まずこの説のさわりを紹介しよう。

トキソプラズマの仲間には、蚊が媒介《ばいかい》するマラリア原虫、女性の陰部に炎症を起こすトリコモナス、水道水を汚染して食中毒の原因になったクリプトスポリジウムなどが知られる。トキソプラズマはネコ科動物以外にも、人、豚、羊、ヤギ、ネズミ、鶏など、二〇〇種以上の動物に寄生することがわかっている。

健康なネズミは猫の尿の臭いには敏感で、猫の出没する場所は避けて行動する。天敵の猫に食べられないような回避行動を身につけたのだ。

ところが、猫の糞《ふん》を食べることなどでトキソプラズマに感染したネズミは、行動が変わってしまう。猫の尿の臭いに誘われるように徘徊《はいかい》して、猫に食べられやすくなる。食べられれば、原虫は猫の体内で繁殖の場を確保できる。つまり、原虫は繁殖のためにネズミを操っているのだ。

だが、なぜネズミの行動が変わるのかはナゾとされてきた。二〇〇九年に、スウェーデンの研究チームが謎を解くカギを発見した。トキソプラズマのＤＮＡを解析した結果、ドーパミンの合成に関係する遺伝子が含まれていることを突き止めた。

体内に寄生した原虫は、白血球を乗っ取ってやすやすと脳に侵入し、ドーパミンの分泌をうながす。これは、ネズミや人間の恐怖感や不安感を鈍らせる神経伝達物質である。トキソプラズマが寄生したネズミは、ドーパミンの働きで猫を恐れなくなったというのだ。実際に、ネズミにドーパミンの分泌をうながす薬を与えると、同じような徘徊行動をはじめることが実証された。

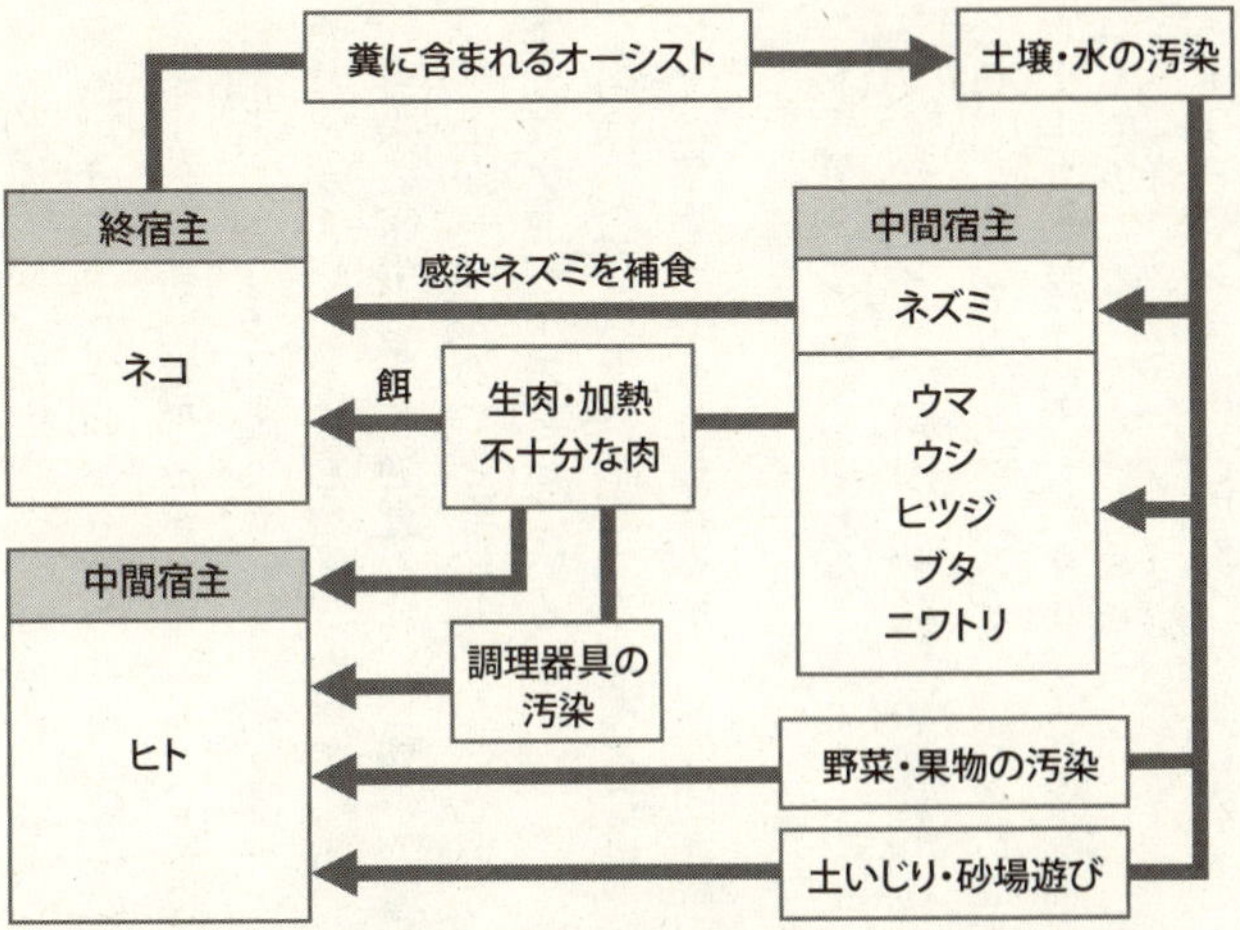

図－12　トキソプラズマの主な感染経路。トキソプラズマは猫の腸管内で繁殖し、卵のような「シスト」が糞と一緒に排出される。汚染された土壌や水などを介してほかの動物が感染すると、今度はその体内で増殖がはじまる

妊婦の感染に注意

トキソプラズマの人への感染は、シスト（膜で包まれた休眠中の原虫）で汚染された食肉や猫の糞を介した経口《けいこう》感染が一般的だ（図－12）。ネズミを捕ったり、生肉を食べている猫からうつったりするケースもある。ただ、室内だけで飼って、猫砂とキャットフードで育てられている猫が感染することは、ほとんどないとされる。

健康な成人の場合には、感染しても症状がないか、軽いかぜのような症状が出るぐらいだ。妊婦が感染すると、流

産や胎児の異常などを引き起こすこともまれにある。原因が突き止めにくいために、実際にはもっと多いともいわれる。感染の有無は血液検査でわかる。

米国疾病予防管理センター（CDC）は、妊婦は庭の土や砂場の砂などで猫の糞尿に触れないよう用心して、レアステーキや生ハムなど十分に加熱していない肉は避けたほうがよい、と注意を呼びかけている。

英米の衛生当局の調査では、公園の砂場には三〇センチ四方で一〇〇万個を超えるシストが見つかることも珍しくないという。夜間は砂場にふたをして猫を近づけないようにアドバイスをしている。

肉は二〇℃以下で冷凍するか六六℃以上に加熱すれば、感染力はなくなる。急性の場合は薬物治療も行われるが、慢性的な感染の治療法は確立していない。

ドーパミンで性格が変わる

ドーパミンは、脳内で神経伝達物質の一つとして、きわめて重要な役割を果たしている。「脳内麻薬」ともいわれ、人が快感や感動を覚えたときに脳内で放出される。スポーツ観戦で興奮したり好きな音楽を聴いたりしたときに、脳内で分泌されることは実験的に確かめられている。

ドーパミンは「自己啓発本」では人気のあるテーマだ。ドーパミンの役割は、興奮作用のほかに行動を起こす場合の動機づけとして分泌されることが、明らかになってきたからだ。人は無意識のうちに行動を起こしているようでも、それぞれの状況でどの行動が必要か判断して動く。このときに、脳内でドーパミンが分泌される。

分泌されると、食欲や性欲が湧いてやる気がみなぎり、意欲的に生活することができる。しかし、ふだんから分泌量の多い人は、あきっぽくてつねに新たな刺激を求め、冒険や探検、転職や転居が大好きで、恋人や自動車を頻繁に変え、スリルを求めるタイプともいわれる。

カレル大学のグループは、チェコ、イギリス、米国の男女三九四人を対象に、トキソプラズマに感染した人の性格の変化を調べた。その結果、感染した女性は社交的で世話好きになり、容姿に気をつかうようになった。以前よりもてるようになり、男性関係も活発になったという。一方、男性は男性ホルモンの一種テストステロンの分泌量が増えた。この分泌量の多い男性は、女性から言い寄られやすいことも知られている。

ドーパミンは私たちの感情のなかでもとくに愛情と関係が深い。恋をするとドーパミンが放出され脳が快感を覚え、その興奮が自律神経を通じて全身に送られる。すると、心臓の鼓動が速まってドキドキし、頰《ほお》が赤くなり、目が潤む、といった恋愛特有の症状が現れる。

他方で男性の場合、ドーパミンの過剰は、独断的、反社会的な性格になり、猜疑心《さいぎしん》や嫉妬心《しっとしん》が強まって、犯罪や規則違反、危険行為などにも良心の呵責《かしゃく》をあまり感じなくなる傾向が強まるといわれる。

増える交通事故と自殺

感染すると、反射神経が鈍くなるのと同時にリスクを恐れなくなり、感染者は交通事故に遭う危険性が二・六倍になるという調査もある。フレグル教授は「世界の交通事故死者のうち、かなりの人がトキソプラズマが原因ではないか」とも推定する。こうなると、生命まで操っていることになる。

日常生活で、俳優の演技のような行動をする「演技性パーソナリティ障害」もドーパミンと関係があるらしい。まわりから注目されないとストレスがたまり、自己破壊的な行動や他人に挑発的な行動を取ったりする精神疾患だ。この障害者の九割までが男性。また「統合失調症」は、ドーパミンの異常分泌が関わっているとする論文も発表されている。

もっとも新しいテーマは自殺との関係だ。ミシガン大学リーナ・ブランディン准教授らは、二〇一二年の「精神臨床医学誌」に「トキソプラズマ感染者の自殺率は非感染者の七倍になる」というショッキングな疫学調査の結果を発表した。

また、デンマークで四万五七八八人の女性を対象に行った研究によると、トキソプラズマに感染した女性は感染していない女性と比べて自殺を試みる割合が一・五倍高かった。トキソプラズマ抗体のレベルが高いほど、自殺のリスクも高まるという。この理由についてはまだ結論が出ていない。ただ、自殺との関係には否定的な研究もある。

逆に、脳内のドーパミンの分泌量が少ないと、行動の動機づけも減って意欲も運動機能も低下する。うつ状態になったり引きこもったりする。分泌量の少ない人は、冒険より安定を好み、急に行動を変えるのが苦手なタイプだ。ドーパミンのレベルが極端に下がると、「手足の震え」や「仮面のような表情」が特徴のパーキンソン病やてんかんの原因にもなる。

寄生虫による脳の支配

「微生物が人の脳まで支配するのか」と、疑う人のために他の例も紹介しよう。よく知られているのは狂犬病だ。発病したイヌにかまれると、ウイルスが神経系を介して脳の神経組織に達し、さまざまな症状が現れる。水や風を怖がる。唾液《だえき》、汗、涙などの分泌が増加する。興奮、マヒ、精神錯乱、幻覚を起こす。犬の遠吠えのようなうなり声を上げる……。

日本では狂犬病は半世紀以上前に根絶したが、発展途上地域では流行がつづき、世界で年間五万人以上が死亡しているので、途上地域の奥地を旅行する人はワクチンを必ず接種すべきだ。

トキソプラズマと同じように、宿主の行動を支配する寄生虫がいろいろとわかってきた。ディクロコエリウムという槍形吸虫《やりがたきゅうちゅう》がアリに寄生すると、ふだんは葉陰に隠れているアリが、葉の先端などの目立つ場所に移動するように行動が変わる。すると、ウシやヒツジが葉もろともアリを食べることで、寄生虫は宿主を動物へ乗り換えて繁殖することができる。

ロイコクロリディウムがカタツムリに寄生すると、ツノ（触腕）に集まってシマ模様になって上へ下へと動き、あたかもイモムシのような姿に変身する（この動画はYou Tube で見られる）。だまされた鳥が食べると、寄生虫は鳥にすみかを替えることができる。鳥の体内でタマゴを産み、それが排泄《はいせつ》されてふたたびカタツムリに寄生する。

ガラクトソマムの幼虫はイシダイやトラフグなどの魚に寄生する。すると、魚は鳥に捕食されやすい海面をぐるぐる回りながら泳ぐようになり、食べられると寄生虫は鳥の体内に入り込む。

バッタの仲間のカマドウマは、「便所コオロギ」といったありがたくない俗称もある。陸生の昆虫だが、ときとして次々と川に飛び込む奇妙な行動をとる。飛び込み自殺をはかるカマドウマにはハリガネムシが寄生している。この虫は名のとおり細くて長いひも状で、昆虫を宿主にする寄生虫だ。水中で産卵してカワゲラなどの水生昆虫に寄生する。

その昆虫が成虫になって陸に上がると、カマドウマに食べられる。すると、ハリガネムシはカマドウマに寄生してその体内で成長する。しかし、水中でしか産卵できないので、宿主のカマドウマを操って川に飛び込ませる。そこでふたたび水生昆虫に寄生する。

人間の進化に関わる猫

猫と人間の関係は深い。近年の遺伝子の分析によれば、家猫は一万〜一万二〇〇〇年前に、農業発祥の地である中東の「肥沃《ひよく》な三日月地帯」で、リビアヤマネコから家畜化されたとみられる。多分、食べ物を狙って集落に入り込んできたネズミを追って、野生猫も人間に近づいてきたのだろう。ネズミの害に悩まされた農村では、ネズミ対策として猫を飼いはじめた、ともいわれている。

猫がはじめて人に飼われた痕跡《こんせき》は、約九五〇〇年前のキプロス島の遺跡で発見された。埋葬された人のすぐ隣で猫の骨が見つかったのだ。古代エジプトでは、三六〇〇

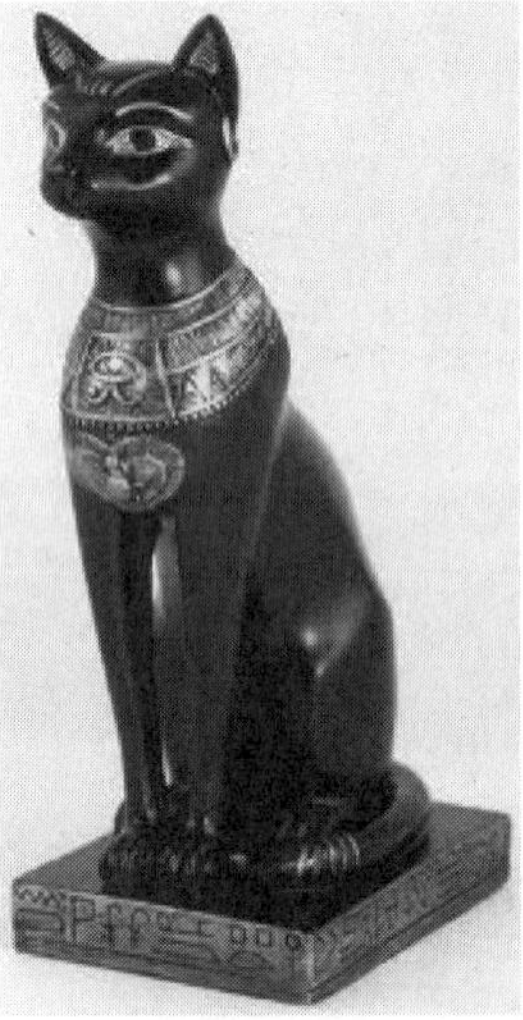

写真－6　古代エジプトでは猫が女神として崇められた（Statue of a Seated Cat, Walters Art Museum）

年前ごろに、彫像や壁画などに数多く猫が登場し、女神バステトとして崇拝され（写真－6）、またお気に入りのペットとしての地位が確立したことがわかる。

　古代エジプト人は、人類史のなかでもっとも猫を愛した民族であろう。猫を殺傷することは犯罪として処罰され、火事のときには消火よりも猫の救出が優先されたほどだ。猫が死ねば飼い主は悲しみを表すために眉を剃《そ》り落とし、ミイラにして手厚く葬った。一つの遺跡から三〇万体を超える猫のミイラが発見されたこともある。

　輝かしい古代エジプト文明は、猫から感染したトキソプラズマによって「活性化」した人びとが原動力になった、と唱える研究者もある。たとえば、カリフォルニア大学サンタバーバラ校のケビン・ラファテ教授は、トキソプラズマ感染は、以前に考えられていたよりはるかに強い影響を人格や性格の形成におよぼし、探求心や知的好奇心を刺激して人をより人らしく進化させた、と主張する。

ペスト対策で活躍した猫

猫はネズミから穀倉を守る番人として船に乗せられることが多く、かなり早い速度で世界に広がっていったらしい。日本でも船に三毛猫を乗せると遭難しないという言い伝えがある。一九五六年の第一次南極観測隊にも、「タケシ」という名の雄の三毛猫が連れていかれた。一緒にいった犬のタロ・ジロは昭和基地に置き去りにされたが、タケシは無事に帰還できた。

長崎県の壱岐《いき》島で見つかった弥生《やよい》時代のカラカミ遺跡で猫の骨が発掘されたことから、紀元前一世紀には飼われていた可能性がある。通説では、奈良時代に中国から貴重な教典を輸入するとき、ネズミから守るために一緒に連れてこられたといわれる。ただし、奈良時代の『古事記』『日本書紀』『万葉集』には猫の記述がない。

平安時代に入って、ペットとして飼われるようになったことは、『源氏物語』や『更級《さらしな》日記』などに登場することからわかる。鎌倉時代に入ると、怪猫の記述が現れる。これも中国から入ってきた伝承に起源がある。

江戸時代になると、庶民まで猫を飼うようになった。徳川綱吉《とくがわつなよし》の「生類憐《しょうるいあわれ》みの令」

は、猫にとってもわが世の春になった。浮世絵、黄表紙などにしばしば登場するようになり、「化け猫」が落語や講談の人気の出し物になるのもこのころだ。

一八九九年（明治三二）に神戸《こうべ》市で海外から持ち込まれたペストが発生した。その対策としてネズミの買い上げとともに、一家に一匹の猫を飼うのが奨励された。これを機に洋猫が増えたともいわれる。彼らががんばったのか、一九二六年以降日本ではペストが発生していない（第三章）。

現在でも猫の人気は高い。ペットフード協会の二〇一一年度「全国犬猫飼育実態調査」によると、猫の飼育頭数は約九六〇万頭。複数を飼っている家もあるので、約一〇世帯に一世帯の割合で飼われている。普及世帯がイヌの約一八％に比べれば少ないが、それでも人気を二分するペットだ。

一方、トキソプラズマ側からみれば、人に愛される猫を宿主にして人を操り、微生物世界で大成功を収めたということになるのだろうか。

魔性の動物

昔から猫が「魔性《ましょう》の動物」といわれてきたことの背景には、トキソプラズマ効果があるのかもしれない。夜行性で音も立てずに忍び歩き、暗闇《くらやみ》で目が不気味に光り、捕った獲物をなぶり殺しにするという習性が気味悪がられてきた。これに「猫を飼いはじめたら性格が変わった」という噂《うわさ》が加われば、「魔性」ということになるだろう。

中世ヨーロッパでは猫をめぐる迷信がはびこり、「悪魔の手先」として魔女狩りにあわせて猫が捕らえられて、教会の塔から投げ殺された。

『猫はなぜ絞首台に登ったか』（東ゆみこ著、光文社新書）によると、猫の虐殺は一種のショーだった。一六世紀のパリでは、六月二四日の「聖ヨハネの祝日」のときに、薪《まき》の上で猫を火あぶりにし、ときには国王も加わって多くの見物人が楽しんだという。猫を殺しすぎてネズミが増え、ペストの大流行を招く一因になったとする説もあるぐらいだ。

日本でも、各地に猫に関する民話や化け猫の怪談が数多く伝わっている。江戸時代には、黒猫を飼えば結核が治るという迷信が信じられていた。新選組《しんせんぐみ》の沖田《おきた》総司《そうじ》（第十三章）は結核で伏せっているときに、周辺に猫を集めたとか、黒猫を斬ろうとして幾度となく失敗した、といった逸話が伝わっている。後世の作家の創作ともいわれるが、この迷信を信じるものは多かったらしい。

世界の猫好き

最後に、歴史的に有名な猫好きのごく一部をあげておこう。ネットで調べると、多数の名前があがる。映画俳優はあまりに多いので割愛。猫を飼わないとスターにはなれないらしい。取り上げた人たちの業績や行動に、トキソプラズマ効果がどう影響をしたのかの判断は、読んだ方にまかせたい。

【天皇家】

一条天皇《いちじょう》（九八〇〜一〇一一）は大変な猫好きだった。猫に正五位の官位を与えて寵愛《ちょうあい》したという。内裏《だいり》の殿上《てんじょう》の間に昇れるのは正五位以上の貴族にかぎられていた時代だから、猫は貴族待遇だった。子猫が生まれたときには、乳母までつけられたことが、当時の日記に書かれている。

【政治家】

イスラム教の開祖ムハンマド（五七〇?〜六三二）は大変な猫好きであったといわれ、ムエザという猫を飼っていた。ある日外出するためにコートを着ようとしたら、その袖の上で猫が気持ちよさそうに眠っていた。ムハンマドは猫を起こすのに忍びなくて、服の袖《そで》を切り落とし片袖のない服で外出したという。

フランス史に悪役として登場するルイ一三世の宰相リシュリュー（一五八五〜一六四二）は、一四匹の猫を飼っていた。一番のお気に入りで、旅にも連れていった「フェリモール」と「ルシフェール」。いずれも悪魔の名前である。

エイブラハム・リンカーン（一八〇九～六五）はホワイトハウスで猫を飼った最初の大統領だった。南北戦争当時、北軍のグラント将軍を陣中に見舞ったときに三匹の子猫を見つけ、部下に世話するように命じて、毎日のように様子を報告させたという。

イギリス首相だったウィンストン・チャーチル（一八七四～一九六五）は、八八歳の誕生日に贈られたトラ猫を、秘書官の名をもらって「ジョック」と名づけかわいがった。公的な席にもしばしば帯同した。一九六五年に九〇歳で死んだとき「ジョックがチャーチルの自宅で暮らせるようにしてほしい」と遺言を残した。ジョックはその後、国民に愛されながら一〇年間生きた。

【作家】

日本でもっとも有名な猫は、夏目漱石《なつめそうせき》の長編小説『吾輩《わがはい》は猫である』の主人公であろう。中学校の英語教師である珍野苦沙弥《ちんのくしゃみ》の家で飼われている。モデルになったのは、漱石が三七歳のときに夏目家に迷い込んで住み着いた、野良の黒猫である。

一九〇八年に猫が死んだとき、漱石は親しい友人に死亡通知を出して墓をつくり、のちには九重の供養塔まで建てた。胃潰瘍《いかいよう》で重篤になったとき、黒猫が現れて身代わりのように血を吐いて死んだという伝説まで生まれた。

米国の作家アーネスト・ヘミングウェイ（一八九九～一九六一）も猫好きで、友人の船長からもらった二匹の猫を飼っていた。スノーボールと名づけられた白い猫は足の指が六本ある多指症で、彼は幸運を呼ぶ猫だと信じていた。フロリダ州キーウェストのヘミングウェイ博物館では、この猫の直系子孫が今も数十匹ほど飼われて、猫屋敷状態になっている。彼が三度も離婚したのはトキソプラズマ効果だろうか？

【科学者】

アイザック・ニュートン（一六四二〜一七二七）はペット好きで、犬や猫をかわいがっていた。数匹の猫がいたが、その猫が家を出入りするたびにドアを開けたり閉めたりするので、うるさくて夜も眠れないと困っていた。それを聞いた友人に「ドアに猫専用の入口をつくればいい」とアドバイスされ、さっそく実行した。

ある日子猫が生まれた。喜んだニュートンは「子猫用の小さなドアをつくりなさい」と命じた。命じられた人は困って、「親猫用の大きな穴があれば子猫も通れますが……」と指摘、ニュートンは納得したという。

【芸術家】

江戸時代の浮世絵師歌川国芳《うたがわくによし》（一七九八〜一八六一）は、懐に猫を抱いて絵を描いたといわれる無類の猫好きだった。つねに数匹、時に十数匹の猫を飼っていたと伝えられる。内弟子のひとりによると、亡くなった猫は回向院《えこういん》に葬られ、家には猫の仏壇があり、死んだ猫の戒名が書かれた位牌《いはい》が飾られ、過去帳まであったという。

ジョン・レノン（一九四〇～八〇）も愛猫家として誉れが高い。ウェブサイトには彼の子ども時代からビートルズのメンバーとして活動した期間、妻のオノ・ヨーコと過ごしたニューヨークの最後の日々まで、飼った猫の完全なリストが載っているほどだ。それによると、少年時代に飼った最初の猫は、「エルビス・プレスリー」。ビートルズ時代は「ジーザス」、後に飼った白猫と黒猫のペアは「ソルト＆ペッパー」だった。

第六章　性交渉とウイルスの関係――セックスががんの原因になる？

セックスはタバコなみに危険

近ごろはタバコの恐ろしさばかりが強調されるが、セックスだってがんの原因になる。肝臓がんを引き起こす「B型肝炎ウイルス」や白血病の原因になる「成人T細胞白血病ウイルス」、エイズで有名になったカポジ肉腫《にくしゅ》を起こす「ヒトヘルペス・ウイルス8型」など、いずれもセックスでも感染してがんを引き起こす。

世界保健機関（WHO）によると、世界のがんによる死亡の二〇%は、性交渉から感染するウイルスが原因になるとしている。タバコが原因のがん死は全体の二二%とされるから、セックスはタバコ並みに危険だ。

日本でも、国立がん研究センターの研究班の評価によると、がんの死亡原因で、もっとも多いのは「喫煙」で、男性の三四・四%、女性の六・二%を占める。ついで高いのが「感染症」で男性の二三・二%、女性の一九・四%である。つまり、タバコをやめて感染症に注意すれば、男性はがんの六割近く、女性の四人に一人のがん死が防げることにもなる。

なかでも、若い女性に急増する子宮頸《けい》がんなどの原因になる「ヒトパピローマ・ウイルス」（HPV）は、性感染症のなかでもっとも感染者が多い。よく話題になる細菌性の性感染症、クラミジアよりも多い。米国対がん協会は「がん撲滅キャンペーンは、タバコからHPVに重点を移すべき」と提案しているほどだ。禁煙標語をもじれば、「セックスはいのちを縮める生活習慣」ということになるのだろうか。

二〇一〇年に発表されたWHOの「HPVとがんに関する報告書」によると、世界では年間で約四九万三〇〇〇人が子宮頸がんになり、約二七万三〇〇〇人が死亡する。死者の八三％までが発展途上地域で発生している。女性特有のがんでは、乳がんについで二番目に多い。現在の傾向がつづけば、二〇二五年には発症者は約七五万六〇〇〇人、死者は約四三万九〇〇〇人にのぼると予測する。

子宮頸がんは世界的にみると、サハラ以南アフリカ、中南米、南アジアの貧しい国々に集中している。とくに、タンザニア、ザンビア、エクアドル、カンボジアなどで多発し、女性のがん死のトップが子宮頸がんという途上地域も少なくない。

働き盛りに患者が集中

日本では、「子宮頸がん」（以下、頸がん）と「子宮体がん」（以下、体がん）は、「子

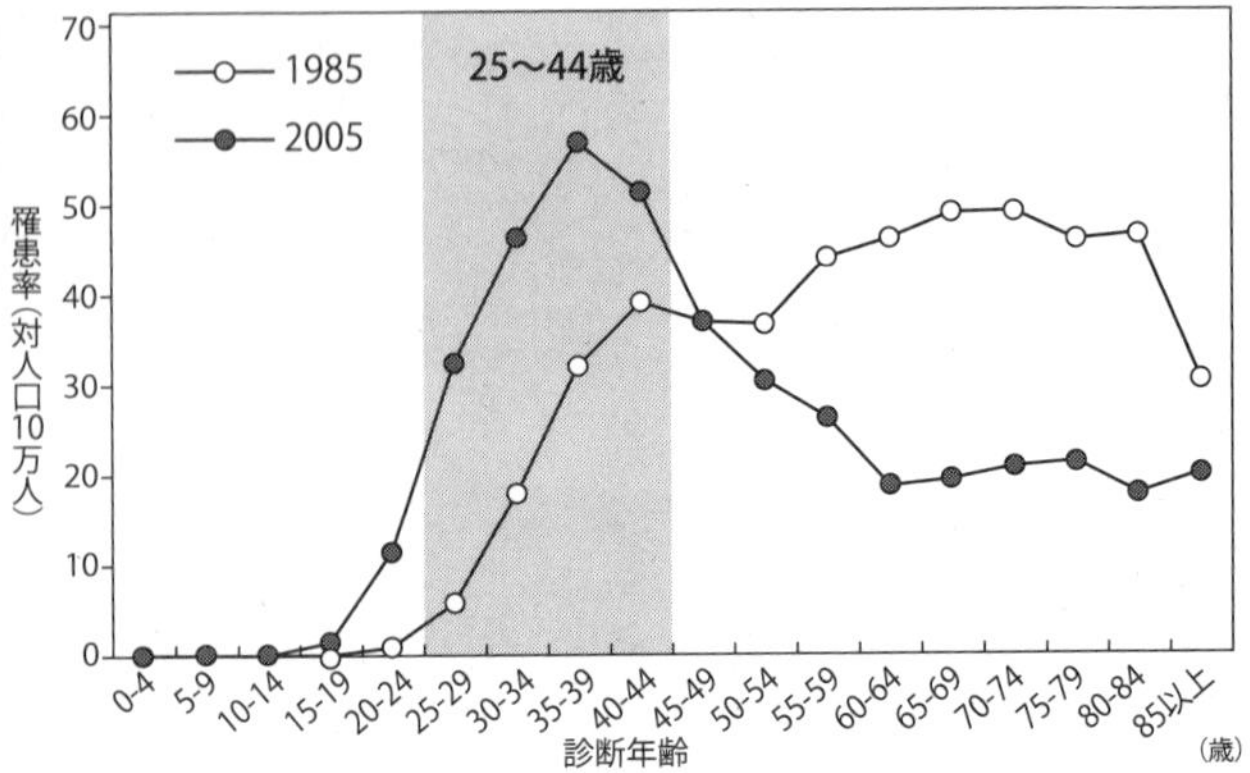

図－13　日本における年代別の子宮頸がん罹患率。頸がんは働き盛りに患者が集中する（国立がん研究センターの統計をもとに作成）

宮がん」としてひとくくりにされてきた。国の統計でも「子宮がん」という一つの分類になっている。

頸がんは子宮の入り口付近の子宮頸部にでき、体がんは子宮の本体にできる。医学的にみてもこの二つは、がんのできる部位だけでなく、まったく性質の異なるものだ。胃がんと大腸がんほども違う、といわれる。

体がんは閉経後の五〇～六〇代で発症することが多いが、頸がんは二五～四四歳が発症のピークだ（図－13）。体がんの原因はわかっていないが、妊娠や出産経験が少ないとかかりやすいといわれている。一方で、頸がんはその九〇％までが、セックスが関わる性感染症である。初交年齢の若年化、セックスパートナーの増加がその背景にある。まさに時代の申し子だ。

国立がん研究センターによると、日本では一年間に子宮がんにかかる人は約一万七五〇〇人。このうち、頸がんがほぼ半数の約八五〇〇人を占める。子宮がんで亡くなる人は年間約五七〇〇人、このうち約四四%の約二五〇〇人が頸がんによるものだ。

生涯になんらかのがんにかかる確率は男性六二%、女性で四六%。このうち頸がんにかかる確率は一%以下だが、がんによる死亡原因の第三位を占める。この二〇年間で倍増する勢いで増えつづけ、とくに二〇〜三〇代の女性では、すべてのがんのなかでもっとも多い。

オーラルセックスにご用心

HPVに感染しているかどうかは見た目にはわからない。女性のパートナーが頸がんにかかっても、男性の外性器にはなんの症状も現れない場合が多い。しかし、男性の精液中には頸がんと同型のHPVが高率で見つかる。つまり、「男性→女性→男性」という玉突きで広がっていく典型的な性感染症だ。

感染症は一度かかると免疫ができて、二度とかからないか、かかりにくくなるものが多い。しかし、HPVの場合は生涯有効な免疫ができないので、何度でもかかる可能性がある。

ＨＰＶは女性特有のがんの原因と信じている人が多い。ところが、米国の俳優マイケル・ダグラスの告白は男性に衝撃を与えることになった。彼は二〇一〇年八月に、五年生存率が約半数というステージ４の舌にできた口腔《こうくう》がんと宣告された。八週間にわたる放射線と抗がん剤の治療で回復をとげ、俳優に復帰した。

彼は英国ガーディアン紙のインタビューに、「がんの原因は女性とのオーラルセックスで、ＨＰＶに感染したことにあるかもしれない」と答えて物議を醸した。

かつてはプレイボーイとして名をはせ、それが原因で二〇年以上連れ添ったディアンドラさんと二〇〇〇年に離婚した。その後、女優のキャサリン・ゼタ＝ジョーンズと再婚した。この告白に対して、前妻が記者会見を開いて「私が感染させたのではない」と釈明してふたたびニュースになった。

さまざまながんを引き起こすＨＰＶ

彼の告白をきっかけに、ＨＰＶが頸がん以外にさまざまながんのリスクファクターとして、関心を集めることになった。ＨＰＶに関連したがんは、一九八四年以来五倍近くになるほど急増している。

米国人を対象とした米国疾病予防管理センター（ＣＤＣ）の調査（二〇〇四〜〇八年）では、男性の場合、肛門《こうもん》がんの九〇％、口腔がんの七四％、陰茎がんの六七％。

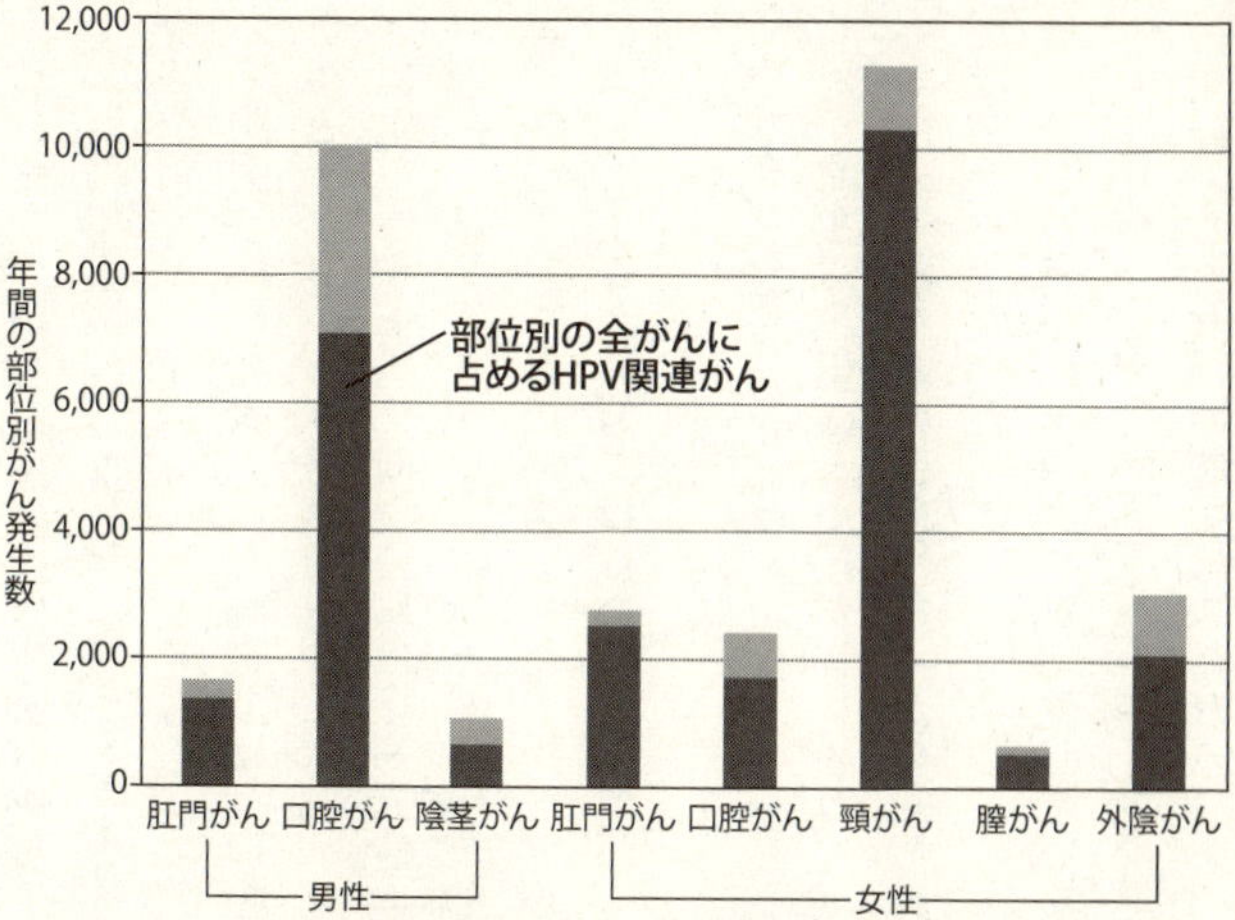

図－14　米国の部位別のがんの中でHPV関連がんが占める割合（CDC調査の年平均。CDC公表の図をもとに作成）

女性の場合、肛門がんの九二％、口腔がんの七二％、頸がんの九一％、膣がんの七五％、陰門がんの六九％がいずれもＨＰＶが原因になっている（図－14）。

とくに、近年、舌、咽頭《いんとう》、喉頭《こうとう》を含めた口内のがん、さらに肛門がんが増えているのは、オーラルセックス、アナルセックス、ディープキスの一般化が関わっていると、ＣＤＣは警告している。米国婦人科学会の調査（二〇〇二年）によると、二五～四四歳の男性の九〇％と女性の八八％が、異性のパートナーとオーラルセックスを経験したことがある。日本の各種アンケートをみても、六～七割ぐらいの人が経験者だ。

これまで、口腔がんの主な原因は喫煙としてきた米国科学振興協会（AAAS）は、「五〇歳以下の口腔がんは、喫煙よりもオーラルセックスのリスクの方が大きい」と発表した。

米国医学誌に発表された論文では、口腔がんのリスクは、生涯に一〜五人のパートナーとオーラルセックスを行った人は、まったく行わなかった人に比べて約二倍、六人以上のパートナーの場合には三・五倍にもなると結論づけている。

現在、HPVワクチンはほとんどが一〇代の女子を対象にしているが、CDCは同年齢層の男子にも接種すべきだと提言する。他の性感染症と違って、HPVの予防にはコンドームが万能ではないためだ。

ウサギからがんウイルス

紀元前四〇〇年ごろに、ギリシャのヒポクラテスが「頸がんは不治の病」と記しているほど、頸がんの存在は古くから知られていた。しかし、その原因は二〇世紀後半までわからなかった。

頸がんの発症にセックスが関係している疑いは、以前からあった。セックスワーカー（売春婦）に多く発生すること、修道女にはみられないが修道院に入る前にセックスを経験した女性の間ではみられること、妻が頸がんで死亡して再婚した場合、再婚相手も頸がんを発症する率が高いこと、といった理由からだ。

一九四〇～五〇年代には性器の恥垢《ちこう》が、六〇年代は「単純ヘルペスウイルス」（第七章）がそれぞれが疑われた。

ウイルス発見の先駆的な実験は、米国の野生のワタオウサギ（綿尾兎）にできたイボからはじまった。ウサギのイボは頭から生えて、短いシカの角のような形になる（写真－7）。米国では有名な「角の生えたウサギを見た」という都市伝説のもとにもなった。

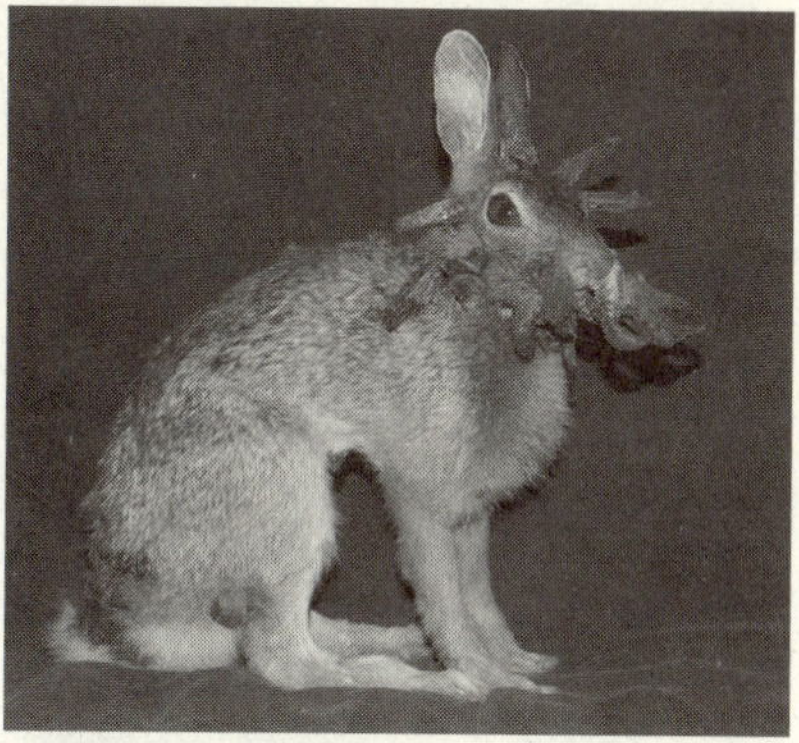

写真－7　角状のイボをもったウサギ。原因はパピローマ・ウイルス

一九三五年に米国ロックフェラー大学のリチャード・ショープと同僚の病理学者フランシス・P・ラウスが、ウサギの角の組織をすりつぶして、素焼きの容器で濾過《ろか》した液体をウサギにこすりつけると、突起状のイボができることを確かめた。

これが、「濾過性病原体」で、後にウイルスと確認されたものだ。ラウスは実験をつづけ、イボだけでなくがんを発生させてウサギを死にいたらしめることも発見した。また、ラウスはウイルスが鶏でもがんをつくることを確かめ、現在でも「ラウス肉腫」とよばれている。がんは発がん物質で起きると信じられていただけに、ウイルスによる発がん性の証明は衝撃的だった。この功績でラウスは一九六六年のノーベル生理学・医学賞を受賞した。

このウイルスは宿主《しゅくしゅ》をえり好みし、ヨーロッパ産のウサギに感染させても角状のイボができない。野生のハムスターやネズミなどの齧歯類《げっし》にもパピローマ・ウイルス（ＰＶ）は存在するが、実験用のラットには感染しない。

ヒトパピローマ・ウイルスの発見

一九七六年に、ドイツ・ハイデルベルク大学がん研究所のハラルド・ツアハウゼンらが子宮頸部のイボからウイルスを見つけ、これが頸がんの原因ではないかとする仮説を発表した。

そして、一九八三年に頸がんのがん組織からＨＰＶの遺伝子を発見し、頸がんの発症に深く関わっていることを突き止めた。ＨＰＶが性行為で感染し、さまざまながんや良性のイボを引き起こすことも明らかにされた。ＨＰＶは人類に広く蔓延《まんえん》した発がんウイルスだった。

ＷＨＯがＨＰＶの発がん性を公式に認めたのは、一九九五年になってからだ。この発表がもとになって、二〇〇六年には頸がんワクチンの製造がはじまった。「ヒトパピローマ・ウイルス」（HPV）と名づけたのは、ヒト以外の動物からもそれぞれ固有のパピローマ・ウイルス（PV）が見つかったためだ。パピローマとはイボのことで、イボの日本語名称は「乳頭腫《にゅうとうしゅ》」。HPVは「乳頭腫ウイルス」とよばれる。

ツアハウゼンは二〇〇八年、エイズ・ウイルスを発見したフランス・パスツール研究所のリュック・モンタニエらとともに、ノーベル生理学・医学賞を受賞した。「人類にとって重大な病気を引き起こす二つのウイルス」の発見を同格の業績とし、賞金を両者で分けることになった。

ただ、米国と激しい先陣争いをしたエイズ・ウイルスの方にばかりマスコミの注目が集まり、ツアハウゼンの方は完全な脇役に押しやられた。

HPVの正体

ヒトパピローマ・ウイルス（HPV）は、性交渉の経験がある女性は、五〇歳までに八割近い人が感染を経験するといわれるほどありふれた「常在ウイルス」だ。エイズウイルス（HIV）と同様に、たった一回の性交渉でも感染する可能性がある。米国の女子大生を対象とした調査では、パートナーがいる学生の場合、卒業までに八五%が感染したという。

感染経路の大部分は生殖器や口の接触だが、米国で二五組のカップルを七ヵ月間観察した研究では、そのうち約三割にあたる七組は手と生殖器の間で感染があった。日常生活でも感染する可能性があることを示している。

パピローマ・ウィルス（PV）はたくさんの「遺伝子型」に分化して、これまで数百種近い型が判明している。このうち、ヒトに感染するHPVは約一二〇種の型だ。五一の型が性器の粘膜に感染するが、このうち三一種の型は発がん性が少なく、一七種の型には発がん性がある。約四割の型は粘膜の病変から、約六割は皮膚の病変から見つかり、それぞれ「粘膜型HPV」「皮膚型HPV」とよばれる。

とくに、強い発がん性がある「高リスク型」は16・18・31・45型だ。いずれも「粘膜型」だ。2・7型は「良性イボ」、1・2・4・63型は「足裏のイボ」、6・11・42型は「外陰部のイボ」、6・7・11・32型は「口腔内のがん」と、それぞれが役割を分担している。

多くは、イボや良性腫瘍で収まるが、約七割の頸がんは「高リスク型」が原因だ。性行為でできた皮膚の小さなキズから、HPVは生殖器粘膜細胞に侵入し、感染した細胞の遺伝情報を狂わせて、がん細胞を果てしなく増殖させるように変える。

HPVに感染しても、ふつうは自分の免疫によって九〇%は二年以内に消失する。しかし、五～一〇%はウィルスが消滅せずに残って前がん症状になり、一〇～一五年後に〇・一〇〜〇・一五%ががんに移行する。

異常細胞が増えると、まわりに広がって「浸潤《しんじゅん》がん」に進行する。いったん浸潤がんになるとさらに勢力を増して、リンパや血流に乗ってほかの臓器へと転移していく。初期の頸がんではほとんど自覚症状がないが、進行するにつれて、性器の不正出血、性行為の際の出血などがみられる。

この強力な発がん性は、E6とE7とよばれる二つのたんぱく質を持つことに起因する。これらのたんぱく質は、がん細胞を抑え込む役割を果たしている「Rb」と「P53」の遺伝子と結合すると、がんの抑制が働かなくなってがん化が進むのだ。がん遺伝子を車のアクセル、がん抑制遺伝子をブレーキにたとえるなら、ブレーキが壊されてしまうことを意味する。

なぜウイルスが凶悪化するのだろうか。免疫力が低下しているときやストレスでホルモンバランスが崩れているときなどにウイルスが感染すると、そのまま居着いてしまうと考えられている。

霊長類から人類へ

牛、馬、犬、ウサギ、鳥類など多くの動物でパピローマ・ウイルス（PV）が見つかっている。それぞれに「牛乳房炎」「馬肉腫」「イヌ口部乳頭腫」などの病気の原因になる。

とくに、牛の皮膚や消化器や膀胱《ぼうこう》に乳頭腫をつくるウシパピローマ・ウイルス（BPV）は、一部の型は馬にも感染するため、畜産業では大きな問題になり、ワクチンも開発されている。

PVが自然界に広く存在していることは、HPVも「動物由来感染症」であり、近縁の霊長類から人に乗り移ったことを示唆している。HPVのなかでも発がんに関わる18型は、シンガポール国立大学のグループが、遺伝子の分析から起源は二〇〇万年前のアフリカにあり、もとはサル乳頭腫のPVが変異して、人に感染するようになったという仮説を立てている。人類の移動とともに世界中に広がっていったことが想像できる。

アマゾンの先住民の研究では、彼らのHPV18型の遺伝子配列が日本人や中国人にきわめて近く、両者は約一万二〇〇〇年前に分岐したと考えられる。これは人類学による人類移動の歴史とも一致する。シベリアからベーリング地峡（現在は海峡）を渡って北米に移動したグループと、渡らずに南下して中国や日本に移動したグループの分岐年代に近いからだ。

ワクチンの接種はじまる

ワクチン接種の臨床試験は二〇〇〇年ごろからはじまり、すでに世界一二〇ヵ国以上で承認されている。米国では一一～一二歳の女児には定期的な予防接種として、一三～二六歳の女児・女性にも予防接種を勧めている。

日本でも二〇〇九年一二月にワクチンの接種が受けられるようになり、二〇一〇年一〇月からワクチンの無料接種のための経費が補正予算に計上された。地方自治体と国が負担し、二〇一一年には中学一年生から高校一年生までの四学年を中心に公費助成が開始された。一部の自治体では男子生徒への接種も検討している。

頸がんの最大の特徴は、「予防可能ながん」という点にある。前がん症状の段階で発見が可能であり、手術などでほぼ一〇〇％防ぐことが可能だ。HPVはほとんどが性交渉によって感染するため、性交渉を経験する以前の一〇代前半にワクチンを接種すれば、約七〇％以上が予防できる。

現在使われているワクチンは二種。米国メルク社製のワクチン「ガーダシル」は頸がんと「尖圭《せんけい》コンジローマ」の原因ウイルスである6・11・16・18型の予防を対象にしている。二〇〇六年六月に米国食品医薬品局（FDA）から承認され、WHOも正式に認可した。

もうひとつは、英国グラクソ・スミスクライン社が開発した16・18型を対象とした

「サーバリックス」。二〇〇七年五月に一〇〜四五歳の女性用として承認された。両ワクチンとも、HPVに感染した人に対しては治療や再発予防の効能はない。

HPVに非感染の女性を対象にした米国の大規模臨床試験では、八〇％近い予防効果があったと報告されている。また、頸がんと同様に、HPV関連の他のがんの予防にも効果がある。

欧米先進国では、頸がん検診受診率が平均六〇％以上であるのに対し、日本では二〇％台ときわめて低い。毎年一一月を「子宮頸がん征圧月間」に指定して、頸がんの予防啓発の普及に向けたイベントが全国各地で開催されているが、関心はまだ高くない。そのうえ近年では反対論が高まって、国は二〇一三年六月以降、ワクチンの推奨を中止している。

ワクチン接種の反対運動

インフルエンザなど他のワクチン接種と同じように、頸がんのワクチンも、その是非をめぐる論争が激しくなっている。ネットでも、賛否の議論はつきない。頭痛、悪心《おしん》、吐き気、腹痛、下痢、めまい、動悸《どうき》、アレルギー、などのさまざまな副作用の訴えがある。ワクチン被害者の会も組織されている。

なかでも深刻なのが、接種後の死亡である。ワクチン反対の米国の民間団体「ナシヨナル・ワクチン情報センター」は、二〇一一年五月までに、世界でHPVワクチン接種後一年以内に九四人の死亡事例と、二万一七二二人の副作用の事例があったことを反対の理由にあげている。

FDAとCDCによれば、米国内でガーダシルを接種した二三〇〇万人のうち、三二人の死亡報告がある。FDAはいずれも病理解剖して調べ、ワクチンが原因とされる証拠はなかったと発表している。

このほか、接種後に手足の痛みを訴える人も相ついでいる。WHOは二〇一四年二月に発表した報告書のなかで、「複数の大規模調査で、手足の痛みやまひが起こる多発性硬化症などの副作用の増加がみられなかった」と結論を下している。

北欧の一〇～一七歳の女性約一〇〇万人の疫学調査では、ワクチン接種を受けた人約三〇万人と受けなかった約七〇万人を比較した結果、多発性硬化症などの自己免疫疾患、神経疾患、血栓症などの発生に差はなかった。フランスの一二～一六歳の女性約二〇〇万人の調査でも、差が認められなかった。

しかし、ワクチンに反対するグループは、「すべてのHPV感染を予防するものではなく、効果はかぎられる」「HPVに感染しても九〇%は自然消滅する」「すでにHPVに感染していたら、ワクチンががん発症の危険性を増す」「中高生にセックスを前提としたワクチンを打つことへの抵抗感」などがあげられている。

一方で、専門家の間には「若い女性にＨＰＶの感染者が増えており、七～八割の頸がんが予防できるならば定期接種すべきであり、副作用は行政で救済すべき」という意見も根強い。ただ、「副作用の危険確率をどう考えるのか」「行政や製薬会社が主張するほどの効果があるのか」「公的に助成した場合にその費用対効果はプラスなのか」「予防効果がどれだけの期間つづくのか」など、政府側がさらに説明する必要もありそうだ。

頸がんにかかった有名人

若い女性に多いがんだけに、頸がんの経験者はきわめて多い。ＺＡＲＤのボーカルの坂井《さかい》泉水《いずみ》は、子宮頸がんによる子宮摘出手術や肺への転移による闘病生活を送り、二〇〇七年に四〇歳で亡くなった。

女優の洞口依子《どうぐちよりこ》は頸がんで子宮だけではなく卵巣やリンパ節も摘出した。その後、女優業を再開した。彼女は「女性として生きているけど子宮がなく、女性でもない不思議な状態。術後の膣《ちつ》をたとえると、封鎖された炭坑みたい」と雑誌のインタビューに語っている。

女優の大竹《おおたけ》しのぶは、自叙伝で頸がんを告白、早期発見で子宮の部分摘出だけで収まった。女優から国会議員となった三原《みはら》じゅん子も、頸がんで子宮の全摘出を受けた。

女優の原千晶《はらちあき》は頸がんと体がんの両方を患い、子宮、卵巣、卵管、リンパ節など、すべてを摘出する大手術を受けたが、復帰した。女優の仁科亜季子《にしなあきこ》、歌手の森昌子《もりまさこ》、夫婦漫才コンビ「宮川大助《みやがわだいすけ》・花子《はなこ》」の宮川花子、タレントの向井亜紀《むかいあき》らも頸がんにかかったことを公表した。

世界的に、頸がんで死亡したもっとも知られていない「有名人」は、米国の黒人女性ヘンリエッタ・ラックスさん（一九二〇〜五一）であろう。彼女の名前の Henrietta Lacks のイニシャルからとった「ＨｅＬａ細胞」なら、医学の研究者で知らない人はない。

体の異常を訴えて病院で診察を受けたときに、頸がんの診断がつく前に本人に無断でがん細胞を取り出されて、培養に回された。彼女は治療のかいもなく八ヵ月後に亡くなった。

それまで人の細胞を長期にわたって組織培養する試みはことごとく失敗に帰したが、「ＨｅＬａ細胞」だけは成功して増殖をつづけた。その後、各国の研究者にも配られ、六〇年以上たった今も、世界中の研究室で分裂をつづけている。

ジョナス・ソーク博士によって、この細胞はポリオ・ワクチンの開発に用いられたほか、医学の実験や研究では欠かせない細胞になっている。ただ、本人や家族に断りなしに採取された細胞をめぐっては、倫理上の論争が起きた。この無断採取に対しては、遺族から訴訟が起こされたこともある。

アルゼンチンの女優で政治家のマリア・エバ・ドゥアルテ・デ・ペロン。通称「エビータ」。ファン・ペロン大統領と結婚し、ファーストレディとして政治にも関わるようになった。

副大統領候補にもなった絶頂期の一九五二年に三三歳で死去した。ブエノスアイレスで行われた葬儀には数十万の市民が参列した。今なお、国民の間で人気が高い。その生涯はミュージカル『エビータ』（一九七八年初演）で描かれ、ロンドンやブロードウェイの公演でロングランを記録した。

香港の歌手で俳優のアニタ・ムイ（梅艶芳）は、一九八〇年代の香港を代表するスーパースター。ジャッキー・チェンやチャウ・シンチー映画の共演でも知られる。主演・助演で出演した映画も多い。数多くの映画祭で主演女優賞などを受賞。頸がんであることを公表したあとも、治療をつづけながら病を押して芸能活動を継続したが、二〇〇三年に死去した。

第七章　八種類あるヘルペスウイルス——感染者は世界で一億人

ありふれたウイルス

「ヘルペスウイルス」に感染して痛い思いをした人は多いはずだ。子どものころは「水痘《すいとう》」（水ぼうそう）。年齢が高くなるのにつれて、口のまわりに小さな水ぶくれができる「口唇《こうしん》ヘルペス」。さらには陰部に水疱《すいほう》（水ぶくれ）ができて痛がゆい「性器ヘルペス」。年をとるとわき腹や背中に激痛が走る「帯状疱疹《たいじょうほうしん》」……いずれもこのウイルスの仕業だ。

人に感染する「ヘルペスウイルス」は、八種類が知られている（表-3）。まさに悪人ぞろいの一家である。目、口、喉《のど》、皮膚、生殖器などに、発疹《はっしん》、潰瘍《かいよう》、炎症などを起こし、さらに脳炎、角結膜炎、皮膚がん、上咽頭《じょういんとう》がんの原因にもなる。病院では、ほとんどすべての診療科目にまたがる。全国で年間約七万人が治療を受けるともいわれる。

ヘルペスウイルスは、同じ科に属するとは思えないほど、遺伝子の大きさや構造が

名称（略称と太字は正式名称）	初感染	再発	がん化
単純ヘルペスウイルス1型（HSV-1、**HHV-1**）	歯肉炎、角膜炎、咽頭炎、小児の脳炎	口唇ヘルペス、ヘルペス脳炎	
単純ヘルペスウイルス2型（HSV-2、**HHV-2**）	外陰ちつ炎	性器ヘルペス	子宮頸がん？
水疱・帯状疱疹ウイルス（VZV、**HHV-3**）	水痘	帯状疱疹	
エプシュタインバールウィイルス（EBV、**HHV-4**）	伝染性単核球症、慢性活動性EBV感染症	VAHS?	バーキットリンパ腫、上咽頭がん
サイトメガロウイルス（CMV、**HHV-5**）	CMV単核症	CMV肺炎	前立腺がん？
ヒトヘルペスウイルス6型（**HHV-6**）	突発性発疹、壊死性リンパ節炎	?	
ヒトヘルペスウイルス7型（**HHV-7**）	突発性発疹	?	
ヒトヘルペスウイルス8型（カポジ肉腫関連ウイルス、**HHV-8**）	?	?	カポジ肉腫

表－３　ヒトヘルペスウイルスの種類。どれも病気を引き起こす

多様である。症状が収まった後も、ウイルスは冬眠したかのように生涯にわたって細胞の中にじっと隠れていて、何かのきっかけで突然に暴れ出す。こんな性質は、ヘルペスウイルスの仲間だけの特技だ。いわば、ウイルス界の「スリーパーエージェント」（潜伏スパイ）である。

ウイルスがどのようなタイミングで再活性化するのかはわかっていないが、暴れだすときには宿主《しゅくしゅ》の状態を見極めるのだろう。精神的なストレス、紫外線、疲労、妊娠、他の感染症、免疫力の低下などが引き金になるとされる。宿主に大きなストレスがかかると、ウイルスにとっては安定的な潜伏場所ではなくなり、他の宿主に移ろうとする

のかもしれない。

水ぼうそう以外に有効なワクチンはまだ開発されていない。ヘルペスは、今後とも増加して重症化、難治化することが予想される。心身ともに蝕《むしば》まれるストレス社会、セックスの自由化、高齢人口の急増、臓器移植……社会の変化にしたたかに適応して、人を欺《あざむ》きながらますます勢力を拡大しているウイルスだ。

なかでも、「単純ヘルペスウイルス1型」（HSV－1）は、感染すると三叉《さんさ》神経節に潜伏する。口唇などの顔や上半身に水ぶくれなどをつくることが多い。「かぜの華」や「熱の華」といった優雅な別名もあるが、かかった人にとっては不愉快きわまりないものだ。

HSV－1は、日本人の五〇～六〇％が感染しているありふれたものだが、発症する人は一〇人に一人ぐらい。ベルギーのルーベン・カトリック大学の研究者が公立図書館の本を調べたところ、貸し出し回数の多い人気のある本ほど、HSV－1に汚染されていたという。

格闘技ヘルペス

一九九一年のこと、米国デラウエア州の高校でレスリング部員に異常が発生した。六〇人の部員が、疱疹、発熱、寒気、頭痛、角膜炎などを訴えた。検診の結果、選手たちからＨＳＶ－１が検出された。

やがて、試合相手の他校の部員でも同じ症状が現れた。原因はレスリングの激しい接触でウイルスに感染したものと判明した。その後も、ラグビーやサッカーの選手からも同じような集団発生が報告されて、「格闘技ヘルペス」とよばれるようになった。女子レスリングの吉田沙保里《よしださおり》選手も二〇一四年三月、コーチの父が急逝した直後の国別対抗世界選手権の試合前に、口唇ヘルペスにかかったと明らかにしている。

感染力が強く、キスなどの接触やつばの飛沫《ひまつ》による直接的な接触のほか、タオルなどからも感染する。はじめはくちびるや口のまわりが赤くなり、数日後に小さな水ぶくれができる。ムズムズとしたかゆみやピリピリとした痛みをともなう。初感染の場合は、高熱などの重い全身症状をともなうこともある。

水ぶくれは二週間くらいでかさぶたになって治ることが多い。しかし、感染していても自覚症状がなかったり、症状がまったく出ないこともある。再発の場合は、皮膚の赤みや水ぶくれの現れる範囲が狭く、症状も比較的軽い。アトピー性皮膚炎の人は、皮膚が弱いため感染しやすく重症化しやすいといわれる。

急増する性器ヘルペス

「単純ヘルペスウイルス２型」（ＨＳＶ－２）は、性感染症だ。ＨＳＶ－１はもっぱら顔や上半身に症状を起こすが、ＨＳＶ－２は性器やその周辺の皮膚に赤い発疹や水ぶくれや潰瘍《かいよう》ができる。つまり、ＨＳＶ－１とＨＳＶ－２は上半身と下半身ですみ分けているのだ。

セックスで感染してから二～一二日で発症する。初感染の場合は強い痛みや発熱をともなう。再発の場合は軽い症状ですむことが多い。日本で一年間に性器ヘルペスの治療を受けた感染者数は約七万二〇〇〇人（二〇〇二年調査）。女性の感染者数は男性の約二倍で、とくに二〇代の若い女性で増加している。

性感染症のなかでは、性器ヘルペスの感染報告数は、女性では性器クラミジアについで二番目、男性ではクラミジアと淋病《りんびょう》についで三番目に多い。感染率は性行動に比例し、セックスワーカー（売春婦）では八〇％にも達することがある。いったんは治ってもウイルスは神経節に潜伏して、ときおり再発する。

「性器ヘルペス」はＨＳＶ－２によって起きるとされてきたが、近年患者の二～三割は、上半身が専門だったＨＳＶ－１によっても起きている。オーラルセックスの普及で上半身と下半身の交流が進んでいるらしい。

米国疾病予防管理センター（ＣＤＣ）の調査では、米国では約四五〇〇万人、成人の二〇～三〇％がこのウイルスを保有している。毎年七八万人ずつ増加し、感染者は男性が八人に一人、女性が四人に一人の割合で、男性から女性にうつるケースが圧倒的に多い。その医療費は年間三〇億ドルと試算されている。

性の行きすぎた解放

世界では約一億人がHSV－2に感染しているとCDCは推定する。とくに、アフリカで四〇～七〇％、中南米では三〇～五〇％ときわめて高い。アジアではタイが三〇％を超えているが、二〇％以内の国が多い。日本では五～一〇％で比較的少ない。HSV－1とHSV－2のいずれかに感染している人の三分の二は、症状が現れないという。そのために、気づかないままに感染を広げてしまうことも多い。無症状でも性器の粘膜や分泌液中にウイルスが存在できるからだ。近年は性体験の低年齢化にともなって若い感染者が増えている。予防も根治も難しく、患者にとって精神的苦痛が大きい。

性器ヘルペスは、かつて米国でパニックを引き起こしたことがある。米国のタイム誌が一九八二年八月二日号で「今日の緋文字」というタイトルで特集を組んだ。記事は、新たな性感染症としてすでに大流行し、二〇〇〇万人の米国人が感染し、二四歳以下の成人女性の三人に一人がウイルスを保持しているという内容。原因は性の行きすぎた解放にあるとした。

筆者は当時ニューヨークに在勤していたが、この記事の反響はものすごく、寄ると触るとこの話題で持ちきりになった。ちょうど、エイズの流行が明らかになったころでもあり、これらの騒ぎをきっかけに米国人の性行動が大きく変わったともいわれる。

N・ホーソンの『緋文字』(一八五〇年刊)は、一七世紀の米国を舞台に牧師と姦通の罪を犯して出産した人妻が、父親の名をついに明かさず、姦通の罪の証《あかし》である「緋文字A」を胸に着けて生きるストーリー。つまり、セックスの罪を負って生きる苦しみになぞらえたものだ。

感染力が強い水痘

水痘(水ぼうそう)は「水痘帯状疱疹ウィルス」(HHV-3)の感染によって発病する。主要な感染経路は、空気感染や咳《せき》、くしゃみによる飛沫感染だが、水ぼうそうの患部への接触感染もある。

感染力が非常に強く、「感染症の予防及び感染症の患者に対する医療に関する法律」(感染法)で、感染後七日以内に届けねばならない第五類感染症に指定され、「学校保健安全法」では治るまで登校できない第二種学校感染症でもある。

潜伏期は一〇~二一日で、全身に盛り上がった赤い発疹ができる。発疹は数日かけて次々と現れ、水ぶくれに膿《うみ》がたまる膿疱《のうほう》がかさぶたになって治る。国立感染症研究所の推定では、年間の発症者は一〇〇万人程度。このうち、最低でも約四〇〇〇人が重症化して入院し、約二〇人の死者が出る。

感染者の九割までが一〇歳以下。季節的には一二～七月がもっとも多い。発疹が現れる一～二日前から七割程度の患者が発熱する。一度かかると再発はないと信じられているが、ウイルスは治った後も神経節などに潜伏して、何かのきっかけで再活性化する。

子どもの水ぼうそうは軽い症状ですむことが多いが、大人になってから感染すると重症化することがあり、まれに高熱が出たり、肺炎や脳炎、肝炎を併発することがある。水ぶくれをつぶしたり、かさぶたを無理にとったり、化膿させると傷の深さにより皮膚がうまく再生されずにあばたが残る場合がある。

高齢化で増える帯状疱疹

帯状の水ぶくれが現れることが多いので、この名がある。原因は子どものときにかかった水痘の「ＨＨＶ－３」の再活性化だ。治った後もウイルスは神経節の中に隠れていて、時として神経の周辺で増殖して突然に暴れ出す。

日本では生涯発症率は六～七人に一人とされる。高齢者に多い病気で、年齢別の発病の頻度は、厚生労働省の患者調査では、年間一〇〇〇人あたり、二〇～五〇歳では二・五人、五一～七九歳では五・一人、八〇歳以上では一〇・一人と年齢とともに増加する。最近では若い人にも増えてきた。二〇一四年の大相撲九月場所で、新入幕ながら千秋楽まで優勝を争った逸ノ城《いちのじょう》が、九月場所後に帯状疱疹で入院した。さしもの「怪物」もウイルスには勝てなかった。

一般的には体の左右どちらか一方に現れるが、免疫力が低下しているときには水ぶくれが全身に出る場合もある。胸から背中にかけてが一番多く、顔や手足、おなかやお尻《しり》の下などにも帯状の水ぶくれが現れる。神経に潜んでいたウイルスが増殖して皮膚に出てくるために、激痛をともなう。

筆者もわき腹に出たことがあるが、その痛みは、「焼けるような」「刺すような」「電気が走るような」という表現がぴったりする。痛みのあまり感覚が鈍くなったり、触れるだけで痛みが走る状態もある。痛みがはじまってからかさぶたになって治るまで、約三週間〜一ヵ月くらいかかり、痛みもそのころには消えることが多い。

はじめて感染したとき、体内でウイルスの情報を記憶して次の侵入に備える「免疫記憶細胞」がつくられ、ウイルスの増殖を抑えている。ところが、免疫記憶細胞は約二〇年で数が減少し、ウイルスの活発化を抑えることができなくなってくると、帯状疱疹が発症しやすくなる。

一方、水ぼうそうの子どもに接触する機会が多い小児科医や保育士らは、免疫記憶細胞がつねに増強されているので帯状疱疹にかかりにくい。米国の約四万人を対象にした研究で、水痘ワクチンは帯状疱疹の発症率を五一・三％抑えることがわかっている。

エイズ感染者に多いカポジ肉腫

ヒトヘルペスウイルス8型（HHV－8）は、八番目に見つかった人ヘルペスウイルスなのでこのようによばれ、これがカポジ肉腫の原因になるため「カポジ肉腫関連ヘルペスウイルス」ともよばれる。

カポジ肉腫は一八七二年に、ウィーン大学に勤務していたハンガリー人医師モーリッツ・カポジがはじめて報告した。きわめて珍しい皮膚がんで、患者のほとんどは地中海系またはユダヤ系の高齢の男性にかぎられていた。

その後サハラ以南アフリカでは、ありふれた病気であることがわかってきた。原因はエイズにあった。一九九四年になってカポジ肉腫を発症したエイズ患者からHHV－8が発見され、ヘルペス一家の仕業であることが明らかになった。エイズの影響で免疫が下がり、ふだんは無害なウイルスが悪さをはじめたのだ。

HHV－8は他のヘルペスウイルスとは異なり、カポジ肉腫や悪性リンパ腫などの悪性腫瘍の発症と関連していることが最大の特徴だ。この感染経路は正確にはまだわかっていないが、男性同性愛者で感染率が高いことや、感染者の唾液にHHV－8が検出されることから、男性同性愛者間のアナルセックスや唾液《だえき》から感染することが疑われている。

米国では男性同性愛者の八〜二四％がＨＨＶ－８に感染している。また、日本人の健常者でも約一％が感染しており、多くは感染経路が不明だ。

疲労とヘルペスウイルスの関係

ヘルペスが皮膚疾患以外にも、さまざまな病気に関与している疑いが濃くなってきた。

スポーツによる筋肉疲労は、乳酸が蓄積するためと考えられてきた。しかし、現在では疲労と乳酸は因果関係がないことが定説になっている。むしろ、乳酸は疲労を和らげるために有利に働くこともわかってきた。

代わって登場した疲労の原因が、「ヒトヘルペスウイルス６型」（ＨＨＶ－６）の再活性化説だ。東京慈恵会《じけいかい》医科大学の近藤一博《こんどうかずひろ》教授らが、疲労したときに唾液中に含まれるウイルスの量が、通常時に比べて数倍から数十倍に急増していることを発見した。

近藤教授らが仕事を定時に終える事務職の二〇人と、一日五時間以上残業している営業や研究職の四〇人の唾液を採ってウイルスの量を測ったところ、「定時組」では唾液一ミリリットル中のＨＨＶ－６が平均五〇〇個。「残業組」ではその一〇倍以上検出されたという。残業が多い人ほど疲労度が大きく、それに比例してウイルスの量も多かったという。

就労中に唾液を測ると、八八％の人で6型が再活性化してウイルス量も増加し、休息後では再活性化率は二四％と急減しウイルス量も減少した。体内にすみついているヘルペスウイルスは、ふだんはおとなしく潜伏しているが、疲労やストレスの増大で再活性化されたと考えられる。

休息後にもウイルスが再活性化していた人では、疲労感が強いことがわかり、十分に休息を取れなかったことを示唆した。これらの結果から、このウイルスは現代人が抱えるさまざまなストレスによる刺激で、再活性化する性質があると考えられる。

宿主が疲れてくると、それを察知したウイルスが再活性化によって増殖し、他の宿主に移ることによって生存の確率を高くしているのだと、近藤教授は解釈する。慢性疲労症候群のように難病とよばれる原因不明の慢性疾患のなかにも、このウイルスが関係しているものがあるという見方もある。

6型が再活性化されるメカニズムを解明できれば、これまでに不明だった「疲労の原因物質」や「疲労の伝達物質」の解明にもつながると期待されている。

古代にさかのぼる歴史

ローマ帝国の第二代皇帝ティベリウス（在位一四〜三七）は、当時ローマで口唇ヘルペスが流行したために、人前でのキスを禁じるお触れを出した。しかし、隠れてキスをすればよかったので、禁止の効果はほとんどなかった。当時の治療法は、水疱に焼きごてをあてたという。

口唇ヘルペスはシェークスピアの戯曲『ロミオとジュリエット』（一五九五年ごろ初演）にも登場する。「（夢の女王マブが）貴婦人たちの唇のところを通れば、彼らはキスの夢をみる。もっともときどきその息に甘ったるいお菓子の匂いがしみこんでいるとかで、マブの女王は唇にただれをこしらえてしまう」（松岡和子訳、ちくま文庫）

帯状疱疹は古くから知られていたが、一八九三年にフランスの皮膚科医ジャン・ビダルが、感染症であることをはじめて突き止めた。原因が水ぼうそうと同じウイルスとわかったのは二〇世紀に入ってからだ。ウイルスは光学顕微鏡では姿をとらえることができず、電子顕微鏡の発明を待たねばならなかった。ヘルペスウイルスは一九五〇年代にやっとその正体が解明され、一九七四年に最初の水痘ワクチンがつくられた。

「ヒトヘルペスウイルス4型」（EBV）のエプシュタインバール・ウイルスが発見されたのは一九六四年。西アフリカの子どもに多い悪性のリンパ腫（バーキットリンパ腫）からこのウイルスが見つかった。人に対して発がん性があるウイルスのはじめての発見だった。

自然界に広く分布するヘルペスウイルス

それぞれの種に固有のヘルペスウイルスがあり、特定の宿主と共存しながら進化してきたと考えられる。これまで約一五〇種が見つかっている。

馬、牛、豚、羊などの家畜や、犬、猫などのペットや、サル、ヌー、シマウマ、ガゼルなどの哺乳《ほにゅう》動物、さらに鳥類、両生類、爬虫《はちゅう》類、魚貝類のいずれにも固有のヘルペスウイルスが存在し、致命的な病気も引き起こすものもある。カキやホタテ貝のヘルペスウイルスは、水産業にも大きな損害を与えている。

その代表的なのが魚類のコイヘルペス病だ。この病気は一九九八年に英国と米国ではじまり、その後世界各地に拡大してニシキゴイが大量に死んだ。日本でも二〇〇三年に茨城県霞ヶ浦《かすみがうら》のコイ養殖場で大量死が発生した。コイ以外にもニジマス、ヤマメ、ギンザケなどのサケ科、米国ナマズ、ウナギ、ヒラメなどでもウイルスが特定された。

それぞれの動物種には、その種に対応した何種類かのヘルペスウイルスが存在すると考えられ、膨大な数のヘルペスウイルスが未発見のまま存在するとみられる。

人類の移動に便乗

ヘルペスウイルスが出現したのは、一億八〇〇〇万〜二億二〇〇〇万年前。哺乳動物が登場するはるか以前とみられる。細胞に核を持つ多くの真核《しんかく》生物に存在し、変異をとげながら動物の間に広がった。水痘はそのなかから七〇〇〇万年前ごろに分化して、哺乳動物の勢力拡大とともに広がってきたらしい。

サルには「ヒト単純ヘルペスウイルス」と非常によく似た「ヘルペスBウイルス」がある。これも神経細胞に潜んで、時にヘルペス潰瘍《かいよう》を起こす。水痘帯状疱疹ウイルスとよく似たヘルペスウイルスもサルにある。

人とサルのヘルペスウイルスは、霊長類の進化の初期に両者の共通の祖先から分かれて、それぞれに受け継がれてきたものと考えられる。変異を繰り返すうちに、あるきっかけでサルから人に飛び移って、定着したのだろう。

米国ウィスコンシン大学のカーティス・ブランド教授らのグループが、世界中から「ヒト単純ヘルペスウイルス1型」（HSV－1）の三一のサンプルを集めて遺伝子を調べたところ、六つのタイプに分けられることを突き止めた。このなかの四つ（Ⅲ〜Ⅵ型）はアフリカ中部のもので、あとの二つは「欧米型」（Ⅰ型）と「東アジア型」（Ⅱ型）。遺伝子の変異からみて、ウイルスはまずアフリカに出現し、あとは現生人類の移動とともに世界に広がっていった可能性が高い（図－15）。これも人類の移動経路と一致する。

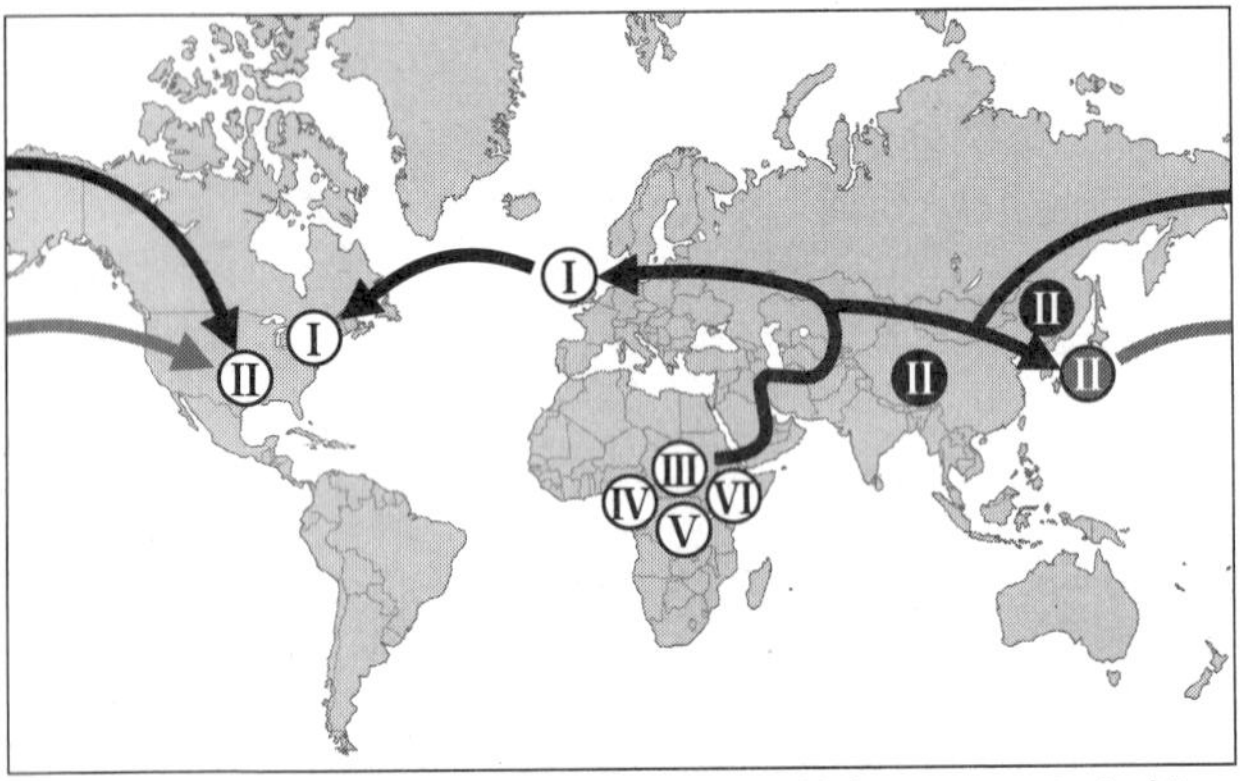

図－15　ヘルペスがたどった道。ローマ数字は６つのタイプを示す（カーティス・ブランド教授による図をもとに作成）（出典 Brandt, Curtis R. "Using HSV-1 Genome Phylogenetics to Track Past Human Migrations" 2013）

インフルエンザ・ウイルスなどと同じように、人が都市を形成して密集して住むようになってから勢力を拡大し、人体の神経細胞に潜伏場所を見いだした。神経細胞は人体の中で特権的に保護された細胞なので、皮膚や口や消化管にある細胞のようには免疫系からは目の敵にされないですむ。ウイルスと宿主の人との関係はきわめて安定したものである。

だが、そのまま神経細胞にとどまっていても、いずれは宿主とともに死滅するしかない。悪さをしないで宿主に気づかれないままにじっと潜み、時々神経細胞から皮膚に顔を出してヘルペスを発症させ、新たな宿主に感染する。ウイルスにとって理想的な生存戦略だ。

日本はワクチン行政の後進国

いったん体内に入ったヘルペスウイルスを、完全に除去することはできない。しかし、抗ヘルペスウイルス薬「アシクロビル」の発明で、HSV‐1、HSV‐2、水痘帯状疱疹ウイルス、サイトメガロウイルスの増殖を抑えることは可能になった。

これははじめてつくられた抗ウイルス薬で、米国バローズ・ウエルカム社（現グラクソ・スミスクライン社）の研究チームが開発に成功し、一九八八年にノーベル生理学・医学賞を受賞した。処置をするのが早ければ早いほど、症状は軽くて収まる。治療に関しては、効果がある。

水痘ワクチンはもともと、世界に先駆けて一九四九年に高橋理明《たかはしみちあき》・大阪大学名誉教授によって開発された。世界保健機関（WHO）が認める唯一の水痘ワクチンであり、高い安全性から世界中で毎年一〇〇〇万人以上に接種されている。

その日本は「ワクチン行政の後進国」というレッテルをはられて、国際的にも批判されている。日本では予防接種法に基づき、全額公費助成される「定期接種」と、自己負担の「任意接種」がある。水痘ワクチンは、二〇一四年一〇月に、一、二歳児の定期接種が認められたが、残りはまだ任意接種のままだ。このため、水痘ワクチンの接種率は四〇％前後で、この程度の接種率では流行を抑えることはできない。親のなかに副作用を心配してワクチンを拒絶する人がいることや、行政の縦割りなどの不備が理由である。

欧米では、このワクチン接種の普及で感染率が大きく下がってきた。米国では、近年ＭＭＲＶ（ハシカ・おたふくかぜ・風疹・水痘の四種混合ワクチン）が導入されたこともあり、接種率は九割に達している。このため、米国の水痘感染率は、二〇〇〇年には一〇万人あたり四三・二人だったのが、二〇一〇年には八・九人にまで急減した。

ヨーロッパ諸国でも、水痘ワクチンの二回接種を導入したところでは、流行がほとんどなくなっている。ドイツでは、乳幼児で発症数が減ったが年長児の流行がつづいたため、二〇〇八年から全年齢で水痘ワクチン二回接種を無料化した。このため、二〇〇四年に二三〇〇人を超えていた水痘による入院患者は、二〇〇七年には一二六〇人に半減した。

ヘルペスにかかった有名人

江戸時代には、将軍といえども水痘の感染から逃れられなかった。三代将軍家光《いえみつ》は子どものころ水痘にかかり、さらに二六歳で天然痘《てんねんとう》をわずらって、その後遺症で顔面はあばただらけになった。脳性マヒで言語障害があった九代将軍家重《いえしげ》は一〇歳のとき、五七人も子どもをつくったことで名を残した一一代将軍家斉《いえなり》は七歳のとき、天保《てんぽう》の改革を強行した一二代将軍家慶《いえよし》は八歳のときに、それぞれ発病した。

米国のNBCテレビのキャスターとして一世を風靡《ふうび》したバーバラ・ウォルターズは、二〇一三年一月に転んで頭部を打ち入院した。そのときに水ぼうそうにも感染していることがわかった。八三歳の彼女が水疱にかかったとして全米の話題になった。これを伝えるTVニュースは「彼女は年々若くなっていき、ついには子どもになってしまった」というジョークで締めくくられた。

米国の雑誌で、性器ヘルペスに感染した有名人リストが特集されたことがある。日本でなじみがある名前は、女性では、歌手のジャネット・ジャクソンとブリトニー・スピアーズ。それに女優のライザ・ミネリやお騒がせモデルのパリス・ヒルトン。

男性のリストはさらににぎやかだ。ビル・クリントン元米大統領、俳優のロビン・ウィリアムズとブラッド・ピット。ヤンキースのスター選手デレク・ジーター。歌手のマライア・キャリーと女優のジェシカ・アルバはジーターからヘルペスをうつされたという。また、アメリカンフットボール「イーグルス」のクオーターバックのマイケル・ビックは、感染させられたとしてガールフレンドから訴えられた。

第八章　世界で増殖するインフルエンザ——過密社会に適応したウイルス

南極のペンギンから鳥インフルエンザ

南極のアデリーペンギンから、二〇一四年五月に鳥インフルエンザウイルスの新型が見つかった。世界保健機関（WHO）の専門家が、南極半島でペンギンの糞《ふん》と血液から発見したものだ。鳥インフルエンザの唯一の空白地帯だった南極でも発見されたことで、鳥インフルエンザは全地球をおおうウイルスであることが確認された。

このウイルスは「H11N2亜型」に似ているものの、「H3N8亜型」のウマインフルエンザと共通の祖先を持ち、五〇〜八〇年前に分化した新しい亜型であることがわかった。ただ、発病したペンギンは見つかっていない。北極圏と南極圏を行き来するキョクアジサシなどの渡り鳥から感染して、南極に定着した可能性が高い。

インフルエンザウイルスは本来、シベリア、アラスカ、カナダなどの北極圏近くで、凍りついた湖や沼の中にじっと潜んでいる。春になって渡り鳥のカモやガンなどの水鳥が繁殖のため戻ってくると、ウイルスは水鳥の体内に潜り込み、腸管で増殖する。

渡り鳥は年二回の繁殖地と越冬地の移動の途中で、通過地点に糞といっしょにウイルスをばらまいていく。渡り鳥のなかには長距離を移動するものも多いので、ウイルスの「乗り物」としてはもっとも広範囲のネットワークを持っている。

北海道大学の喜田宏《きだひろし》教授と東京大学医科学研究所の河岡義裕《かわおかよしひろ》教授らの長年の研究で、このウイルスの生態がしだいに明らかになってきた。インフルエンザウイルスは、ガン・カモ類、シギ・チドリ類、カモメなどの水鳥以外にも、馬、牛、犬、猫、ネズミ、ヒョウ、アシカ、クジラなどの哺乳類から分離されている。これは、鳥からさまざまな動物を介して人に感染する可能性をしめしている。

豚が重要な仲立ち

長い年月をかけて共生しているため、もともとの宿主《しゅくしゅ》のカモなどを発病させることはない。本来は、人も含めて他の動物にもほとんど害のない存在だった。ところが、カモから家畜化されたアヒルには、ウイルスは容易に感染する。

感染を繰り返しているうちに遺伝子をさまざまに変異させて、鶏など他の動物でも増殖可能なものに変異していった。そのなかから、強い毒性（高病原性）を獲得したものが現れ、人にも大きな被害をもたらすようになった。

人への感染には豚が重要な仲立ちをしている。豚の呼吸器の上皮細胞には、人のインフルエンザウイルスも含めて多くの亜型ウイルスが感染できる。ここで水鳥の持つ亜型ウイルスとの間で遺伝子の組み換えが起きると、人に感染できる亜型が生まれる。豚は新亜型インフルエンザウイルスの「製造工場」になっている。

どうして鳥のウイルスが豚に感染するのだろうか。この答えは、中国南部にあった。農家の軒先は、アヒルやガチョウや豚がいっしょに飼われている。中国南部の農村でこんな光景をよく見かける。庭先には食用の淡水魚を飼う池があり、その上に網をはって鶏を飼い、池では魚とともにアヒルやガチョウが、落ちてくる鶏糞を餌にする。豚も放し飼いで周辺をうろついている。

過去一〇〇年間に発生したインフルエンザの世界的流行の多くは、中国南部に起源があるとされることも納得できる。

複雑な亜型に分化

もとは一種だった水鳥のウイルスが、変異を繰り返していくうちに多くの亜型に分かれていった。鳥インフルエンザウイルスの表面には、二種類のとげ状のたんぱく質、HA（ヘマグルチニン）とNA（ノイラミニダーゼ）が存在する。HAはウイルス膜表面上にある突起状のたんぱく質で宿主の細胞に付着するときに使われ、NAはウイルスが別の細胞に乗り移るときに必要だ。

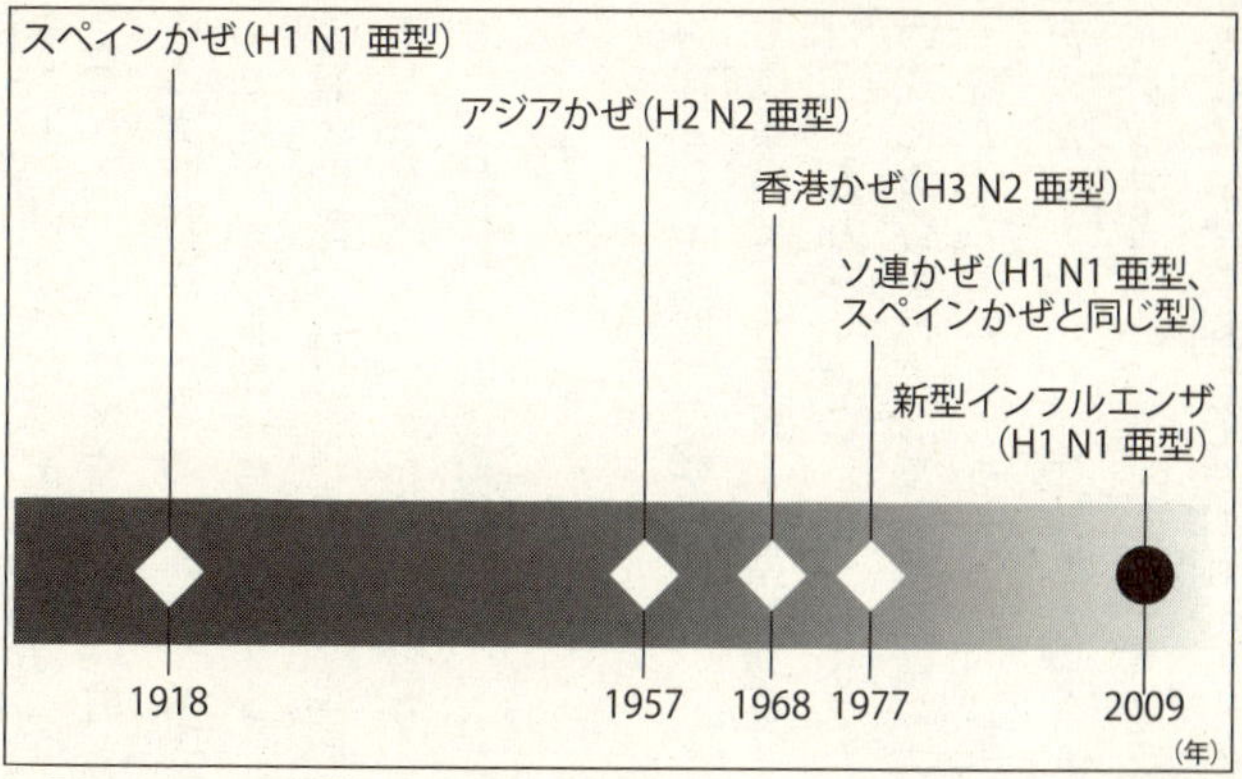

図－16　20世紀に出現した新型インフルエンザ

ＨＡはその抗原の違いにより一～一七の亜型に、一方、ＮＡは一～一〇の亜型に分けられる。ウイルスはこのＨＡ（Ｈ）とＮＡ（Ｎ）を一つずつ持ち、理論的には一七〇種もの亜型ウイルスがある。

たとえば、近年の鳥インフルエンザは「Ｈ５Ｎ１亜型」、前世紀初期に大爆発を起こしたスペインかぜは、「Ｈ１Ｎ１亜型」、一九五七年のアジアかぜは「Ｈ２Ｎ２亜型」、一九六八年の香港《ホンコン》かぜは「Ｈ３Ｎ２亜型」、一九七七年のソ連かぜは「Ｈ１Ｎ１亜型」という組み合わせだ（以上、慣用的に「かぜ」を使ったが、実際はインフルエンザ）（図‐16）。

これ以外に、人に流行した前歴のあるものは「Ｈ７Ｎ３」「Ｈ７Ｎ７」「Ｈ７Ｎ９」「Ｈ９Ｎ２」などがある。なかでも、要注意は「Ｈ５」系統の亜型だ。とくに「Ｈ５Ｎ１亜型」は時として、人に致命的な「高病原性」に変異する。

これまで、アジアや中東の一五ヵ国で鶏から「H1N5亜型」が見つかっている。いつ大流行に発展するのか、世界が固唾をのんで見守っている。

カモなどの水鳥はこの亜型ウイルスの大部分を持っている。人や鳥以外にも、「H1N1亜型」「H3N2亜型」は豚に、「H7N7」「H3N8」は馬にみられ、この「H3N8」は馬から犬にも感染した。クジラでは「H1N1」「H1N3」「H13N2」「H13N9」の感染例が知られている。「H17N10」はコウモリでしか見つかっていない。

「H5N1亜型」の発生

広東省（カントン）で「H5N1亜型」の鳥インフルエンザが見つかったのは、一九九六年のことだ。感染したガチョウの四割が死亡した。その後、アジア一帯の鶏に流行が拡大して養鶏業者に大打撃を与えた。

鳥インフルエンザの人への感染がはじめて明らかになったのは、一九九七年の香港だった。ガチョウが感染した翌年だ。一八人が感染して六人が死亡した。それまで人に感染することはないとされてきた「H5N1亜型」の鳥インフルエンザが、人に感染したことで国際社会は衝撃を受けた。

二〇〇一年五月、香港で鶏の大量死が発生、感染拡大防止のため香港全域の約四五〇万羽の鶏が処分された。さらに世界的に広がり、中国で九〇〇〇万羽、韓国で一八五万羽、メキシコで二一〇〇万羽、日本でも約一八二万羽が処分された。家禽《かきん》の被害は六二ヵ国に広がり、約四億羽が処分されたとみられる。

二〇〇三年以後は、発病者がうなぎ登りに増えていった。二〇一三年の世界保健機関（WHO）と国際獣疫事務局（OIE）の調べでは、西半球とオセアニアを除く一五ヵ国で感染者や死者が出た。

感染者の内訳（カッコ内は死者数）はインドネシア一九二人（一六〇）、エジプト一七〇人（六一）、ベトナム六二〇人（六一）、中国四五人（二八）というように、アジアと一部中東を中心に広がり、計六三〇人が発病して三七四人が死亡した。死亡率は六割近い高率になる。これらの死者はほとんど、鶏との接触で感染したことが明らかになった。

アジアに集中しているのは、市場で生きた鶏を売買する習慣が根強いからだ。衛生状態や管理の良くない市場、鶏小屋で大量のウイルスを含む鶏の乾燥した糞を、人が吸い込む危険性は十分にある。

二〇〇五年には、三〇ヵ国の政府高官による鳥インフルエンザ対策会議が招集された。二〇〇六年にはロシアのサンクトペテルブルクで開催されたG8（主要国首脳会議）で、この対策が最優先議題になるなど、一つの病気をめぐって国際社会は危機感を募らせた。これを反映して一時は五九ヵ国・地域で鶏の輸入が禁止された。

これまでの経験に照らすと、鳥インフルエンザウイルスが変異を起こして「鶏から人へ」だけでなく「人から人へ」と伝染する事態になれば、「感染爆発」の危険性が高まってくる。

もしも最悪のパンデミックが発生した場合には、五〇〇〇万人から一億五〇〇〇万人の死者が出る可能性があることを、WHOが二〇〇五年九月に警告した。

近年の流行は香港亜型とソ連亜型が出現してから三〇年以上経過しており、過去の流行史からすると、そろそろ強烈な「新型ウイルス」が誕生しても不思議ではない。ウイルスの変異のスピードが当初の予想よりはるかに速いことを考えると、どこかに潜んで人に致命的な姿に変身できる日をうかがっているのかもしれない。

四〇万人を殺した豚インフルエンザ

二〇〇九年に入っても、恐れていた大流行は起きなかった。専門家の間にも安堵《あんど》感が広がっていた。ところが、四月に別の遺伝子の変異を持った「豚インフルエンザ」が、新たにメキシコの三ヵ所と米国の二ヵ所で局地的な発生が確認された。感染者の多くは、二〇歳以下の若者だった。その後、短時間で全世界に拡大した。「鳥インフルエンザ」につづく「豚インフルエンザ」の出現で、国際社会には混乱が広がった。この豚インフルエンザウイルスは「H1N1亜型」だったために、世界に衝撃が走った。というのも、この亜型は過去に発生した最悪の感染爆発「スペインかぜ」の元凶だったからだ。WHOは六月一一日にパンデミックの段階に入ったと宣言、警戒水準を「フェーズ6」に引き上げた。これは六段階ある警戒水準の最高位で、はじめての発令である（二一一ページの表－1参照）。

この名称が豚肉から感染するという誤解を招いたために、「新亜型インフルエンザ」とよばれるようになった。

米国疾病予防管理センター（CDC）がまとめた二〇一二年六月の報告書では、世界一九九の国・地域で、感染者は推定約六一〇〇万人、死者は約一万八〇〇〇人をそれぞれ超えた。日本では原因が確定できない人も含めて死亡者は二〇三人だった。

しかし、米国ジョージ・ワシントン大学のローン・シモンセン教授らの国際的な専門家グループが二〇一三年に発表した推計では、世界で約一二万三〇〇〇～二〇万三〇〇〇人が死亡した。さらに、インフルエンザで弱って別の病気で死んだ関連死まで含めれば、この数字は四〇万人に跳ね上がるという。

中国から現れる新手のウイルス

鳥インフルエンザウイルスは、ウイルスのなかでもとくに突然変異を起こして新型のウイルスが出現しやすいもののひとつだ。インフルエンザがいかに変異を生みやすいかは、近年中国で次々に出現する新たなインフルエンザをみるとよくわかる。

【H5N6亜型】四川《しせん》省の衛生当局は二〇一四年五月、急性肺炎で死亡した四九歳の男性から「H5N6」の鳥インフルエンザウイルスが検出されたと発表した。この亜型のウイルスの人への感染と死亡は世界ではじめてだ。男性は鶏と接触したことがあり、近くの養鶏場の鶏がすべて処分された。八月にはベトナムの飼育場でも検出された。

【H7N9亜型】二〇一三年三月に「H7N9」の鳥インフルエンザウイルスが中国南部に出現した。上海《シャンハイ》市で二人が死亡し、安徽《あんき》省で女性が重体になった。その後も感染者は増えつづけ、二〇一四年一〇月末までにWHOに入った報告では、北京《ペキン》市、河《か》南《なん》省など二市一三省と香港と台湾に拡大して、四四一人が感染して一六一人が死亡した。この亜型ウイルスも、人への感染は世界ではじめての報告だ。

【H10N8亜型】　二〇一三年一二月には、江西省《こうせい》で七三歳の女性が重症の肺炎を起こして死亡した。年が明けて、近くに住む二人目の五五歳の女性の感染が報告された。いずれも、原因は「H10N8」の鳥インフルエンザウイルスだった。この亜型の人への感染も世界ではじめてだ。これまでにイタリアなど七ヵ国で野生のカモ類から分類されている。日本でも、二〇〇六年に北海道でアヒルから見つかった。

自然界のウイルス汚染

二〇〇四年の感染のときには、京都府の養鶏場で、鶏からカラスへの二次感染があった。カラスが鶏舎場へ容易に入り込めたためか、放置された死んだ鶏をカラスがついばんだためと考えられている。また、コハクチョウ、ハヤブサ、カイツブリなど、過去に例のないほど野鳥の間に感染が広がっている。

ドイツのミュンヘン工科大学ヨーゼフ・ライヒホルフ教授らは「新亜型インフルエンザのウイルスは、すでに食物連鎖に入り込んで自然界を広く汚染している可能性が高い」と発表した。

ウイルスで汚染された鳥の糞が、魚の餌や肥料としても広く使われてきたことで河川や湖沼に流れ込み、魚を汚染しそれを食べた鳥や魚粉を飼料にしている家畜にウイルスが感染したと推定している。国連環境計画（UNEP）は、野生生物への感染に広がることを警告している。近年の急激な野生動物の減少や絶滅は、生息地の破壊や密猟などが原因とされているが、こうしたウイルスが手を貸している可能性もある。

「インフルエンザ」の由来

古代ギリシャの医聖ヒポクラテスは、紀元前四一二年にこんな病気の流行を書き残している。「ある日突然に多数の住民が高熱を出し、震えがきて咳《せき》が止まらなくなった。たちまち村中にこの病気が広がったものの、あっという間に収まった」。この流行は、CDCのアレクサンダー・ラングミュア博士らの研究で、インフルエンザ説が有力だ。

「インフルエンザ」の病名は一五〇四年にイタリアで名づけられた。冬になると毎年のように流行して春を迎えるころに収まることから、当時は天体の運行や寒気などの影響によって発生するものと考えられ、「影響」を意味するイタリア語の「インフルエンツァ」(influenza)とよんだ。一七四三年にこの語が英訳されて「インフルエンザ」として世界的に使われるようになった。

一四〜一五世紀のルネッサンス期のイタリアでもこの流行があったようだ。なかでも、一五八〇年の流行は、おそらくパンデミックだったと考えられる。インフルエンザの流行はアジアからはじまり、ついでアフリカ大陸へ、そしてヨーロッパへと広がっていった。当時のローマでは八〇〇〇人以上が死亡し、スペインではある都市そのものが消滅したという記録が残されている。その後、ヨーロッパから新大陸へと広がった。

一九世紀以降の大流行

一八〜一九世紀には世界で二五回の大流行があった。このうちの一二回はパンデミックだったと考えられる。

一七二九年にはじまったインフルエンザの流行は、その年の春にロシアから西へと広がっていった。六ヵ月でヨーロッパ全土をおおい、その後三年間にわたって世界を席巻した。何回かの流行の波があり、第一波より第二波、第二波より第三波と死亡率が高くなっていった。人類の三分の一が感染したといわれ、スペインかぜ以前でももっとも広がった。

次の世界的流行は、約五〇年の間隔をおいた一七八一〜八二年に起きた。流行は中国からはじまり、ロシアを経て一〇ヵ月後にヨーロッパへ達した。流行の最盛期には、ロシアのサンクトペテルブルクで毎日約三万人が、ローマでは全人口の三分の二が、英国では全人口の七割が発病したという。

それから約五〇年後の次の世界的流行は、一八三〇〜三三年に発生した。規模の大きさでは、スペインかぜに匹敵すると考えられている。この流行は中国ではじまり、放射線状に広がった。海を越えてフィリピン、インドネシアへ、あるいはヒマラヤを越えてインドへ。北へ広がった流行はロシアを襲い、ヨーロッパをのみ込んでいった。

一八四七年のロンドンの流行では二五万人の死者が出た。

一八八六〜九〇年の「ロシアかぜ」は、トルキスタンにまず現れ、ヨーロッパ全域に拡大して二〇万〜二五万人が死亡した。世紀の変わり目の一九世紀末から二〇世紀にかけて、ヨーロッパ全土で鶏や七面鳥などの家禽の大量死が発生、養鶏業に大きな被害を与えた。当時、中世のペストになぞらえて「家禽ペスト」とよばれていた。これがきたるべきパンデミックの先駆けになった。

二〇世紀以降、新亜型インフルエンザの発生は五回あり（図-16）、一〇〜二〇年周期で発生した。一回目は後述する一九一八〜一九年の「スペインかぜ」。二回目は一九五七年の「アジアかぜ」。東南アジア各地、日本、オーストラリア、後に北米、ヨーロッパなど世界各地へ広まった。世界で一〇〇万人以上が死亡したと推定され、日本では約三〇〇〇万人が感染して約五七〇〇人が死亡した。

そして一九六八〜六九年の「香港かぜ」。香港では六週間で人口の一五％にあたる約五〇〇万人が感染した。死者は全世界で一〇〇万人を超えるとみられる。米国では三万三八〇〇人、日本でも一四万人が感染して約二〇〇〇人の命を奪った。

一九七七年から一九七八年にかけて旧ソ連で「ソ連かぜ」が流行し、約一〇万人が死亡した。研究所に保存されていたウイルスが、なんらかの理由で流出したことが原因とされている。五回目は二〇〇九年にメキシコからはじまって、世界の一九九ヵ国・地域に広がった。WHOは、世界で二八万四五〇〇人が死亡したと発表した。

スペインかぜのゼロ号患者

感染症の歴史のなかで最大の悲劇になったのは、二〇世紀初期の第一次世界大戦の末期に発生した「スペインかぜ」だ。人類史上、一回の流行としては最大の死者・感染者を出し、世界史を大きく変えるほどの影響をおよぼした。

大規模な流行は「ゼロ号患者」、つまり最初の感染者を探すのが対策の基本だ。米国の医学史家アルフレッド・クロスビーは、カンザス州ファンストン基地（現・ライリー基地）が震源地とみる。一九一八年三月四日に基地内の診療所に、発熱や頭痛を訴える兵士が殺到した（写真-8）。一〇〇〇人以上が感染し四八人が死亡したが、通常の肺炎として片づけられた。

発病した兵士は、豚舎の清掃担当だった。この一帯はカナダガンの大群が飛来する越冬地としても知られる。ガンが豚にウイルスを移し、それが豚の体内で変異して人に感染するようになったとする説が有力だ。

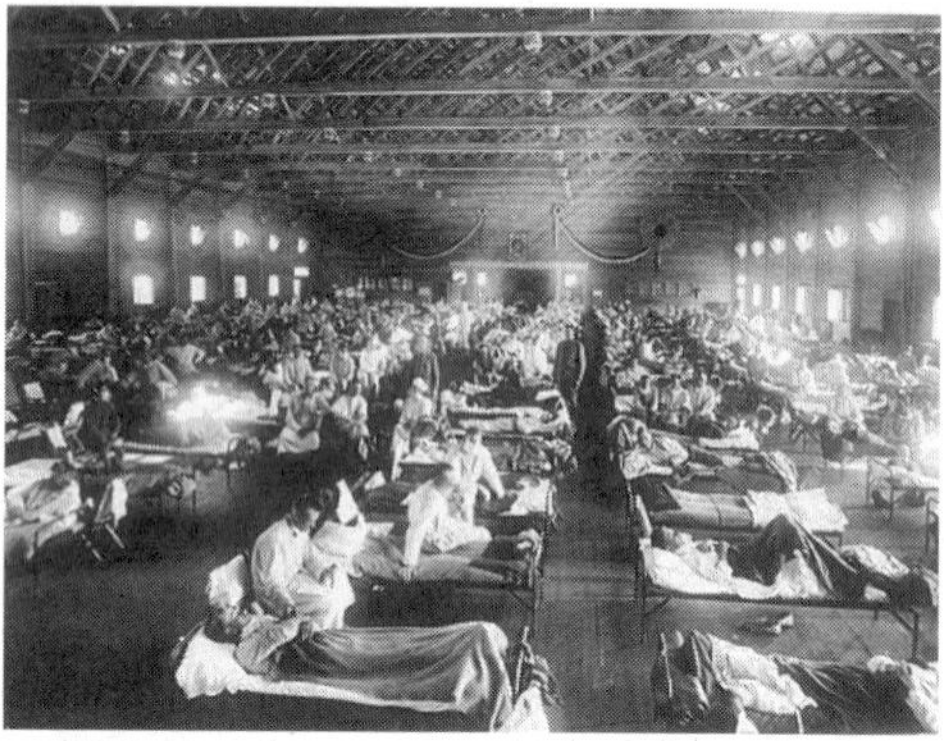

写真－8　「スペインかぜ」の最初の発生地として疑われている米国カンザス州ファンストン基地で、集団発生した患者

一方、英国のレトロスクリーン・ウイルス研究所長のジョン・オクスフォードは、フランス起源説をとっている。第一次世界大戦中に北フランスのエタープルという小村にイギリス軍の軍事基地があり、連合軍の将兵が常時一〇万人前後出入りしていた。一九一六年一二月にインフルエンザに酷似した症状の兵隊が入院したのにつづいて、多くの兵士が入院し「死亡率が戦闘の二倍も高い」というほど死者を出した。

しかし、中国起源説が登場した。カナダ・ニューファンドランド・メモリアル大学のマーク・ハンフリー教授は二〇一三年、第一次世界大戦中に、英仏軍が西部戦線で九万六〇〇〇人の中国人労働者を使っていた史実を発掘した。さらに、米国の基地で流行する以前に、スペインかぜとみられる呼吸器病が中国国内ではやっていた記録もあった。

中国人労働者は一九一七年に、カナダ経由でヨーロッパ戦線に送られた。そのなかに感染者がいて兵士にうつし、彼らが帰国するときに米国に流行を持ち帰ったという説明だ。当時、中国人労働者の動員は秘密にされ、また感染したものも「怠け病」としてまともな治療や隔離はなされなかったという。

世界を巻き込む大流行

ファンストン基地の発生から一週間後に、ニューヨーク市で患者が報告された。一九一八年八月までには、マサチューセッツ州など各地の基地、学校、自動車工場などでも集団発生が報告された。バージニア州などの基地では兵士が次々に倒れていった。

さらに、ヨーロッパ戦線の各地に送られた兵士らのなかに感染者が交じっていたことから、五〜六月にはヨーロッパ全域に流行がはじまった。その兵士の移動とともにウイルスも広がっていき、四ヵ月間で世界中がインフルエンザに巻き込まれた。

一時は収まりかけたかにみえたが、一九一八年八月にはフランスのブレスト、米国のボストン、西アフリカの英国植民地シエラレオネの首都フリータウンの三ヵ所の港で、同時に感染爆発が起きた。ウイルスは、初期のものとは比較にならないほどに強い毒性を獲得していた。ここから「第二波」の流行とよばれることになる。

第一次世界大戦の戦場はヨーロッパから、植民地だったアフリカ大陸に飛び火した。

フリータウンは、ヨーロッパと南アフリカを結ぶ西アフリカ航路の石炭の補給基地として重要な港だった。

一九一八年八月、約二〇〇人の患者を乗せた軍艦が入港、数百人の現地の労働者が石炭を積み込んだ。その直後から労働者たちの間にインフルエンザの症状が出はじめ、シエラレオネの人口の五％が、短期間にインフルエンザで死亡した。ウイルスは港から港へと運ばれ、そこから鉄道と河川に沿ってアフリカ内陸部へと広がっていった。

大戦終結を早めたインフルエンザ

中立国のスペインでは、五〜六月に約八〇〇万人が感染し、国王をはじめ閣僚も倒れて政府だけでなく国の機能もマヒした。大戦中は多くの国が情報を統制していたが、中立国だったスペインだけは統制がなく流行が大きく報じられた。このために、「スペインかぜ」とよばれることになった。スペイン政府はこの名称に抗議したが、あとの祭りだった。

とくに、ドイツ軍と英仏米の連合国軍が膠着《こうちゃく》状態に陥った西部戦線は、異常事態が起きていた。ウイルスはこの最強の防衛線をいとも簡単に乗り越えてきた。兵士が塹《ざん》壕《ごう》にすし詰めになった過密な戦いが三年半もつづいているところに、インフルエンザウイルスが侵入した。

両軍ともに兵士の半数以上が感染し、戦闘どころではなくなった。ベルリンでは、毎週平均五〇〇人が死亡していた。米国軍の戦死者は五万三五〇〇人だったのに対して、インフルエンザで死んだ将兵はそれを上回る五万七〇〇〇人もあった。

ドイツ軍の受けた打撃も大きかった。インフルエンザで約二〇万人の将兵を失った。最高司令官エーリッヒ・ルーデンドルフ将軍は、一九一八年七月にはパリ東方八〇キロのマルヌ川にまで迫った。ところが、英仏米連合軍が反撃に出ると、いとも簡単に敗走した。

後に将軍は、「マルヌの攻防戦での敗走は、けっして新しく参戦してきた米国軍によるものではない。兵士がことごとくインフルエンザにやられ、弱り果てて武器を運ぶこともできなかったのだ」と語った。

両陣営とも戦争継続が困難になり、大戦の終結が早まった。だが、各国から参戦した兵士は、ヨーロッパ戦線で感染して本国にウイルスを持ち帰ったために、一挙にインフルエンザのグローバル化が起きた。

日本のインフルエンザ

日本では、平安時代に近畿《きんき》地方でインフルエンザらしき病気が流行したと記述が残っており、江戸時代には何度か全国的に流行した。その時々の世相を反映して、「お

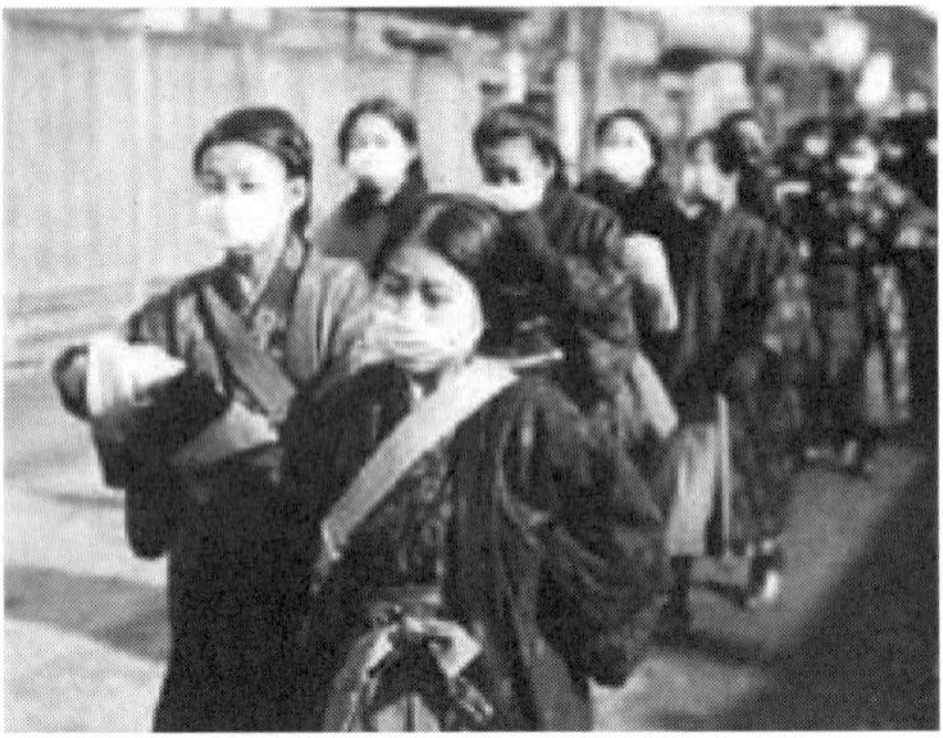

写真－9　予防策はマスクぐらいしかなかった（1920年1月12日の朝日新聞）

七《しち》かぜ」「谷風《たにかぜ》」「お駒風《こま》」などとよばれた。「お七かぜ」は恋の果てに放火事件を起こした「八百屋お七」、「お駒風」は人気芝居の登場人物、「谷風」は大横綱である。

近代以降では、米国で流行がはじまった直後の一九一八年四月に、台湾巡業中の力士三人がインフルエンザで死に、その後も休場する力士が続出した。五月八日付の朝日新聞は「流行する相撲風―力士枕を並べて倒れる」という見出しで報じている。

一〇月ごろになって、ヨーロッパ戦線で流行して毒性の高まったスペインかぜウイルスが日本に上陸し、軍隊や学校を中心に大流行がはじまった。しだいに拡大して、一〇月二四日付の新聞には、「最近東京を襲った感冒はますます流行し、どの学校でも数人から数十人が休んでいる」とある。一一月には患者・死亡者数とも最大に達した。一九一九年二月の新聞には、「入院皆お断り。医者も看護婦も総倒れ」という見出しで流行のすさまじさを伝えている。

一九一九年七月には下火になったかにみえた。だが、一九一九年一〇月下旬から翌年春にかけて二回目の流行（後流行）がはじまった。朝日新聞は「交通通信に大たたり。市電も電話局も毎日五〇〇～六〇〇人の欠勤者」と社会がマヒ状態に陥っていく様子を伝えている（写真－9）。流行は全国に拡大していった。

政府の公式記録である、内務省衛生局（厚生労働省の前身）が一九二二年に編纂《へんさん》した『流行性感冒――「スペイン風邪」大流行の記録』によると、一回目の流行では、死亡者数二五万七三六三人、患者の死亡率は一・二二％だった。二回目の流行では、死亡者数一二万七六六六人、患者の死亡率は五・二九％に上がった。当時の日本の人口は五六六六万人であり、一回目の流行だけでも人口の三七・三％が感染したことになる。

国内の感染者は二三〇〇万人を超え、死者の合計は三八万六〇〇〇人に達した。ただ、この数字は一部府県のデータの欠落があり、人口学者の速水融《はやみあきら》・慶應義塾《けいおうぎじゅく》大学名誉教授は流行時に死亡率が平年より高くなる「超過死亡」から計算して、死亡数は四五万人にのぼるとしている。

一九二一年になると、さしものインフルエンザもうそのように去っていった。一月六日付紙面には「国を挙げて戦々恐々の春を迎えたが、幸い今年はまだその魔の手がのびない」と安堵の空気が感じられる。

死者は八〇〇〇万人にも

当時の世界人口は約一八億人だが、少なくともその半数から三分の一が感染し、死亡率は地域によって一〇～二〇％になり、世界人口の三～五％が死亡したと推定される。欧米からアフリカやアジアの途上地域にも広がった。これらの国々は、インフルエンザだということがわからないまま、手をつかねているしかなかった。

各国の死者数の報告をまとめると、研究者によってばらつきがあるが、米国では人口の四分の一が感染して、死者は国内と出征将兵を合わせて六七万五〇〇〇人、カナダでは五万人。とくに先住民の被害は大きく、アラスカでは集落によっては六割以上が死亡した。英国で二八万人、フランスでは三六〇万人、ドイツ五八万人、スペイン二九万人。

インドでも国民の五％にあたる一八五〇万人、中国でも一〇〇〇万人、インドネシアでも一五〇万人がそれぞれ死亡した。ニュージーランドでは、軍艦が寄港した直後から流行がはじまり、八六〇〇人が死亡した。そこから南太平洋の島々に拡大し、もっともひどかった西サモア（現・サモア）では、人口の九〇％が発病し、三万八〇〇〇人の島民の約二〇％が死亡した。

人の居住地域で流行を免れたのは、ブラジルのアマゾン河口のスイスほどの大きさのマラホ島、南大西洋のセントヘレナ島、南太平洋のニューギニア島ぐらいしかなかったといわれる。

米国の疫学者エドウィン・ジョーダンが一九二七年に発表した大陸別の推定死亡数（概数）は、北米・中米が一〇六万人、南米三三万人、ヨーロッパ二一六万人、アジア一五七五万人など二〇〇〇万〜二七〇〇万人としている。死者数は、これ以外にさまざまな推定値があり、二〇〇〇万〜五〇〇〇万人という大きな幅がある。さらに、死者が一億人を超えるとする説も発表された。

米国ワシントン大学のマレー・クリストファー教授（病理統計学）らによる近年の研究によって、アジア・アフリカ地域などこれまで調査されなかった地域での感染の広がりもわかってきた。当時の死亡率の再検討から、死者数は、五一〇〇万人から八一〇〇万人と推定した。死者数は最大で、サハラ以南アフリカでは一八〇〇万人、南アジアでは一三〇〇万人、東アジアでは二〇〇〇万人と推定している。

流行した地域では街の光景も一変してしまった。

学校や公的機関は閉鎖され、外出する人は全員がマスクで武装した。サンフランシスコでは、マスクをしていない者を警察が逮捕した。町の入り口は自警団が固めて見知らぬ人を追い返した。あやしげな治療法や薬がはびこった。劇場の入り口には「咳《せき》くしゃみをするものの入場禁止」の掲示が張り出された。まるで一四世紀のペスト流行のときのような様相になった。

スペインかぜは大流行のあと、一〇年ぐらいは目立たない形で流行を繰り返していたようだ。人知れず姿を消したと思ったら、半世紀以上たった一九七六年、米国ニュージャージー州のフォートディックス基地に姿を現し、五〇〇人以上が感染して一人が死亡した。これは保存されていたウイルスが、施設から漏れ出した可能性が指摘されている。

スペインかぜの正体

スペインかぜの正体は、一九三三年にはじめて突き止められた。それまでの顕微鏡では、細菌よりも微小なウイルスは観察できなかった。その後インフルエンザウイルスには、A・B・Cの三つの型があることがわかった。「スペインかぜウイルス」はA型であり、その後パンデミックを起こしたウイルスは、すべてこのタイプだった。スペインかぜウイルスは、現在の分類では、「ヒトA型インフルエンザウイルスH1N1亜型」になる。

B型インフルエンザは人からのみ感染し、症状は一般的なかぜに非常に似て比較的軽い。C型は主として五歳以下の小児に感染して、鼻汁が多いのが特徴。季節性がなく年間を通して発生する。

一九九〇年代半ばに、米陸軍病理学研究所のジェフリー・タウベンバーガー博士が、スペインかぜ流行時にアラスカで死んで埋葬された先住民の遺体から、ウイルスを分離するのに成功した。それを復元してラットに与えたところ短時間で死に、毒性の強さが改めて証明された。

インフルエンザウイルスは、HIVと同じRNAウイルスに属し、哺乳《ほにゅう》類が一〇〇万年かかる進化を一年でやってのけるほど変異が激しい。たえず変異を繰り返すので、ワクチンをつくっても完成するころには姿を変えていて、効かないことがしばしばある。

環境破壊が招いた集団感染

以前から存在した鳥インフルエンザウイルスが、なぜ近年になってこれほどまでに猛威を振るいはじめたのだろうか。カート・バンデグリフトら米国カリフォルニア大学サンタクルーズ校のグループは、地球環境の変化が影響しているとみている。

湿地保全の国際機関、ラムサール条約事務局は、農地転換や開発によって過去半世紀に世界の湿地の五〇％が失われたと発表している。カリフォルニア州ではこれまでに、湿地の九〇％を失った。日本でも五〇％が消失した。

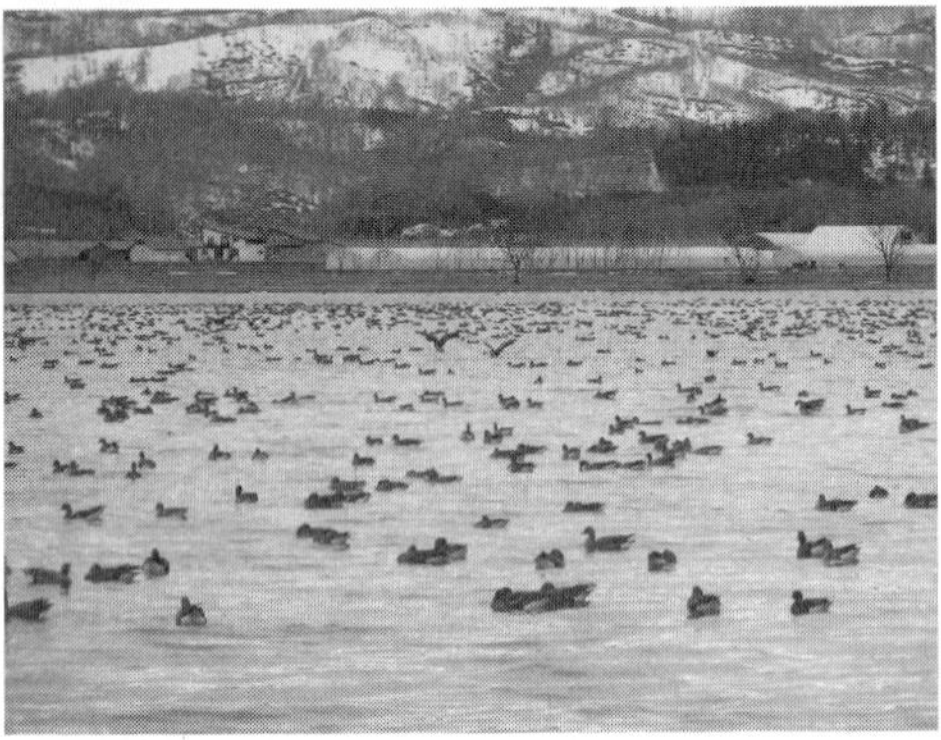

写真－10　ガンやカモの越冬地、北海道の宮島沼。鳥の過密化が問題になっている

この結果、カモなど水禽《すいきん》類の越冬地は狭められて過密になっている。また、アジアなどの水田地帯では増産の圧力から、休耕期をおかずに通年耕作をするようになったために、カモの餌場が縮小しつづけてきた。このような越冬地の過密化によって、以前に比べてカモのウイルス感染の機会が格段に増えたという（写真－10）。

空気感染で広がるインフルエンザウイルスは、人口密度の高い「都市」に適応したウイルスだ。過去の大発生をみても、古代ギリシャ・ローマ、サンクトペテルブルク、ニューヨーク、東京といった大都市で大発生した。そして、軍隊、工場、学校など人の集まる場所が、ウイルスの温床になってきた。人の密度の低いところでは、ウイルスは生きながらえることはできなかった。

一八世紀にイギリスではじまった産業革命と工業化によって、多くの人びとが過密な大都市に住むようになり、インフルエンザ以外にも結核やコレラなど新たな大流行を経験するようになった（第二、十三章）。しかも、都市の工場には、免疫を持たない労働者がつねに農村から流入した。交通や物流の発達によって、人間、動物の広域の移動が飛躍的に進み、短期間の世界的流行が出現するようになった。

くしゃみで飛び散るウイルス

ウイルスが気道粘膜に取りつくと猛スピードで増殖し、感染者の「咳」や「くしゃみ」によって、人間がひしめく都会にウイルスがばらまかれる。時速一五〇キロもの速度で飛び散るくしゃみは、ウイルスの強力な飛び道具だ。インフルエンザの潜伏期は非常に短く、短期間で大流行を引き起こすことができる。つまり、過密社会に完璧《かんぺき》に適応したウイルスといえる。

ＮＨＫの情報番組「ためしてガッテン」（二〇〇六年二月一日放送）が面白い実験を紹介した。感染者のくしゃみがどれくらい飛び、どれくらい空気中で生きているのか。くしゃみを高速度カメラで撮影すると、女性では一メートル、男性では二メートルくらい飛んだ。

密閉した空間に約五〇〇〇個のウイルスを浮遊させて、時間の経過とともに測ると、三時間後で一二万個、六時間後五万個、九時間後で五〇〇〇個、一二時間後にはごくわずかになった。

二〇〇二～〇三年のSARS（第三章）流行期間中に、世界中で四〇のフライトに感染者が搭乗していた。その後のCDCの追跡調査で、このうち他の乗客への感染があったのは五つのフライトで、機内感染者は三七人だった。

ただ、航空会社の専門家によると、機内の換気システムは、空気は上から下に流れて前後には流れないように改良が進み、機内の空気は約三分ごとに交換されている。さらに再換気される空気は、高性能のフィルターを通しているので、ウイルスや細菌のほとんどが除去されるという。

原因は畜産革命に

この四半世紀間に、世界的に食肉の消費が増加している。とくに、鶏肉の消費量は六倍近くになる。国連食糧農業機関（FAO）によると、世界で飼われている鶏は二〇一〇年には約二〇〇億羽になった。この一〇年間で三割も増えた。このうちの二四％を中国が占め、アジア全体では五五％が飼われている。

鶏の語源は「庭の鶏《とり》」だという。だが、最近では農家の庭先で買う小規模養鶏から、数万羽から数十万羽もまとめて飼う工場式養鶏が急激に普及してきた。世界最大の養鶏工場といわれるブラジル南東部のマンディケイラ農場は、八〇〇〇万羽を飼育、一日五四〇万個の卵を生産している。自然光や外気がほとんど入らない閉鎖式の鶏舎で、身動きできないほど多数の鶏を狭いケージに詰め込む。

鶏は、遺伝子組み換えトウモロコシのエサを与えられ、むりやり太らされる。四〇〜六〇日間飼われるとベルトコンベアーで運ばれ、機械で自動的に食肉処理される。以前は八〇日程度かかっていたのが、成長促進の薬剤投与でこれだけ短縮された。ファーストフード用やスーパーの安いブロイラーは、もはや大量生産でコストを競う「工業製品」である。

豚の飼育現場も鶏と変わらない。豚も世界で約八億頭が飼われ、その六〇%までが中国産だ。最初にメキシコで出現した「豚（新亜型）インフルエンザ」は、進出してきた米国の大手養豚会社が経営する巨大養豚場が、発生源だったとみられている。ここで年間一〇〇万頭近い豚が生産され、その高密度飼育と不潔さで悪名高い養豚場である。

インフルエンザに倒れた有名人

世界で多くの著名人が、スペインかぜによって死亡した。そのなかには、ウィーンで活躍した画家で、二八歳で亡くなったエゴン・シーレと五五歳で死んだグスタフ・クリムトの名がある。シーレは死の三日前にエディート夫人をスペインかぜで亡くしている。「叫び」の作者として有名なノルウェー出身の画家、エドヴァルド・ムンクは、なんとか回復して「スペイン風邪の後の自画像」を描いた。

　このほか死亡リストには、ギヨーム・アポリネール（イタリア生まれの詩人）、マックス・ウェーバー（独社会学者）らが名を連ねる。

　あやうく助かったのは、フランクリン・ルーズベルト、ウッドロウ・ウィルソン（以上、米国大統領）、ヴィルヘルム二世（独皇帝）、ロイド・ジョージ（英首相）、ウォルト・ディズニー（米映画製作者）、ハイレ・セラシエ（エチオピア国王）、キャサリン・アン・ポーター（米作家）ら。ポーターは自分の体験をもとに『幻の馬 幻の騎手』を著した。

　日本でスペインかぜの犠牲者といえば、まず名前があがるのが劇作家で演出家の島《しま》村抱月《むらほうげつ》だ。一九一八年に感染し一一月五日に死去した。人気女優で彼の愛人でもあった松井須磨子《まついすまこ》が、翌年一月に後追い自殺した。近代日本美術史に名を残す関根正二《せきねしょうじ》、村山槐多《むらやまかいた》も若くして亡くなった。さらに、皇族の竹田宮恒久王《たけだのみやつねひさおう》、伊藤博文《いとうひろぶみ》元首相の娘婿だった末松謙澄《すえまつけんちょう》元内相、東京駅の設計者の辰野金吾《たつのきんご》、西郷隆盛《さいごうたかもり》の息子で軍人の西郷寅太郎《とらたろう》らの名もある。

　発病して助かった人も多い。首相の原敬《はらたかし》、蔵相の高橋是清《たかはしこれきよ》、彫刻家で詩人の高村光《たかむらこう》太郎《たろう》、作家の芹沢光治良《せりざわこうじろう》、劇作家の岸田國士《きしだくにお》。随筆家の内田百閒《うちだひゃっけん》。小説家の志賀直哉《しがなおや》、武者小路実篤《むしゃのこうじさねあつ》。

一一人の子どもの母親だった歌人の与謝野晶子《よさのあきこ》は、家族の多くが次々と倒れ、こんな詩を残した。

冬はインフルエンザとなり／喘息となり／気管支炎となり／肺炎となりて／親と子と八人を責め苛《さいな》む

第九章　エイズ感染は一〇〇年前から――増えつづける日本での患者数

突如現れた奇妙な病気

世界のエイズの新規の患者数はようやく頭打ちになり、あれだけ大騒ぎしたエイズは、ほとんど話題にものぼらなくなった。しかし、依然としてアフリカでは最大の死亡原因であり、世界でも発展途上地域にかぎると肺炎についで死亡原因の二番目だ。先進地域では急減しているものの、日本は事実上、感染者が増えている唯一の先進国である。二〇一三年一一月にも、ヒト免疫不全ウイルス（HIV）に感染した献血者の血液が、検査をすり抜けて二人に輸血され、一人が感染した事件があった。

エイズが突如、文明社会に現れたのは一九七九年のことだ。ロサンゼルスの開業医が、来院した同性愛者（ゲイ）の患者のなかに、発熱、体重減少、リンパ節の腫《は》れ、慢性的な下痢などの症状が増えていることに気づいた。

さらに患者から、珍しい「ニューモシスチス肺炎」の感染が相ついで見つかった。当時は「カリニ肺炎」とよばれていたが、その後別の原因と判明した。この肺炎の原因となる真菌類《しんきん》（カビ）のニューモシスチス・イロベチは、四歳までに七五％が感染するという「常在菌」（第四章）だ。

さらに、その翌年の一九八〇年には、ニューヨークでもゲイの間で奇妙な免疫不全の症例が増えてきた。その一つが、「悪性カポジ肉腫《にくしゅ》」という、ヒトヘルペスウイルス８型（第七章）が原因のきわめてまれな皮膚がんだった。全身にこぶのようながんが盛り上がる。患者の多くは、ゲイが集まって乱交パーティを開くバスハウスの常連だった。

この二つの病原体は健康な人には無害だが、エイズだけでなく、末期がん患者や未熟児や臓器移植後に免疫抑制剤で治療を受けている人に「日和見《ひよりみ》感染」を起こす（第四章）。

一九八一年五月にはニューヨークのゲイの新聞に、奇妙な肺炎がはやっているというニュースが載った。七月三日のニューヨーク・タイムズ紙に、「四一人のゲイから見つかったまれながん」のタイトルで一面トップ記事が掲載された。エイズに関するはじめてのまとまった報道だった。世紀末の病として世界中の新聞を埋めるニュースの先駆けになった。

流行のはじまり

研究者の関心は、いつどこでこの奇病がはじまったのかに集中した。過去に医学雑誌に発表された症例や保存されていた保存血清や病理標本から、エイズと疑われる症例の洗い出しが各国ではじまった。

米国で最古とみられるのは、一九五九年に、ニューヨークの船会社で働く四九歳のハイチ系米国人。ニューモシスチス肺炎で死亡した。さらに、一九六九年にミズーリ州で死亡した一八歳のゲイの黒人少年から、カポジ肉腫が見つかった。

一九七六年には、ノルウェー人船員夫婦と娘の一家三人が相ついで亡くなった。彼は死ぬ八年前に西アフリカに滞在していた。一九六〇年代初期にアフリカで感染したとみられる。さらに、一九七七年にデンマーク人外科医、七九年にドイツ人バイオリニストが、ほぼエイズと診断できる症状で死亡した例も掘り起こされた。

欧州の感染者はいずれもアフリカに渡航歴や滞在歴があり、エイズの震源地としてアフリカに目が向けられた。過去にアフリカ人から採血され、保存されていた血清が再検査された。旧ベルギー植民地だったコンゴ民主共和国（以下コンゴ）では、難病にかかるとベルギーの病院にまで治療に赴くものが多く、そこに血清やカルテが残されていた。

その結果、アフリカで最古の陽性の血清は、一九五九年のレオポルドビル（現キンシャサ）出身のバンツー族の成人男性のものだった。わかっているかぎり、彼がエイズのもっとも早期の患者だ。その翌年に採血されたコンゴ人女性の血清からも二例目の感染が確認された。このころ、コンゴではかなり広がっていたようだ。

キンシャサでは、一九七五年ごろから体重が急激に減って、いくら治療しても治らないしつこい下痢が見られるようになった。一九八一年以前にアフリカで発病し、エイズの疑いが濃厚な患者三八人の感染ルートを追及した研究では、二九例までコンゴに関連していた。さらに、一九八〇年代の初頭には、ザンビアやルワンダでもカポジ肉腫患者が報告された。

ウガンダで集団発生

アフリカで最初のエイズの集団発生として注目を集めたのは、「スリム病」だった。一九八二年秋に、ウガンダ南部のタンザニア国境近くのビクトリア湖畔にある村で発生した。衰弱して骸骨《がいこつ》のようにやせ細って死ぬところから、こう名づけられた。五〇〇人ほどの村人のうち一七人が、この症状で次々に亡くなった。彼らの多くは国境を行き来する密売人だった。

一九八七年になって、「スリム病」患者は六〇〇〇人に達し、一段と深刻化した。HIV陽性率はウガンダの首都カンパラのセックスワーカー（売春婦）では七〇％に

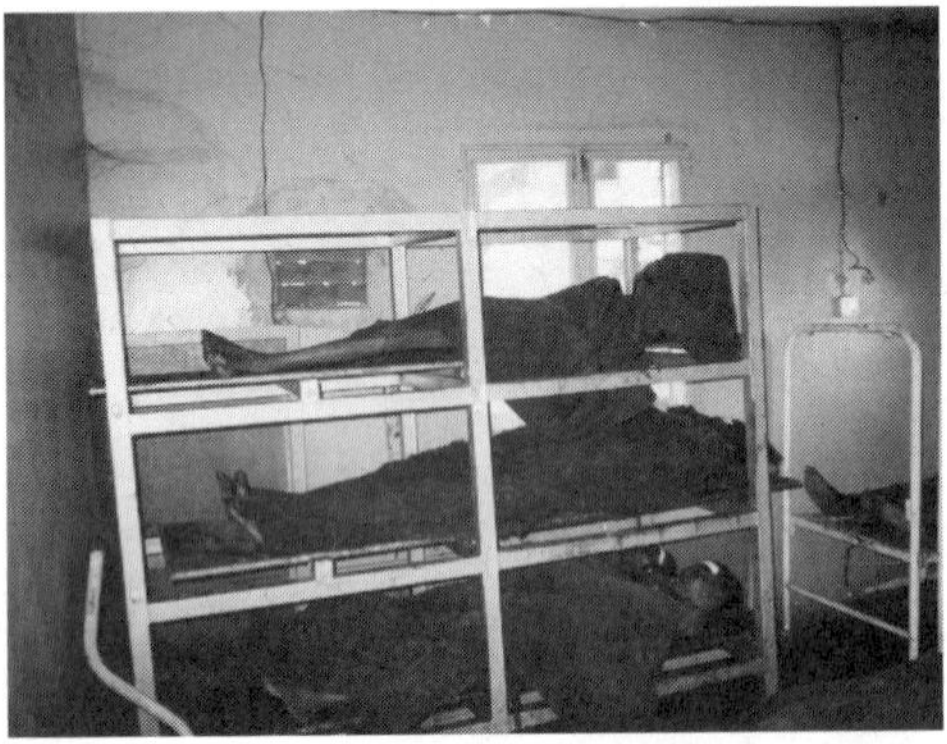

写真－11　エイズによる死者（1988年、ビクトリア湖に浮かぶケニア領リンギティ島で）

達し、トラック運転手では三三％だった。陽性者の一〇％が、母親の胎内や授乳中に感染した子どもだった。

ビクトリア湖周辺では、ナイルパーチという体長二メートルを超える大型外来魚の漁獲が増えて、日本も含めて世界各地に輸出がはじまったころだった。漁師らの基地になったリンギティ島（ケニア領）は無人島だったが、六〇〇〇人も住む町ができた。

漁師らに大金が舞い込み、それを目当てにセックスワーカーが各地から集まってきた。私が島を訪ねた一九八八年には島民の三～四割はエイズに感染し、診療所の倉庫には処置が間に合わない死体が積み上げてあった（写真－11）。

一九八三から八四年にかけては、アフリカ各地でエイズが爆発、その流行の中心はコンゴからルワンダにかけてだった。流行はここから放射状に広がり、東にはウガンダ、ブルンジ、ケニア、タンザニア、北には中央アフリカ、西にはコンゴ、ナイジェリア、南にはザンビア、マラウイなどの国々で多発している実態が浮かび上がってきた（図-17）。

ウイルス発見の先陣争い

一九八二年になって、原因はウイルスによる感染で、人体の免疫細胞が破壊されることによって起きることが確定的になった。「後天性免疫不全症候群」（Acquired Immune Deficiency Syndrome）の病名が与えられ、その頭文字からＡＩＤＳ（エイズ）とよばれるようになった。

あとは、このウイルスを誰が最初に捕捉するかの競争になった。発見をめぐる激しい争いは科学史上数多くあるが、エイズウイルスの発見をめぐっても、功名心に商業利用権もからんで国際的な紛争に発展した。フランス・パスツール研究所のリュック・モンタニエ博士らは一九八三年、ゲイの患者から分離したウイルスをＬＡＶ（リンパ節腫脹関連ウィルス）と名づけ、エイズの病原ウイルスだと発表した。そしてサンプルを米国立衛生研究所（ＮＩＨ）のロバート・ギャロ博士らに送った。

一方、ギャロ博士は一九八四年四月に、エイズ患者から分離したウイルスを「ヒトＴ細胞白血病ウイルス（ＨＴＬＶ）３型」（第十二章）と名づけ、これこそがエイズの

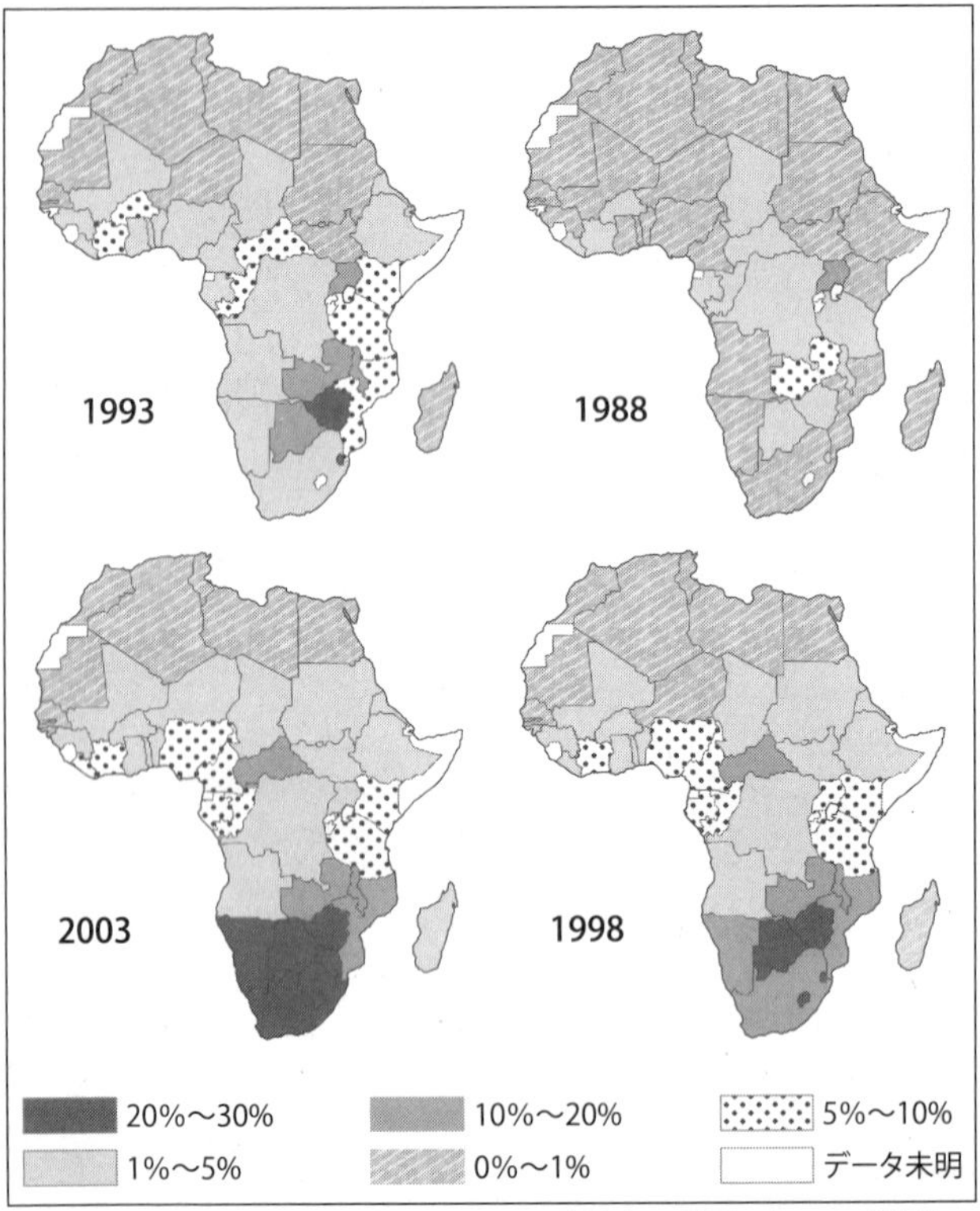

図－17　アフリカの成人の HIV 感染者の推移（エイズ救済国際 NGO、AVERT のホームページをもとに作成）

原因ウイルスだとして発表した。これをもとに、米国の製薬会社が特許をとって検査キットを売り出した。

その後の追試で両ウイルスの遺伝子はまったく同じだったため、フランス側は米国の「盗用」を非難し、激しい論戦になった。当時のレーガン米大統領とシラク仏首相の間で、政治決着が図られ、最終的に米国側がフランス側の言い分を認めた。

ウイルスの名称もHuman Immunodeficiency Virus（ヒト免疫不全ウイルス）、頭文字をとってＨＩＶに統一された。モンタニエ博士らフランスの二人の科学者がＨＩＶの発見者として認められ、二〇〇八年のノーベル生理学・医学賞を授与された。現在では、「ＨＩＶ／エイズ」とまとめて呼称することが多い。ＨＩＶはウイルスの感染者、エイズは発症者の意味である。

一方、一九七八年に大西洋のセネガル沖のカーボベルデ諸島で、エイズによく似ているものの病気の進行が遅いポルトガル人患者が見つかった。一九六六年にギニアビサウで感染した可能性が高い。一九八五年にモンタニエ博士らによって、この患者からウイルスが分離され、ＨＩＶの一種であることが判明した。のちにＨＩＶ-２型と命名された。

その後、西アフリカ各地で感染者が多数見つかった。この2型も免疫系を攻撃し、1型と同じように日和見感染症を引き起こす。ただ、病原性や感染力が低く、流行範囲も限定されている。

世界へ広がるエイズ

アフリカから欧州にかけて流行が広がっていくのと並行して、西半球でもＨＩＶは深く潜行していた。西半球への侵入地点は、一九六〇年代末から七〇年代はじめにかけて、カリブ海のハイチだったとみられる。

コンゴなど西アフリカのフランス語圏では、一九六〇年前後の独立時に旧宗主国のフランス人やベルギー人が追放された。その穴を埋めるために同じフランス語圏のハイチから、教師や技術者など約四五〇〇人の専門職が招かれた。

彼らがＨＩＶを母国に持ち帰ったことから、一九六六年ごろに最初のエイズがハイチで発生したらしい。当時は売血が盛んに行われ、そのときの注射針から感染が急増拡大し、さらに血液製剤の原料として輸出されたために、米国やカナダ、さらにはブラジルなど西半球全域に広がった。他方、ハイチは米国などからのゲイのツアー客に人気が高く、さらに米国に密入国したゲイがＨＩＶを持ち込んだことで広がったと考えられる。

この段階で、北米の感染者の九二％までがゲイの男性だった。とくに、米国疾病予防管理センター（ＣＤＣ）が注目をしたのは、カナダ航空でパーサーとして働くガエタン・デュガというゲイの男性だった。ハンサムで精力的であり、勤務や休暇で北米各地の都市を訪れるたびに、ゲイのたまり場で乱交を繰り返していた。

追跡調査の結果、一九八二年四月までに米国でエイズと診断された二四八人のうち、少なくとも四〇人が彼と関係を持っていた。米国と相前後して、コペンハーゲン、ロンドン、ジュネーブ、パリ、バルセロナなど欧州七ヵ国でゲイの男性が免疫不全を起こして死んだ。

一九八四～八五年に抗体検査法が確立されると、アフリカ大陸、北米、カリブ海、ブラジルなどの中南米、タイやカンボジアなどの東南アジアでも患者急増の報告が相ついだ。もはや、エイズはパンデミックの段階に入った。異性愛者でも感染者が増加し、母親の胎内や出産時に感染する新生児エイズも急速に増えた。「ゲイの奇病」から「人類最大の脅威」に格上げされた。

筆者は一九八〇年代半ばにケニアに駐在していたために、アフリカ大陸でエイズが文字どおり感染爆発を起こすのを目の当たりにした。勤務先の国連機関でも、ひとりまたひとりと現地職員の姿がオフィスから消えていき、エイズの話で持ちきりだった。病院はたちまち満員になって、廊下や通路まで患者があふれ出した。霊安室は死体を収容しきれず、病院の空き地に遺体が積み上げられてあたりは腐敗臭が漂っていた。

疫病の大流行には患者への偏見や差別はつきものだが、エイズは流行の最初から、これらを招く要素がそろっていた。まず、アナルセックスや注射の回し打ちによってゲイの男性や麻薬常習者の間での流行が顕在化し、さらに男女間のセックスを介して忍び足で広がっていった。三〇年におよぶ科学者の奮闘にもかかわらず、今もって決定的な治療法はない。

後に判明したが、男女間の通常の性行為ではエイズの感染確率は一・〇%以下だが、アナルセックスで三・〇%に上昇し、梅毒などで潰瘍《かいよう》があった場合にはその一〇倍以上に跳ね上がる。これがゲイの間でまず感染爆発を起こした原因だった。

エイズは当初から忌まわしい病気として社会的偏見にさらされた。現在でも、感染者の自殺、離職、離婚などの割合が一般の人よりも高い。ニューヨーク州衛生局の二〇〇七年の調査では、エイズ感染者の自殺率は地域によって非感染者の七〜三六倍に達した。ただ、抗エイズウイルス薬の普及とともに、自殺率は半減した。

起源はアフリカの霊長類

免疫細胞という人体の強固な防壁を破壊する最強のウイルスは、どこからやってきたのだろうか。研究者は自然界でもっともＨＩＶに近いウイルスを求めて、探索をつづけた。その結果、ミドリザル、マンガベイ、バブーン、マンドリルなどアフリカ産の霊長類の大部分に加えて、牛、家猫、ライオン、馬、羊、山羊などにＨＩＶと同類のウイルスが存在していることがわかってきた。

霊長類のHIVが発見されたのは偶然だった。一九七〇年代に、カリフォルニア大学デイビス校で実験動物として飼われていたアジア産の霊長類であるマカクザルの四頭が、悪性リンパ腫や日和見感染で死亡した。HIV発見の二年後になって、この死亡原因となったウイルスがHIVにきわめて似ていることが判明した。霊長類のエイズを意味する「セイズ」(SAIDS=Simian Aids)、そのウイルスはSIVと名づけられた。

しかし、同じ場所で飼われていた他のアフリカ産霊長類が、発病した形跡はなかった。アフリカ産は免疫を持っていて無害だったが、免疫がないアジア産には致命的だった。

遺伝子の配列を比較すると、HIVとSIVはきわめて近い関係にあった。エイズの起源は、アフリカ産霊長類にあることがほぼ確定的になった。その原因となったアフリカ産霊長類のSIVが徹底的に探索された結果、これまで四五種のアフリカ産霊長類にそれぞれ固有のSIVが発見された。

先祖はマダガスカル生まれ

現在のアフリカ産霊長類にみられるSIVは、西アフリカのカメルーン沖のビオコ島で三万二〇〇〇年前に出現したらしいこともわかった。感染直後はおそらく多くの宿主が犠牲になっただろうが、その後免疫を獲得したものと平和共存してきたと考えられる。

アラバマ大学のグループは、アフリカのカメルーンからガボンにかけての熱帯林に生息するチンパンジーの亜種ツェゴチンパンジーとニシローランドゴリラのSIVが、HIV−1型と遺伝子の九〇％を共有するもっとも近い構造をもっていることを突き止めた。だが、チンパンジーが発症した痕跡《こんせき》はなかった。

一方、HIV−2の感染者は、ギニアビサウやシエラレオネなど西アフリカの七ヵ国に集中している。この一帯に生息するスーティーマンガベイという、オナガザル科の霊長類から分離されたSIVにきわめて近かった。

この種は肉をとるために現地民に殺されて激減、現在、絶滅危惧《きぐ》種に指定されている。野生のスーティーマンガベイの二〇〜三〇％が自然感染しているが、彼らも発病することはない。

感染原因はチンパンジー狩り？

ニューメキシコ州のロスアラモス国立研究所のグループが、エイズウイルスの遺伝子情報の変化の速度をスーパーコンピューターで解析したところ、一九一〇〜五〇年にツェゴチンパンジーのSIVが突然変異を起こして人間のHIV‐1型に変わったという結論を導き出した。このウイルスはチンパンジーと共存していたが、突然変異を起こして人間に感染した可能性が高い。一方、HIV‐2型は一九四〇年前後にギニアビサウに出現したとみられる。

この感染はおそらく、古くから住民の間で行われていたチンパンジー狩りのさいに起きたのではないか、と想像される。西・中央アフリカでは、現在でもチンパンジーなどの霊長類の肉はふつうに食べられている。コンゴの熱帯林で調査していたとき、燻製《くんせい》にしたサルを薪のように道端で積み上げて売っているのをよく見かけた。この一帯が、エイズ流行の中心になったとしてもおかしくはない。

チンパンジーを殺したり解体や調理したときに、血中のSIVにさらされているうちに、突然変異を起こしたウイルスが人間に感染したとする「ハンター（狩人）仮説」が有力だ。だが、まだ謎は多い。人ははるか昔から霊長類を食べていた（第三章）。それがなぜ二〇世紀になって突然に、HIVが人に宿主を変えたのか。

なぜ感染爆発を起こしたのか

これだけ短時間に爆発的に流行を広げた理由は、ウイルスが感染し拡大する絶好の環境を人間がつくりだしたことに尽きる。それを整理してみると――。

①闇の奥仮説

中央アフリカのジャングルで生まれたＨＩＶは、はじめは人口がまばらの辺地で局地的な風土病として潜んでいたと考えられる。

このとき、西・中央アフリカのフランス植民地の農園がエイズの温床になったとする説が、カリフォルニア大学のアミト・チトニス教授らの人類学者から提起されている。一九世紀後半のコンゴの惨状を描き出したジョセフ・コンラッドの著書になぞらえて、「闇の奥仮説」とよばれる。

農園では現地民が劣悪な条件下で奴隷として働かされていた。経費節約のために野生動物の肉を与えられ、セックスワーカーも自由に出入りしていた。

一九六〇年前後から次々と独立を果たしたアフリカは、人口の急増期を迎えた。独立間もなくアフリカは政治的な混乱の時代に入り、クーデターが続発して半数の国々で軍事政権が誕生した。経済の混乱に深刻な干ばつが追い打ちをかけ、伝統的な農村社会は各地で崩壊した。

この結果、仕事や収入を求める人びとが、大挙して都市へ流入してきた。都市のスラムは、出稼ぎの若者や貧困層で膨れ上がった。手っ取り早くセックスワーカーとして働く女性も集まってきた。こうした状況でＨＩＶが持ち込まれ、都市はウイルスの培養器になった、と想像できる。

②大陸横断ハイウェー

一九七〇年代末にアフリカ横断ハイウェーが完成し、インド洋岸のケニアのモンバサから、大西洋岸のコンゴのポアントノワールまで、大陸中央部を東西に貫通した。幹線道路はウイルスをアフリカ大陸各地にばらまく決定的な「感染道路」の役割を演じた。

沿線や国境の町には必ずセックスワーカーのたまり場があり、そこで女性と接触した長距離トラックの運転手がウイルスの運び屋となって、積み荷を下ろすようにウイルスをまき散らし、彼女らが新たな媒介者となってさらに感染を加速させていった。

ザンビアとジンバブエ国境の町を訪ねたことがある。ここは貨物の通関に何日もかかるために国境をはさんで町ができ、運転手とセックスワーカーが何百人も集まっていた。一二歳ぐらいからセックスワーカーとして働く少女も多く、その一人に聞くと「コンドームを使うと五ドルしかもらえないが、つけないと二〇ドルもらえるので、家族を養うためには使うわけにはいかない」と語っていた。

③性行動の変化

一九七〇年代の石油ショックによって起きた経済危機をきっかけに、アフリカ各地で内戦やクーデターがさらに激しくなり、各国からの派遣軍や傭兵《ようへい》などの軍人、あるいは援助や技術協力の関係者も大挙してアフリカにやってきた。彼らは現地女性から感染してウイルスを本国に持ち帰った。

先進地域では一九七〇年代の「性の開放」でポルノが解禁され、性産業が盛況になった。婚外セックスやフリーセックスが盛んになり、ゲイが社会的に容認され、ウイルスにとっては絶好の環境になっていた。貧困層が拡大する途上地域では、売春で生計を立てるものが急増していた。

④注射針感染

途上地域への医療援助が進むのにつれて、注射器が身近な存在になった。だが、注射器や注射針が慢性的に不足して、使用済み注射器が未消毒のまま再利用された。先進国から援助されたプラスチック製使い捨て注射器は、加熱殺菌すると変形するため消毒できないものが多かった。

世界保健機関（WHO）によれば、一九八六年一一月から八七年三月にかけてコンゴで実施されたワクチンの集団接種のときには、一六万五〇〇〇人の住民が五つの班に分かれて接種を受けた。ひとつの班は、七本の針と四本の注射器しか持っていなかったため、一本の注射器が数千人に使われたという。

⑤実験動物説

一九五〇年代以後、ポリオなどの流行で大量のワクチンの製造が急務になり、また新薬開発のために、欧米では製薬会社や研究施設が競って実験用霊長類を輸入した（終章）。この結果、発生したのがマールブルグ熱のような危険なウイルス病だった。

このために、アフリカでは多数の霊長類が捕獲された時期に、エイズをはじめとする霊長類が宿主の、強毒の新顔ウイルスが現れたことは、霊長類狩りと無関係ではないだろう。

⑥謀略説

エイズの爆発的な流行は、常識を超えた激しいものだった。それが謀略説を生むことにつながった。アフリカでは、HIVは米国のCIAが遺伝子組み換えでつくった黒人殲滅《せんめつ》の細菌兵器だと信じている人も多い。ノーベル平和賞を受賞したケニアのワンガリ・マータイさんや南アフリカのムベキ元大統領も公的な席で謀略説を主張した。

なかでも、WHO職員も務めた英国人ジャーナリストのエドワード・フーパーが一九九九年の著作『リバー』で言及した人体実験説は、世界的なセンセーションを巻き起こした。

米国では一九五〇年代に、三種のポリオ生ワクチンの開発が並行して進められていた。その一つが、ポリオウイルスをチンパンジーの腎臓組織で培養してつくられた。だが、組織がサルのSIVで汚染されていたためにワクチンに混入した。

一九五七〜六〇年にベルギー領コンゴで、約九〇〇万人の子どもたちを対象に実験的に接種されたとき、SIVがHIVに変異してエイズを感染させたという説だ。この真偽をめぐって科学者の間だけでなく、マスコミやエイズ支援団体まで巻き込んで激しい論戦になった。しかし、その後の検証ではワクチンを原因とする証拠はあがらず、現在ではほぼ否定されている。

多様なHIVファミリー

近年の研究で、HIV-1の元になったチンパンジーのSIVは、シロエリマンガベイとオオハナジログエノンの二種のサルのSIVが遺伝子を組み換えたことによって出現したことが明らかになった。

もとは一種類だったHIV－1は変異を重ねて感染を繰り返しているうちに、「M」「N」「O」「P」の四つのタイプ（型）に分化した。「M型」はメジャーの頭文字で、世界的にもっとも流行しているグループだ。「O型」と「N型」はカメルーンなど西アフリカに流行がかぎられている。「P型」は二〇〇九年にフランス在住のカメルーン人女性から発見され、ゴリラに由来するものだ。

「M型」は、さらにA亜型からK亜型までの一一種類のサブタイプ（亜型）に分類される。厄介なことに、サブタイプ同士の間で遺伝子の組み換えが起こり、新たな変異ウイルス「組換え型流行株」が出現し、さらに細かく分類される。

「M型」の〈A亜型〉と〈D亜型〉は、膣《ちつ》内の細胞に多いランゲルハンス細胞に効率よく感染するように適応し、異性間の性交渉で感染する。とくに、アフリカ横断ハイウェーに沿って流行したエイズは圧倒的にこの型が多い。

〈B亜型〉は別名「欧米アジア亜型」とよばれ、南北米大陸、カリブ海、欧州、日本、タイ、オーストラリアに多く、日本では九割までがこの亜型だ。薬害エイズもほとんどこの亜型である。肛門《こうもん》粘膜細胞との親和性が高く、もともとはゲイのアナルセックスでの感染に適応したウイルスだ。

しかし、欧米や日本では薬剤でHIVが抑えられるようになったために、この〈B亜型〉が身につけた特技が発揮できなくなって、その後異性間セックスに適応しはじめた。しかし、中南米では避妊の目的で男女間のアナルセックスが広く行われているために、〈B亜型〉が猛威を振るっている。

〈C亜型〉は南アフリカ、中国、インド、ネパールにかけて。もともとエチオピアとソマリアで最初に発見されたが、現在もっとも勢いのあるタイプで、異性間セックスで感染を広げている。

〈E亜型〉は中央アフリカとタイ、〈F亜型〉はブラジルとルーマニア、〈G亜型〉はガボンとロシア……というように、不思議な飛び地分布をしている。つまり、アフリカとそれぞれの国を結ぶ「運び屋」がいたことを物語る。

アフリカには、以上のすべての「型」と「亜型」が存在する。「原発地を中心により多くの変異が蓄積する」という進化論の原理にも合致する。

宿主を変えたウイルスは凶暴

ウイルスが新たな宿主に侵入を果たした段階で、ウイルスは非常に攻撃的になることがさまざまな例から明らかだ。アフリカ産の霊長類には無害なＳＩＶが、アジア産には致命的になるのはその一例だ。同じように、チンパンジーのＳＩＶは、チンパンジー自身にはセイズを発症させないが、変異してＨＩＶ-１型となって人に感染するようになって強毒化した。

このように、ウイルスが本来の宿主と近縁の別種に感染すると、ウイルスはしばしば凶悪になる。本来の宿主だった動物にとって、よく似た種は食物やすみかなどをめぐってライバルになることが多い。そのような動物が生態系のなかに入り込んできたときに、ウイルスが凶悪化して侵入者を排除してくれれば、本来の宿主の利益になる。結果的に宿主がウイルスを操っていることになる。

ウイルスは、変異の速度が激しい。ヒトなどの遺伝子であるDNAは二本鎖なので、どちらかが増殖時に遺伝情報のコピーミスを起こしても損傷を受けても、もう片方によってその部位が修復され遺伝情報が安定的に保存される。

ところが、HIVやインフルエンザウイルスのようなRNA型のウイルスは一本鎖なので、損傷が起きても修復することができずに変異を起こしやすいのだ。ということは、ワクチンなどもつくりにくいことになる。

HIVに感染しない耐性人間

血友病患者は遺伝的に血液を凝固させる因子が不足している。その治療のためには、血液からつくられた血液製剤で凝固因子を補う必要がある。ところが、献血や売血からつくられた血液製剤の一部にHIVが混入していたため、世界の血友病患者の一〇～一五%が「薬害エイズ」に感染した。

不思議なことに、同じ汚染血液製剤で治療を受けながら感染しなかった人がいた。また、リスクの高いセックスをしていたゲイやセックスワーカーの間でも、エイズにかからない人の存在が早くから知られていた。

エイズにかからない人の割合は民族による差が大きい。アフリカ、東アジア、北米先住民ではきわめて低いが、西ヨーロッパで八〜一二％と高かった。なかでも北ヨーロッパでは、一八％、ロシアでは一六％という高率を示す。これまでの調査で、世界人口の三〇〇人に一人の割合でＨＩＶに耐性を持っていることがわかってきた。

過去のパンデミックでも、必ず発病せずに生き残った人がいたように、彼らは生物多様性のなかに隠されていた「神の隠し子」である。この耐性人間は、免疫に関与するたんぱく質の遺伝子が変異していて、ＨＩＶの侵入を防いでいることがわかってきた。

代表的なものは、米国ロックフェラー大学のアーロン・ダイヤモンド教授らが提唱した「カギ穴説」だ。ＨＩＶは人体の免疫の中枢を担っている「Ｔ細胞」を狙い撃ちにする。その結果、免疫力が低下して「日和見感染」を起こすのだ。Ｔ細胞はＣＤ４というたんぱく質で守られている。防備はこれだけでは十分ではなく、ＣＣＲ５という触覚のようなたんぱく質がＣＤ４を助けている。

ところが、ＨＩＶは「カギ」を持っていて、ＣＣＲ５の「カギ穴」と合うとドアを開けて侵入してくる。エイズ耐性の人はCCR5をつくる遺伝子を欠いているため、HIVが侵入しようにもカギ穴がなかったのだ。

あるいは、HIVを攻撃する「CD8陽性T細胞」とよばれる免疫細胞にHLA-Bというたんぱく質の存在がわかり、このたんぱく質を構成するアミノ酸を調べたところ、特定のアミノ酸を持つ人びとがHIVへの高い耐性を持つことも分かってきた。

つまり、ウイルス側が突然変異を繰り返して、新たな宿主に侵入を図ることに対して、人側も免疫系の遺伝子の突然変異で対抗してきたのだ。その成功者が耐性人間というわけだ。

エイズ耐性をもたらした感染症

耐性人間がヨーロッパ人に多くてアフリカ人にまれなのは、私たちの祖先がアフリカを出て世界に拡散する以前にはこの遺伝子の欠損がなく、ヨーロッパに移動した後に遺伝子の変異が起きたためとみられる。とくに、北ヨーロッパ出身者に耐性人間が多いことから、この突然変異が北ヨーロッパで起きたとみるのが妥当だ。

しかし、HIVが出現したのはせいぜい一〇〇年前である。遺伝学によれば、ある突然変異が自然選択(自然淘汰《とうた》)に有利に働かないのなら、短期間にこれだけの比率で集団内に広まることは考えにくい。

過去になんらかの選択圧力を受けたときに、この変異が有利に働いていた可能性が高い。医学者と歴史学者が協力して「過去の選択圧力」を調べているが、有力候補が天然痘とペストだ。

この天然痘ウイルスもＨＩＶと同じＣＣＲ５の「カギ穴」から侵入するために、過去に何回か大流行したときにこのカギ穴のない突然変異によって生き残った集団がいた可能性がある。「神の隠し子」の先祖なのかもしれない。

また、一四世紀のペスト流行の度合いとエイズ耐性人間の分布を重ね合わせると、ペスト流行の激しかった地域ほど耐性人間の割合も高いこともわかってきた。ペストも遺伝子の突然変異をもたらしたとみる研究者もいる。

このエイズ耐性人間の原理を応用して、日本の製薬会社も含めて世界各国で抗エイズ薬剤の開発が進められている。ＣＣＲ５の働きを妨害するか、その形を変えることによって、ＨＩＶが忍び込む「カギ穴」をふさいでしまえば、エイズを予防できるわけだ。

米国ジョージ・メイソン大学のレイモンド・ウェインステ教授らは「天然痘の撲滅によって、天然痘ワクチンの接種が行われなくなったことと関係があるのではないか」とする仮説を学会誌に発表した。国際協力によるワクチンの普及が実って、天然痘は一九七〇年代に入って患者は急減した。

つまり、天然痘ワクチンによって、ＨＩＶ－１型の発症がかなり抑制されていたと考えられる。患者の急減でワクチンを受ける人が少なくなり、一九八〇年の撲滅宣言とともにワクチンも廃止された。これが、エイズを解き放つことになったというのだ。天然痘ワクチンを接種した人から採った細胞と未接種の人の細胞を、それぞれ一〇人分培養してＨＩＶを感染させたら、未接種グループの方だけが感染して、この仮説が実証されたという。むろん、この実験に異論が多いことも付け加える必要がある。

エイズの現状

国連合同エイズ計画（ＵＮＡＩＤＳ）の報告によると、流行のはじまりから二〇一二年末までの累計のＨＩＶ感染者は七五〇〇万人、累積死者は約三六〇〇万人。二〇一二年の年間新規ＨＩＶ感染者二三〇万人で、エイズ関連死者数一六〇万人だった（図－18）。世界人口の〇・八％が感染者または患者だ（日本は〇・一％）。

近年、治療薬や治療方法の進歩がめざましく、先進国の多くでは、すでに一九九〇年代後半から感染者や患者数が減少しはじめている。流行のピークだった二〇〇一年と二〇一二年を比較すると、新規ＨＩＶ感染者数は三三％、エイズ関連死者数は三〇％、子どもの新規感染者は五二％もそれぞれ減少した。

先進地域でエイズ患者が増えつづけているのは日本だけである。二〇一二年に新たに報告されたＨＩＶ感染者は一〇〇二人（男性九五四人、女性四八人）で、二〇〇八年の一一二六人をピークとして、二〇〇七年以降、年間一〇〇〇人程度で推移している。同じくエイズ患者は四四七人（男性四一八人、女性二九人）で、過去三位の報告数だった。男性同性愛者がその約七割を占め、全体の三分の一が三〇歳未満の若者だ。

累積報告件数（薬害エイズを除く）は、二〇一二年にはじめて二万人を超えた（図－19）。一九八五～二〇一二年の累積では、ＨＩＶ感染者が一万四七〇六人、エイズ患者が六七一九人だった。このほかに、薬害エイズは、二〇一二年五月三一日現在、累計で一四三九人（うち死亡者六八二人）報告されている。このまま増えつづければ、五年後には全感染者が五万人に達するとも予測される。

この背景には、ＨＩＶ／エイズへの警戒心が薄れてしまったこともある。その証拠に、ＨＩＶの検査件数が伸び悩んでいる。二〇〇八年に一七万七〇〇〇件もあったのが、その後は一三万件前後にとどまっている。

これからの問題

先進地域では死亡率が高かった二〇～四〇代の感染者の平均余命が、健康な人とほぼ変わらなくなってきた。しかし、感染者の九〇％までが途上地域に集中している。貧しい地域ゆえに、適切な保健医療の機会がなく、とくに子どもや女性など社会的に

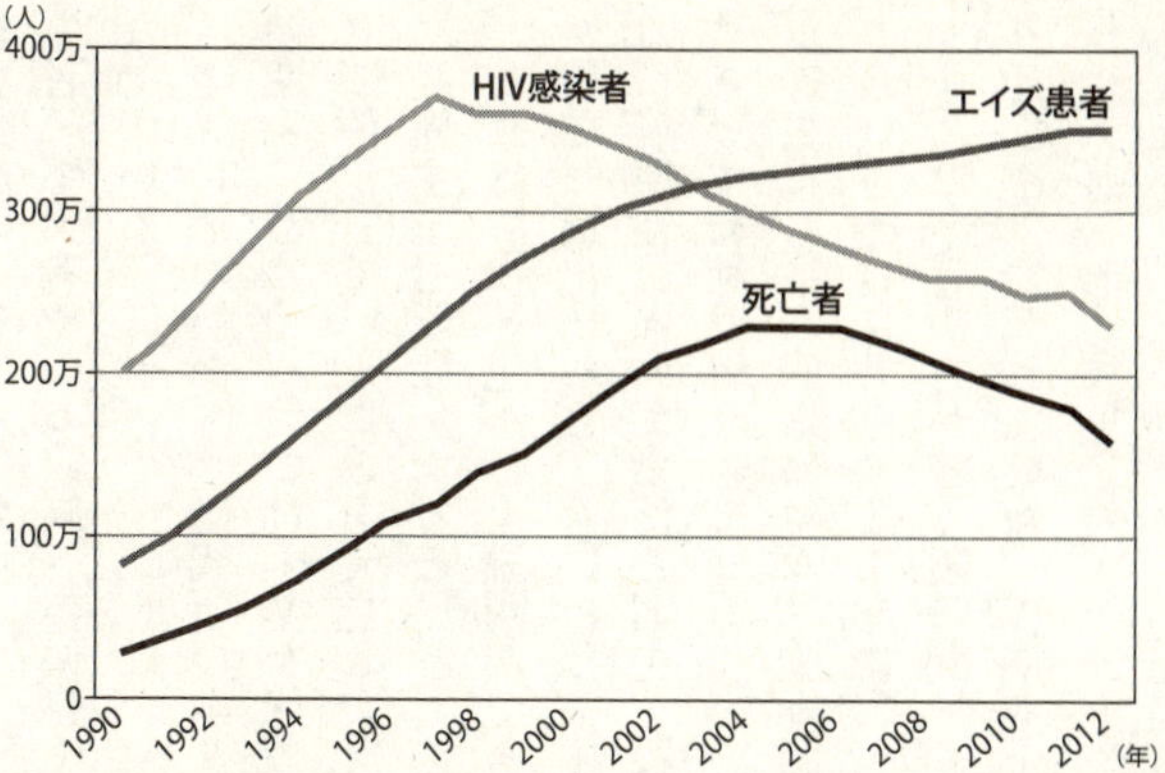

図－18　HIV/ エイズの推移（1990 ～ 2012 年、USAIDSの2012 年の年報より）

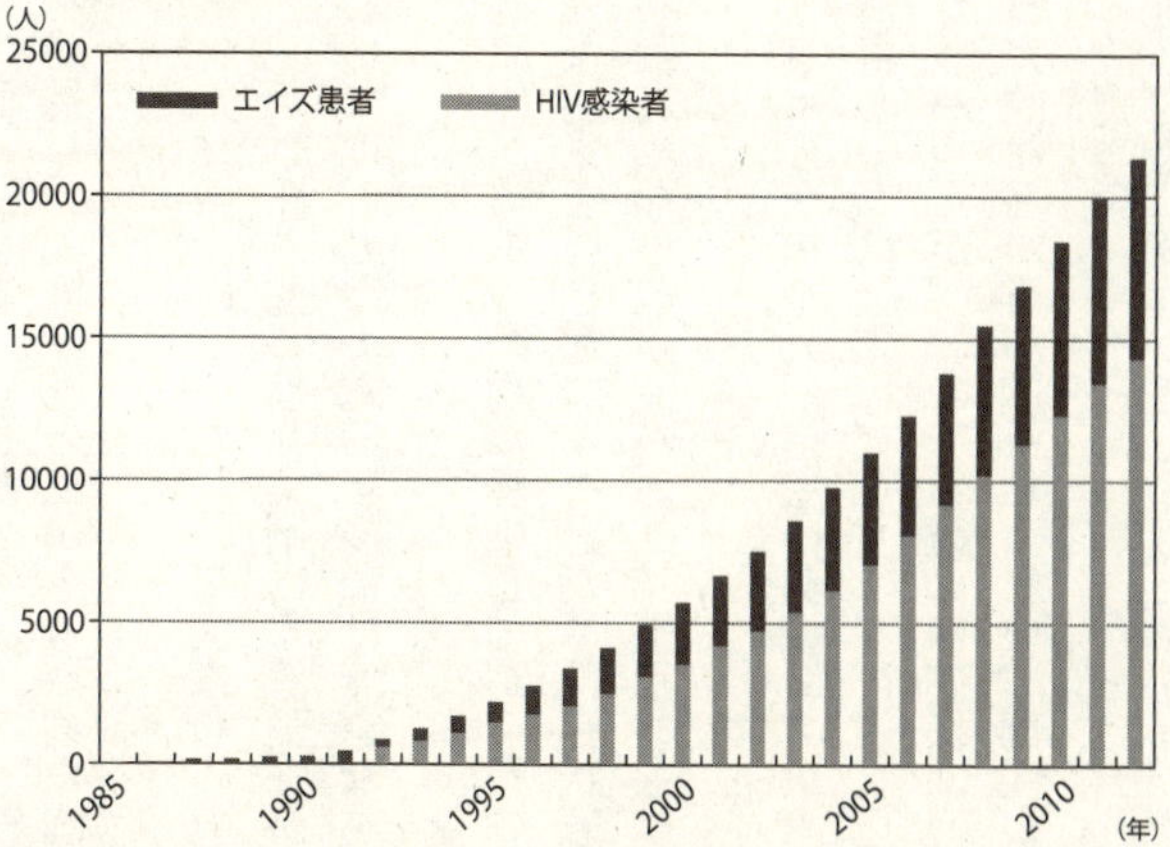

図－19　日本におけるエイズの累積報告数（国立感染症研究所ホームページをもとに作成）

弱い立場の人びとが感染のリスクが高い。エイズは人びとの健康を脅かすだけでなく、患者・感染者やその家族への偏見や差別を助長し、人権保護の点からも深刻な問題になっている。

オランダの熱帯医学研究所のエリック・アーツ博士は、一九八〇年代はじめの流行初期と二〇〇〇年代のＨＩＶを比較すると、病原性が低くなり薬剤にも感受性が高まり弱体化していることを発見した。このままでは、五〇〜六〇年後には無害なタイプに変異する可能性もあるという。

これは生物進化からも説明ができる。病原体が宿主の動物に感染してから長い時間かけて共進化すると、ついには宿主に重大な病気を引き起こすことなく共存状態になる。病原性が強いままだと宿主を殺して共倒れになる危険性があり、平和共存は両者にとって有利だ。

過去にも致命的なウイルスや細菌がこうして牙《きば》を抜かれ、宿主《しゅくしゅ》の免疫システムと折り合いをつけて共存するようになった。梅毒も一五世紀末にヨーロッパに入り込んだときには、感染力が強く短時間で死ぬ人も多かったが、一〇〇年後には症状は軽くなり死亡率は急減していた。赤痢《せきり》も下水道の完備など対策が進むにつれて、毒性の弱い株に入れ替わっていった。

リチャード・ドーキンスが提唱した「利己的遺伝子」の考えにしたがえば、ウイルスにとってもっとも有利な寄生方法は、宿主（遺伝子の乗り物）を殺さずにいつまでも自己の複製をさせることだ。

エイズで死んだ有名人

エイズで死亡した有名人の長いリストを眺めていると、とくに映画俳優、音楽家、デザイナーなど芸術家や演劇関係者の名が目を引く。これらの業界にゲイが多かったことと無関係ではないだろう。日本でもなじみのある人を紹介しよう。

もっとも衝撃を与えたのは、ハリウッドの大スター、ロック・ハドソンだろう。代表作の『ジャイアンツ』『武器よさらば』など多くの作品に出演した。理想の米国人男性像として愛された。一九八四年に映画の撮影中に異常にやせて首に腫れ物もでき、エイズであると診断された。その翌年カミングアウトしたが、二ヵ月後に亡くなった。

米国の俳優で舞台出演や脚本も手がけたアンソニー・パーキンスも、エイズで死亡した。『サイコ』『渚《なぎさ》にて』などに出演した。女優のベリー・ベレンソンと結婚したが、彼女は九・一一同時多発テロ事件で世界貿易センタービルに突っ込んだ航空機に乗っていて死亡した。

ソ連生まれのバレエダンサー、ルドルフ・ヌレエフは五四歳のときエイズによる合併症で死去した。海外公演の途中に亡命して英国ロイヤル・バレエで二〇年近くマーゴ・フォンテインとペアを組んだ。

ピューリッツァー賞を受賞したミュージカル『コーラス・ライン』の台本作家ニコラス・ダンテも、エイズの犠牲者のひとりだ。このミュージカルのなかでも、ゲイの登場人物がエイズを告白する場面がある。

米国のプロテニス選手アーサー・アッシュ。黒人テニス選手の先駆者として活躍したが、エイズのため四九歳で死去した。全米オープンの会場は彼の功績を称《たた》えて「アーサー・アッシュ・スタジアム」と命名された。

一九九一年には、バスケットボール界のスーパースター、ＮＢＡのマジック・ジョンソンが、ＨＩＶに感染したとして突如に引退を発表した。彼は異性間で感染したことがわかり、全米に大きな衝撃を与えた。抗ウイルス薬のカクテル療法が効を奏して存命し、引退後は実業家、映画ＴＶ出演などで活躍している。

ロシア生まれの米国の作家アイザック・アシモフは、一九八三年に心臓バイパス手術を受けたときに輸血から感染してエイズで死亡した。科学、言語、歴史などに関する多数の著作があり、とくにＳＦ、科学啓蒙書《けいもうしょ》、推理小説はよく知られている。

日本ではエイズに感染してもカミングアウトする人が少なく、ネットなどで話題になっても確証はない。二〇〇八年一二月に死亡した飯島愛《いいじまあい》さんは、公式には肺炎とされたが、死因はエイズの噂《うわさ》が流れ、海外の新聞にも報じられた。ポルノ女優から作家、テレビのコメンテーターに転じ、エイズ撲滅運動にも積極的に参加してきた。

参議院議員の川田《かわだ》龍平《りゅうへい》さんは、血友病の治療のために使われた血液製剤がＨＩＶで汚染されていたために、エイズを発症した。その後、東京ＨＩＶ訴訟（薬害エイズ事件）の原告のひとりになり、二〇〇七年に参議院に当選した。主として薬害、医療、人権などの問題に取り組んでいる。

第三部 日本列島史と感染症の現状

第十章　ハシカを侮る後進国・日本

日本はハシカの輸出国？

「はしかのようなもの」という慣用句は、最近ではあまり耳にしないが、以前は「恋の病のように若さゆえに一度はハマるもの」といった意味でよく使われた。このように、ハシカは軽くみられがちだが恐ろしい感染症である。

衛生状態も医療水準も世界のトップクラスと自負している日本は、ことハシカに関してはワクチン接種率が低い「後進国」というレッテルを国際的にはられてきた。厚生労働省の研究班は、「国内のハシカはほぼ排除された」とする見解を二〇一三年九月に発表したが、他の先進地域よりも一〇年以上遅れた排除宣言だった。

日本の旅行者がハシカの流行を広げているという批判を物語る、こんな事件があった。二〇〇七年六月、修学旅行でカナダを訪れた東京都内の高校生と教員一三三人のうち、生徒の一人がハシカにかかりバンクーバーの病院に入院した。残りは旅行日程を終えて帰国するはずだったが、出国検査で一人に微熱があることが判明し、検査で免疫のない生徒三一人の搭乗が拒否されて足止めされた。

カナダではその一〇年前に国内で学生二四七人が集団発生して以来、ワクチン接種に力を入れ、二〇〇〇年には排除宣言を発表した。この日本人高校生の事件は、カナダでは大きく報じられ、「苦労してハシカを制圧したのに、国外からの持ち込みを取り締まれ」と、市民から抗議の声も聞かれた。

この事件を機に、日本の外務省はあわてて三〇歳未満でハシカの免疫がないとみられる渡航予定者に対し、ワクチンの接種を勧める異例の渡航情報を出した。ところが、世界保健機関（WHO）によると、二〇〇七年だけでカナダ以外に、米国、オーストラリア、台湾などに日本からハシカが「輸出」された。

米国疾病予防管理センター（CDC）は二〇〇八年二月に、日本人の少年が米国にハシカを持ち込んで三次感染まで引き起こしたと公表した。米国ペンシルバニア州で開かれたリトルリーグ・ワールドシリーズに参加した日本チームの少年（一二歳）が、現地でハシカと診断されて隔離されたのが発端だった。

その後、次々に二次感染が明るみに出た。会場に来る途中の機内で少年の前列に座っていた女性、空港勤務の男性、試合を見物していた少年とビジネスマン、さらに二週間後にテキサスに飛び火して、男子大学生一三人が三次感染した。わずかな間に三州で計二八人に感染し、ハシカウイルスの強力な感染力を改めて思い知らされた。

ＣＤＣが一連のハシカ感染を日本の少年が原因だとしたのは、日本で流行しているハシカのウイルスの遺伝子の型と一致したからだ。米国でも、ワクチン接種率は九五％を超え、二〇〇〇年にハシカの排除宣言を出しただけに、この流行にショックを受けた。

同じ年の七月に北海道・洞爺湖《とうやこ》町で開催された「Ｇ８主要国首脳会議」（洞爺湖サミット）では、事務局のホームページに「日本からハシカを持ち帰らないように、ワクチンを接種したかを確認し、まだの人は打ってきてください」という異例の注意情報が掲載された。

危機意識の低い日本

正式名称は麻疹《ましん》だが、これを「ハシカ」と読んで一般にはこちらの方が使われる。ハシカの語源は、西日本の方言の「はしかい（痛かゆい）」からきているといわれる。

「麻疹」は中国由来の言葉で、発疹《はっしん》の形状が麻の実に似ているためだ。

「痘瘡《とうそう》（天然痘《てんねんとう》）は器量定め、麻疹は命定め」と、かっていわれた。つまり、「天然痘にかかると顔にあばたが残り、ハシカにかかると命に関わる」という意味だ。誰でも一度は感染するが、死亡率の高いので恐れられてきた。世界的にみると、ハシカは五歳未満児の死亡原因で肺炎、下痢性疾患、マラリアとともに、つねに上位を占める。

ハシカウイルスは感染力が強く、咳《せき》やくしゃみによる飛沫《ひまつ》や接触でも感染する。一〇〜一二日の潜伏期を経て高熱、咳、鼻水、全身性の発疹が現れる。三八℃以上の発熱が数日つづき、この時期がもっとも感染力が強い。発疹は、顔面から体や手足の全身に広がり、数日後、色素沈着を残して回復に向かう。

感染は一〜二歳児に集中するが、近年では子どものときに予防注射を受けなかったため、一〇代や成人になって発病するケースが増えている。感染者の一〇人に一人は中耳炎《ちゅうじえん》、二〇人に一人は肺炎、一〇〇〇人に一人が脳炎《のうえん》を起こす。死亡率は一〇〇〇人あたり一〜二人だ。

厚生労働省が二〇一三年二月に発表した「麻疹ワクチン接種調査」によると、接種率（人口に占める接種者の割合）は全体では九五・三%に上昇しているものの、中学一年生相当年齢では八八・一%、高校三年生相当年齢では八一・四%しかなかった。しかも、二〇〇八〜一一年度の四年間で、定期接種の期間中に未接種だった人は合計二二五万人もいた。

ハシカの患者は、年齢別では一歳（二四%）について六〜一一ヵ月（一三%）が多く、二歳以下で四九%を占める。栄養の改善や対症療法の発達で、死亡率はハシカを制圧した先進国と同じく〇・一%程度と低い。これがかえって危機意識が低いことにつながっている。

危機意識の低さは、二〇〇七～〇八年に一万一〇一三人の感染者を出した大流行で思い知らされた。発病者が一〇～二九歳という比較的高い年齢層に集中したのが特徴だ。子どもに比べて若者は行動半径が広いため、南関東を中心とした地域的な流行が全国に拡散し、さらには国外へと広がった。このため、高校七三校、高専四校、短大八校、大学八三校が休校し、高校生以上にかぎっても一六五七人の患者が発生した。

ＭＭＲワクチン騒動

日本では一九六六年にハシカ予防ワクチンの接種が開始された。その後、一九七八年に定期接種がはじまった。これが一九八八年四月から、三種混合の「ＭＭＲワクチン」に切り替えられた。ハシカ（measles）、おたふくかぜ（mumps）、風疹（rubella）の頭文字を取ったものだ。

一～四歳の乳幼児を対象に、三回の接種が一度ですむという便利さが歓迎された。ところが、ワクチン接種がはじまって間もなく、副作用として無菌性髄膜炎《ずいまくえん》の発生がマスメディアでも大きく取り上げられるようになった。

一九九三年四月に厚生省が中止を決定するまでの四年間で、一六八二人の発病者が確認された。原因はおたふくかぜワクチンに使われたウイルスが、十分に弱毒化されていなかったためだ。

このため親が接種を怖がるようになり、一九七九年四月二日〜八七年一〇月一日に生まれた、一二歳以上一六歳未満の中学生の接種率は大きく低下してしまった。結局、この三種からおたふくかぜを抜いた「MRワクチン」に切り替えられた。

一九九八年には、三種混合ワクチンの接種と自閉症との間に関係性があると指摘する論文が英国で発表されたのをきっかけに、多くの訴訟が起こされた。英国、米国、カナダ、オーストラリア、ニュージーランドで接種が激減、逆にハシカに感染する子どもが急増した。結局二〇一〇年には、英国政府の委員会が調査の結果、ワクチンと自閉症の関連性は否定された。

さまざまな問題を抱えながらも、日本でも一九七八年のワクチンの定期予防接種開始以降は、ハシカの発生数は劇的に減少してきた。ところが、二〇〇〇〜〇一年に大量のハシカ患者が発生してふたたび大きな社会問題になった。「MMRワクチン」の中止以後、ワクチンの接種者数が減少したためだ。

全国三〇〇〇ヵ所の小児科医からの報告では、二〇〇〇〜〇一年には三万三八一二人の発症者があった。そこから推計すると、全国での患者数（病院への来院者数）は二〇万〜三〇万人におよんだと思われる。この数字は、他の先進地域と比べて格段に多いために国際社会に衝撃を与えた。

一歳児が確実にワクチン接種を受ければ、発生数は大幅に減らすことができる。小児科の医師、医療機関、保育所、保健所、行政などが二〇〇一年の流行を契機に開始した「一歳の誕生日を迎えたらワクチン接種を受けよう」というキャンペーンを展開した。その結果、ワクチン接種率は着実に上昇し、発生件数は明らかに減少してきた。

患者の全数が報告されるようになった二〇〇八年の一万一〇一五人から、〇九年は七三二人に急減し、一一年は四四三人、一二年二九三人、一三年二八二人と順調に減ってきた。ところが、二〇一四年は四月六日までに二五三人とまた上昇に転じた。中国などアジア各国からハシカが持ち込まれたためだ。

世界の発病者数

WHOは二〇一三年一月、二〇〇〇〜一二年の一三年間にハシカによる死亡者数は、世界で七一%も減少したと発表した。それによると、二〇〇〇年に約五四万二〇〇〇人だった死者数は、二〇一二年は一二万二〇〇〇人にまで急減した。発症者数も同じ期間に半減した。

ワクチンが普及する一九八〇年以前には、毎年約二六〇万人が死亡したことを考えると、人類の大きな進歩だ。乳幼児のワクチン接種率が、二〇〇〇年には七二%だったのが、二〇一二年には八四%まで上がったことが大きく貢献している。

しかし、依然として世界で年間約二〇〇〇万人以上が感染する。死亡率は先進地域では〇・一％以下だが、発展途上地域では二〇〜三〇％と高く、死亡者の九五％までが貧しい国々に集中している。

二〇〇九〜一〇年に、多くの国でアウトブレイク（感染爆発）が発生した。マラウイでは約一一万九〇〇〇人、ブルキナファソでは約五万四〇〇〇人、イラクでは約三万人、ブルガリアでは約二万二〇〇〇人、南アフリカ共和国では約一万八〇〇〇人の感染者が報告された。

なかでも、ベトナムはハシカの多発地域で、視覚障害者約六〇万人のうちハシカの後遺症によるものが多数を占めている。ウクライナでもハシカの流行がつづいており、二〇一二年一〜五月に約九二〇〇人の患者が報告された。ここでも、副作用を心配してワクチン反対運動が広がった影響で、接種率が下がったことが原因のひとつとなっているという。

二〇一三年から一四年にかけてアジアでふたたび流行し、中国では約二万七〇〇〇人が感染して二七人が死亡した。さらに、フィリピンなどから米国人旅行者が本国に持ち帰って感染を広げ、二〇年ぶりの流行になって全米の二〇州で五八五人の患者が出た。

多様なウイルスのファミリー

ハシカウイルスは遺伝子型によってA〜Hまでの八つの群に分けられ、さらに地域によって二三もの遺伝子の亜型に進化した。亜型には番号がふられ、群と亜型番号の組み合わせで分類される。

二〇一一年以後は国際的な監視体制によって「B2」「B3」「D4」「D8」「D9」「D11」「G3」「H1」の八種の発生が確認されている。これ以外に、一一種が一九九〇年以降見つかっている。人との長い関係からこれだけ複雑に枝分かれしたのだ。

これら遺伝子型は地域的に偏った分布をしている。たとえば、日本ではほとんどが「D9型」だった。米国で発病したリトル・リーグの日本人少年からこの型が検出されたために、日本から持ち込まれたウイルスと判明した。

中国では「H1型」、インドでは「D4型」「D7型」「D8型」、ヨーロッパでは「D7型」「D8型」、アフリカでは「B2型」「B3型」「C型」「D2型」「D3型」「D4型」といった型が流行した。しかし、人の移動とともに、他地域で流行する亜型が侵入してくる。

国立感染症研究所によると、国内の流行は二〇〇六〜〇八年には「D9型」から「D5型」（バンコク型）が優勢になった。さらに、二〇〇九年以後はこの型に代わって、タイから入ってきた「D9型」（山形県で発見）、インドからとみられる「D8型」(沖縄県)。二〇一〇年には中国から「H1型」(北海道と茨城県)、インドからの「D4型」(北海道)、フィリピンからの「D9型」(愛知県、三重県)などが報告された。

二〇一二〜一三年には「D8型」が成田《なりた》空港に勤務する女性から広がったと考えられ、愛知県で渡航歴のない小児、さらに岐阜県、山梨県でも報告された。これらの遺伝子配列はすべて同じだった。これと同じ配列を持つ「D8型」は近年、欧州、米国、オーストラリア、中東、インドなど世界各地域からも報告され、人の移動にともなって東半球にかなり広がっているとみられる。

自然界のモービリウイルス

ハシカウイルスは、パラミクソウイルス科のモービリウイルス属の一員である。この一族には、人間ばかりでなく、家畜や野生動物にも感染して大量死を引き起こしてきた病原性のものが多い。

モービリウイルスの宿主は、犬、キツネ、タヌキなどイヌ科動物だけでなく、フェレット、ミンクなどのイタチの仲間、アライグマ、パンダ、レッサーパンダ、さらにはアシカ、アザラシ、オットセイなどの海獣類、はてはライオン、トラ、ヒョウなど大型ネコ科動物にいたるまで、自然界でもきわめて広く分布する。

以前は「ハシカウイルス」「犬ジステンパーウイルス」「牛疫《ぎゅうえき》ウイルス」が、モービリウイルス属の主役だった。近年は、これにニワトリなどの鳥類に感染する「ニューカッスル病ウイルス」、オーストラリアで馬から人にも感染した「モービリウイルス肺炎ウイルス」などの病気が加わった。

一九八七年には、ロシアのバイカル湖に生息する淡水産のバイカルアザラシ約一万頭が死体で発見され、「アザラシモービリウイルス」が検出された。一九八八年には、ヨーロッパ北部の北海からバルト海にかけてゼニガタアザラシで感染が広がり、約一万八〇〇〇頭もの死体が沿岸に流れ着いた。

また、一九八七~八八年には、米国ニュージャージー州からフロリダ州にいたる大西洋沿岸に七〇〇頭を上回るハンドウイルカの死体が漂着した。この沿岸地域を回遊するハンドウイルカの半数に相当した。一九九〇~九三年は、地中海沿岸で約一〇〇〇頭を超えるシマイルカの大量死も発生した。これらは「イルカモービリウイルス」と命名された。

牛の感染症から変異

モービリウイルス属のなかで、ハシカウイルスにもっとも遺伝子の配列が近いのが牛の感染症の牛疫（リンダーペスト）ウイルスである。これが変異して人のハシカウイルスになったと考えられている。

牛は紀元前八〇〇〇年ごろに、インド、中東、サハラ以南アフリカで野生のオーロックスから家畜化されたと考えられる。この地域の遺伝子型の多様性が多いこともそれを裏づける。それ以来、人間にとってはもっとも重要な家畜である。食肉、牛乳、毛皮、角など、食料や日用品の材料を供給し、さらに耕作や運搬の役畜として飼われてきた。

これまで、牛疫ウイルスが変異してハシカウイルスが出現したのは、家畜化の歴史からみて五〇〇〇年前ぐらいと考えられてきた。確実にハシカの症状とみられる病気の古い記録からみて、七世紀ごろとみる研究者もいる。

東北大学大学院医学系研究科の古瀬《ふるせ》祐気《ゆうき》教授らは、遺伝子を比較して両ウイルスは一一〜一二世紀に分岐したとみている。

ハシカのウイルスは、二五万〜三〇万人の人口がないとその集団に定着できない。牛からヒトへは何度なくウイルスが感染したはずだが単発的な流行で終わり、一定規模の人口の集団が発達してきた一一〜一二世紀以後になって、やっと定着できたのかもしれない。それ以前にも、ハシカの集団発生とみられる流行があったが、この説にしたがうなら再検討を迫られることになる。

世界のハシカの歴史

ハシカとされる記録は七世紀までさかのぼることができる。一〇世紀ごろには、いたるところで子どもたちがこの病気にかかっていた。ハシカを最初に報告した、ペルシャの哲学者で医者だったイブン・ザカリヤ・ラゼス（八六〇〜九三二）は、これを伝染病ではなくて、乳歯が抜けるのと同じように子どもが経験する自然現象にすぎないと考えた。

一四世紀になると、中国の明《みん》時代に出版された医学書『古今医鑑』には、ハシカを意味する麻疹という記載が登場する。

天然痘とともに新世界にハシカを持ち込んだのはコロンブスの一行だ。免疫がまったくなかった先住民にとっては、破壊的な影響をもたらした。キューバではスペイン人の持ち込んだハシカによって、一五二九年に先住民の三分の二が死亡した。その二年後にはホンジュラスで人口を半減させる流行が起き、メキシコやその他中米地域に拡大していった（第三章）。

米国では一七世紀後半から一八世紀にかけて東海岸では二〜三年おきに流行して多くの死者を出した。一九一二年に最初の大流行があり、一万二〇〇〇人が死亡した。

一七五七年にはスコットランドの医師が、患者の血液からもハシカが感染することを見いだした。その後も局地的な流行を繰り返してきた。アイスランド、グリーンランド、アラスカなどの高緯度地帯、ハワイ、サモア、フェロー諸島、オーストラリア、ニュージーランドなどの南太平洋といった「処女地」で、住民の九割以上が感染するような深刻な事態を引き起こした。

一八五〇年代にはハワイの人口の二割、一八七五年にはフィジーで人口の三割、一九世紀にはインド洋のアンダマン諸島の人口をほぼ皆滅させた。

戦乱が後押しするハシカの流行

戦乱にはハシカの流行がつきもので、その後も第一次・第二次世界大戦、湾岸戦争、コンゴ内戦、ソマリア内戦でもハシカが流行した。歴史家ウィリアム・マクニールの『疫病と世界史』によると、ハシカは過去一五〇年の間に二億人以上の命を奪ったという。

一九五四年に米国ハーバード大学でウイルスが分離され、一九六三年に米国ではじめてハシカのワクチンが認可を受けて、ハシカの歴史は一変した。それまで米国内では、二〜三年ごとに流行が繰り返され、その都度三〇〇万〜四〇〇〇万人が発病し、五〇〇人前後が死亡した。ワクチンの普及で発病者は九九%も激減した。

しかし、一九八五〜八八年にワクチンを打った子どもの間でハシカにかかるものが増えてきた。一九八九〜九〇年には五万五六〇〇人の感染者が出て一二三人が死亡、その九割までが五歳未満だった。一回だけの接種では効果が低いことがわかってきて、五歳から一九歳は二回接種が標準になった。

ＷＨＯは世界中からハシカを根絶するための目標を掲げている。南北米大陸ではすでに二〇〇〇年から国内起源のハシカの発生件数がゼロになっている。日本が属しているＷＨＯ西太平洋事務所では、二〇一二年を目標にしてきたが、日本や中国という大人口を抱えて達成はできなかった。地中海沿岸地域、ユーラシア大陸でも二〇一〇年をもって発生件数をゼロにするという目標を掲げたが、ワクチン購入のための資金不足などから達成できなかった。

日本のハシカの歴史

ハシカは一度はかかる伝染病として恐れられていたため、各地にハシカに関する記録や伝承や民間信仰が数多く伝わっている。平安時代以後、「赤斑瘡／赤瘡（あかもがさ）」として文献に登場する疫病は今日のハシカだというのが通説だ。日本で記録に残る最初のハシカの流行は、平安時代の歴史物語『栄花《えいが》物語』の「嶺の月」の章に出てくる長徳《ちょうとく》四年（九九八）のことだ。

「今年、例のもがさにあらで、いと赤き瘡《そう》の細かなる、出で来て……」とある。「もがさ」とは疱瘡《ほうそう》で天然痘を意味し、「赤き瘡」とは「赤疱瘡」、つまりハシカを指すといわれる。平安京を直撃し、貴族も多数死亡して政治に混乱をきたした。
世は藤原道長《ふじわらのみちなが》（九六六〜一〇二八）の絶頂期だった。娘三人をそれぞれ天皇に嫁がせ、摂政として権力を振るった。だが、溺愛《できあい》していた末娘の嬉子《きし》（後冷泉《ごれいぜい》天皇の母）がハシカで亡くなり、これを機に天皇家との関係が薄れ、病気がちになって権力を失っていく。

この平安時代から鎌倉時代にかけては、疫病の流行をはじめ、大地震、火山噴火、大火事、飢饉《ききん》、戦火などの災害が多発した。当時は対策としては元号（年号）を改めることぐらいしかできなかった。これを「災異改元」という。

歴史上一〇二回あったが、そのうちの七一回までが平安・鎌倉時代に集中している。この改元の理由の内訳は、天然痘の流行が一二回、ハシカが七回もあり、この二つの感染症がいかに恐怖の対象であったかがうかがわれる。

たとえば、建長《けんちょう》八年（一二五六）は、一〇月五日に改元されて康元《こうげん》元年になった。秋になって京都から入ってきたハシカが鎌倉で大流行したからだ。後深草《ごふかくさ》天皇や宗尊《むねたか》親王につづいて、執権北条時頼《ほうじょうときより》、北条実時《さねとき》の妻、北条長時《ながとき》の子息らが次々と感染し、時頼の娘、将軍・藤原頼嗣《よりつぐ》、問注所執事・三善康連《みよしやすつら》らが死亡した。北条時頼も重体に陥ったが、快癒を機に執権職を長時にゆずって出家した。

将軍・徳川綱吉の最期

江戸時代に入っても、ハシカは二五〜三〇年おきに流行を繰り返した。文献に残るものだけで、江戸時代だけで一三回の大流行があった。江戸の庶民にとって、疱瘡（天然痘）・麻疹（ハシカ）・水疱瘡（水痘）は「御役三病」とよばれ、この三つを無事に終えることが最大の願いだった。

とくに天然痘とハシカは死亡率が高く、流行のたびに多くの人命が失われた。なかでも、享和《きょうわ》三年（一八〇三）の流行は規模が大きかった。その前年に朝鮮半島で流行しそれが対馬《つしま》を経て長門《ながと》に上陸、西日本に拡大した。

文久《ぶんきゅう》二年（一八六二）の六〜七月の大流行では、奉行所が各寺社からの報告を集計した記録によると、江戸だけで約二四万人の死者が出た。一回のハシカ発生による死亡者数としては史上最多とみられる。この模様は、『武江《ぶこう》年表』（武蔵《むさし》国江戸の年表）に「良賤《りょうせん》男女この宿痾《しゅくあ》に罹《かか》ざる家なし」と、記録されている。

ハシカで亡くなった史上でもっとも有名な人物は、「生類憐《しょうるいあわれ》みの令」を発した五代将軍の徳川綱吉《とくがわつなよし》であろう。城の奥深くで育ったので、子ども時代にハシカの感染を免れていたと思われる。宝永《ほうえい》五年（一七〇八）の冬、江戸市中にハシカが大流行した。暮れになると江戸城内でも感染者が続出した。綱吉もこのハシカの合併症とみられる病気であっけなく亡くなった。六四歳だった。

子どもの成長を祝う「七五三」は、天和《てんな》元年（一六八一）に、綱吉の長男で館林《たてばやし》城主である徳川徳松《とくまつ》の健康を祈ってはじまったとされる。地方によってさまざまな行事がある。この当時は、感染症や栄養不足による乳幼児死亡率が高く、数えで七歳くらいまでは生きながらえるかどうかわからなかった。やっと元気に育つメドがたったお祝いでもある。

天然痘やハシカの患者の身のまわりを、衣服からふとんまですべて赤いものを使うことで病魔をはらうという信仰が、庶民から将軍家まで行われていた。

全快したときの盛大なお祝いの様子を描いた錦絵のコレクションが、「内藤《ないとう》記念くすり博物館」（岐阜県各務原《かかみがはら》市）には、数多く所蔵されている。一九世紀初頭に登場した「麻疹絵（ハシカ絵）」である。この絵に描かれているのは大人が多いことから、子どもだけの病気ではなかったことがわかる。

第十一章　風疹の流行を止められない日本

再流行が妊娠世代を直撃

妊婦が日常生活のなかでかかる感染症で、もっとも恐ろしいのは風疹《ふうしん》だろう。妊娠四週目までに感染した場合、生まれた赤ちゃんの半数が「先天性風疹症候群」（CRS）にかかり、胎児が死亡して流産するか、耳や目に先天性の障害を持って生まれる危険性が高いからだ。

二〇一二年からはじまった風疹の再流行は、妊娠世代を直撃した。このためCRSの出産が急増して、国立感染症研究所への報告では三五人に達した（図-20）。統計のある一九九九年以来もっとも多く、これまで最多だった二〇〇四年の一〇人に比べても三倍にもなる。

風疹は感染しても胎児以外の症状は比較的軽い。軽いかぜ症状からはじまり、発熱もあまり高くない。全身に赤い発疹《はっしん》が見られ、リンパ節が腫《は》れ、関節痛、関節炎などの症状が現れる。症状の出る期間は三日ほどで短く、以前には「三日ハシカ」とよば

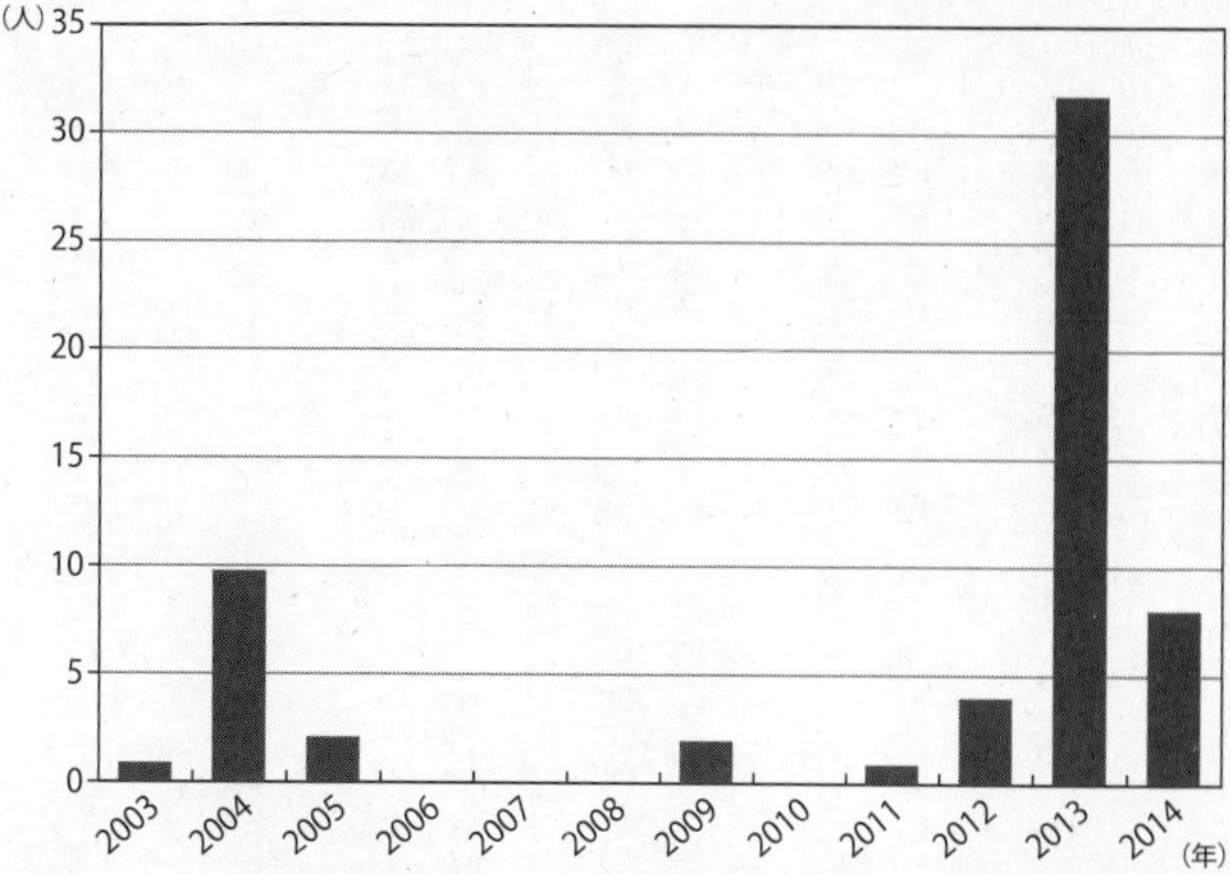

図－20　風疹による CRS の発生件数（国立感染研究所の発表をもとに作成）

れた。ウイルスの放出期間は発疹出現の前後約一週間とされる。

国内の風疹の患者数は二〇〇四年に推計四万人に達した後は減りつづけて、年間数百人程度に収まっていた。ところが二〇一一年にアジアで流行が勃発《ぼっぱつ》、そこで感染して帰国した男性が職場に持ち込むケースが増えて、二〇一二年には約二四〇〇人に急増した。

さらに二〇一三年には、約一万四〇〇〇人に達して前年の六倍になった。全国的な統計がとられはじめた二〇〇八年以降で最多を記録した。首都圏や関西圏からはじまって、東海や九州などの地域にも広がった。これらの風疹感染者の八割までが、風疹の予防接種を受けていない二〇歳から四〇歳の男性だった。

この年、プロレス団体「ノア」は試合開始前に、アナウンスで風疹ワクチンの接種を呼びかけた。所属する一〇人の選手のうち、三人が相ついで感染して欠場したためだ。屈強なプロレスラーも風疹には勝てなかった。

日本は風疹流行ワースト3

日本の大流行は各国で大きく報じられた。米国疾病予防管理センター（CDC）は二〇一三年六月に、風疹の流行がつづく日本への渡航注意情報を出した。ワクチン接種や風疹にかかった経験がない妊婦は、流行が収まるまで渡航を延期するよう勧告した。この注意情報はリスクの低い順にレベル1から3までの三段階があり、今回はレベル2。

ついで、カナダ保健省も日本への渡航者への注意を呼びかけた。いずれも、公衆衛生上の問題を抱えた発展途上地域並みの扱いで、観光立国を目指す日本にとっては屈辱的だった。

世界保健機関（WHO）は、二〇一四年二月に発表した週間報告で世界的な風疹の流行を取り上げ、日本はポーランドとルーマニアとともに、「風疹流行ワースト3」として名指しされた。

二〇一三〜一四年に世界の八四ヵ国から発生の報告があったなかで、感染者一〇〇〇人以上の国は、この三ヵ国以外にロシア、ウクライナ、インドネシア、南アフリカ、ウガンダ、中国の計九ヵ国だった。CRSの発生数も、日本はベトナムやザンビアなどにつづいて七番目だった。先進国では最悪の流行国になった。

風疹の大流行を受けて、厚生労働省の専門委員会は二〇一四年一月に流行を防止するための指針案をまとめた。免疫のない成人男性らに予防接種を重点的に働きかけ、東京オリンピックが開かれる二〇二〇年までに根絶を目指すことになった。

先天性風疹症候群の影響

二〇世紀にはいって、風疹とみられる感染症は、米国では六〜九年ごとに、ヨーロッパでは三〜五年ごとに流行してきた。しかし、長いことハシカや猩紅熱《しょうこうねつ》と混同されていた。

一七四〇年にドイツの医師フリードリッヒ・ホフマンが、はじめて独立した病気であることを突き止めた。一七五二年と一七五八年にドイツの医師によって流行が報告され、「ドイツハシカ」とよばれるようになった。一八六六年にインドで大流行したときに、英王立砲兵部隊の軍医ヘンリー・ビールが「ルベラ（rubella）」と命名した。ラテン語の「小さな赤斑《せきはん》」を意味する。

オーストリアで大流行した翌年の一九四一年、陸軍の眼科医ノーマン・グレッグが、七八例の先天性白内障《はくないしょう》を調べて、六八例までが母親が妊娠中に風疹に感染していたことを突き止めた。

そのほかにも心臓の異常などが多発した事実から、グレッグは風疹が胎児に障害を与える可能性を警告した。はじめは否定的だった医学界も、やがて受け入れて風疹の妊婦への影響が広く知られるようになった。

抗体を持たない、あるいは抗体価の低い女性が妊娠初期に風疹にかかった場合、胎児に障害が現れる確率は、妊娠四週目までに感染した場合五〇%以上、五～八週で三五%、九～一二週で一五%、一三～一六週で八%、二〇週以降はほとんど影響がないとされている。その先天異常は、「聴覚」では内耳性《ないじ》難聴、「目」では白内障や緑内障《りょくないしょう》、「心臓血管系」では心臓中隔《ちゅうかく》欠損、肺動脈狭窄《きょうさく》などがある。

六〇年代に世界的流行

一九六二～六五年にヨーロッパではじまった風疹の世界的な「感染爆発」は、米国にも飛び火した。一九六五年には米国で一二五〇万人が感染して、その結果、早流産が一万一二五〇件、妊娠中絶二万件、新生児死亡が二一〇〇人におよんだ。

ニューヨーク州だけで、新生児の一%になんらかの異常があり、CRSの子どもは全米で二万人を超えた。内訳は、聴力障害一万二〇〇〇人、視力障害三五八〇人、精神障害一八〇〇人などだ。経済損失は一億五〇〇〇万ドルと推定された。

ちょうど、「つわり」の特効薬として使われたサリドマイドによる先天異常が大きな社会問題になっていた時期で、妊婦にとっては受難の時代だった。

米国では風疹障害児が増えるのにつれて、人工中絶の是非をめぐる議論が白熱した。当時、中絶の賛否をめぐる対立は激しく、反対派が中絶手術をした医師を殺害し、診療所を爆破するなど過激な運動を展開して、「内戦」とさえいわれた。

しかし、一九七三年一月、連邦最高裁は中絶を合法とする判決を下した。CRSの多発がこの判決を後押しする形になった。ワクチンが普及していない発展途上地域から侵入してくるため、先進地域でも突発的な流行が繰り返されている。

英国では、一九九三年と九六年に流行が起きた。外国人移住者から感染が拡大したと推定されている。一九六七年にカナダで四〇〇〇人、一九九八年にはメキシコで七〇〇〇人、一九九八〜二〇〇一年にイタリアで二万人以上が発症した。

二〇一三年一月以後、ポーランドでは二万一二〇〇人の風疹患者が報告されて、六年ぶりの大流行になった。二〇〇四年に風疹ワクチンの二回接種が実施されるまで、女児にしか予防接種をしなかった影響と考えられる。この流行で、二〇一五年までに風疹根絶を掲げる欧州連合（EU）の目標達成が危ぶまれている。

沖縄に広がったCRS

米国の流行は、一九六四年に当時は米軍の統治下にあった沖縄に飛び火した。ベトナム戦争に従軍するため、本国から沖縄へ移動した米軍兵士らが持ち込んだとみられる。この流行で、沖縄では一九六五年に四〇八人の障害児（その年の出生数の約二％）が生まれた。

そのため、一九六九年には沖縄県内各地の学校に風疹障害児のための学級が併設された。この学級が一九七八年に独立して、「北城《きたしろ》ろう学校」として聴覚障害児の学校になり、計一九学級に一四〇人が入学した。その後、普通科と職業科からなる高等部が開設された。一九八四年三月には全生徒が卒業して六年間の短い歴史を閉じた。

日本でも風疹の流行で、人工中絶の増加や周囲から中絶を強要されたといった報道が流れた。CRSで生まれた子どもに対して、その数十倍が中絶されていると推定する専門家もいる。感染した妊婦にとっては重い決断になった。

鎌倉時代からあった風疹

風疹は古くから知られていた。たとえば、鎌倉時代に成立した歴史書『吾妻鏡《あずまかがみ》』には、寛元《かんげん》二年（一二四四）に大納言家や将軍家でさえも患者が続出した「三日病《みっかやまい》」の記述がある。軽度のハシカなども混じっている可能性はあるが、ほぼ風疹とみられる。

その後の文献にも「三日病」の流行はしばしばみられる。

名医の遺著や文献の発見に努めた医師、富士川游《ふじかわゆう》（一八六五～一九四〇）著の『日本疾病史』（一九一二年刊）によると、永和《えいわ》四年（一三七八）から安永《あんえい》八年（一七七九）まで五回の目立った流行があった。

中島陽一郎《なかじまよういちろう》著の『病気日本史』（二〇〇五年）には、風疹と飢饉《ききん》が同時期に発生した事例の多いことが指摘されている。天授《てんじゅ》四年（一三七八）には、「近日、天下に三日病がはやって、貴賤《きせん》にかかわらずひとり残らず感染した」と、南北朝時代の公卿《くぎょう》三条公忠《じょうきんただ》の日記『御愚昧記《ごぐまいき》』にある。

また、応永《おうえい》一五年（一四〇八）から寛正《かんしょう》四年（一四六三）にかけても流行して「餓死者数千人、疫死（病死）はその数を知らず」というほどの惨事になった。安永八年（一七七九）の全国的な流行では疫死者は数十万人におよんだ。

天保《てんぽう》六年（一八三五）には疫死者は一〇万人を数え、その翌年から一説では約一〇〇万人の餓死者を出した「天保の大飢饉」がはじまった。当時の風疹の症状は現在と比べて重篤で、長期間衰弱して農作業にも差し支えたことが、飢饉を深刻化させたと指摘されている。このときは「三日ハシカ」とよばれ、ハシカと区別されている。

その後、「風疹」とよばれるようになった。中国語で病気を引き起こす邪気である

「風」と、皮膚の表面に現れる小さな赤い斑点や吹き出物を意味する「疹」とが語源である。中国語では「风疹」と書く。

明治以後も五~九年ごとに春から初夏にかけて大きな流行があり、近年では一九六四年から二〇〇四年まで五回の流行が繰り返された。一度風疹にかかった人は免疫ができて二度とかからないといわれるが、免疫力が低下していた人や、がん治療などで免疫力が落ちた人は再発することがある。

風疹ウイルスの遺伝子

風疹ウイルスはトガウイルス科のルビウイルス属に属する。ルビウイルスに属するRNAウイルスとよばれるウイルスである。「トガ」とは、古代ローマ人が体に巻きつけた長い布のことだ。このウイルスが厚い外被でおおわれているのでトガにたとえられた。自然界では、風疹ウイルスと近縁のウイルスが見つからず、人のみで流行する。そのために起源はわかっていない。

風疹ウイルスは、遺伝子の配列によって、大きく「1型」と「2型」の二つの群に分けられ、それがさらに一三の亜型に細分化される。流行した地域によってこの「型」が違ってくるため、その型の分析から流行の過程を追うこともできる。現在世界に広がっているのは「I型」で、遺伝子の変化からみて一九四〇年代に流行がはじまったと考えられる。

日本で二〇〇四年に流行したときの遺伝子型は「1j」が多かった。この型は日本とフィリピンでしか見つかっていない。ところが、二〇一二年の流行で遺伝子型が調べられた一五〇株のうち、「2B」遺伝子型が八二%ともっとも多く、ついで「1E」の一七%だった。この二つの遺伝子型は、中国やベトナムで流行したものだ。二〇一二年からの再流行がアジア起源であることを物語っている。

世界的流行の原因は、戦争などによる人の大量移動が引き金になっているとみられる。第二次世界大戦中の一九四〇年にオーストリアで起きた大流行は、軍隊を中心に発生した。沖縄での流行もベトナム戦争が関与している。米国陸軍は、移動にともなって集団発生して兵士を危険にさらす感染症として、ハシカ、おたふくかぜとともに風疹をあげている。

「2型」は、アジアやヨーロッパのより狭い領域で流行しているが、おそらく一九世紀半ばに分布したもので、それ以前に存在した型と入れ替わった可能性が考えられるという。

ワクチンをめぐる混乱

米国では一九六二年に風疹ウイルスの分離に成功して、この株から弱毒性ワクチンがつくられた。その後、ワクチンが普及して、二〇〇四年にCRSの撲滅宣言が出された。しかし、旅行者や移住者によって海外からウイルスが持ち込まれ、散発的な発生はつづいている。

欧米に遅れること八年。一九七〇年に日本でも患者から分離した株をもとに弱毒性ワクチンが開発された。当初、接種対象をめぐって議論があった。男女の全幼児に接種するという米国方式か、女子中学生のみに接種するという英国方式か。日本は一九七七年に英国方式を採用して、女子中学生にしぼって接種を開始した。

この二つの方式の優劣は間もなく明らかになった。米国では風疹の患者が激減し、その結果としてCRSの出生がゼロに近くなって、根絶宣言を出すところまできた。一方で、日英方式では、男児には免疫がないことから、流行が断続的に発生した。結局、すべての幼児に接種するという米国方式に転換を余儀なくされた。

一九八九年四月からは、生後一二～七二ヵ月児へのハシカワクチンの定期接種のときに、ハシカ・流行性耳下腺炎《じかせんえん》（おたふくかぜ）・風疹の三種混合のMMRワクチンを選択してもよいことになった。

幼児へのワクチン接種によって、全国規模の流行はなくなった。ところが、MMRワクチンの接種を受けた子どもが増えるにつれて、含まれているおたふくかぜワクチン株が原因の「無菌性髄膜炎《ずいまくえん》」が増えてきた。子どもを持つ親から不安の声が高まり、四年後の一九九三年四月にMMRワクチンの接種が中止になった（第十章）。

発熱、頭痛、吐き気などの症状が出る無菌性髄膜炎は、厚労省研究班の報告（二〇〇七年）によると、二二八二人の接種につき一人が発症した。その他の調査でも、約一〇〇〇〜三〇〇〇人に一人の割合で発生した。ただ、重い後遺症が出る割合はかなり低いとされる。

一九九四年の予防接種法の改正にともなって、風疹ワクチンは一〜七歳半（一二ヵ月〜九〇ヵ月）の全員に接種されることになった。その後風疹の大きな流行はなくなり、二〇一〇年の患者数は八七人でCRSも年間ゼロになった。

現在は、子どものワクチン接種は二回になり効果が高くなっているが、一九九〇年四月一日以前に生まれた人は、子どものころに一回しか接種を受けていないので、感染の危険は残されている。専門家は「妊娠を希望する女性は必ず二回目を受けてほしい」と呼びかけている。

他の先進国とのワクチンギャップ

風疹にかぎらず「ワクチンで防げる感染症」（VPD）の予防については、日本の国際的評価は先進地域のなかで最低レベルにある。他の先進地域とワクチン行政の差は「ワクチンギャップ」とよばれてきた。米国では、予防接種諮問委員会（ACI

P）が一元的にワクチン行政を扱う機関があるが、日本にはまだない。ハシカ、水ぼうそう、おたふくかぜ、結核などが流行するのは先進地域では日本ぐらいのものだ。
二〇一三年四月には、ヒブワクチン、肺炎球菌ワクチン、ヒトパピローマウイルスワクチンの三つのワクチンが、任意接種から定期接種へ変更された。二〇一三年の暮れになって、小児の水痘《すいとう》ワクチンと高齢者の肺炎球菌ワクチンを予防接種法に基づく定期接種に加えた。

しかしながら、三歳以上の水痘ワクチンや、おたふくかぜワクチン、B型肝炎ワクチンなどは、いまだに任意接種のワクチンであり、自己負担で接種する場合には負担が大きい。WHOが一九九二年以来、B型肝炎のワクチンの定期接種を推奨してきた。すでに、世界約一八〇ヵ国で定期接種されている。

日本では、妊娠中にB型肝炎のキャリアであることがわかった場合は、健康保険で接種できる。日本には、推定約一一〇万～一四〇万人のキャリアがいると厚労省は推定している。

WHOによると、B型肝炎のキャリアは世界で約二億四〇〇〇万人にのぼり、年間約七八万人が死亡する。とくにサハラ以南アフリカ、中国、東南アジアに集中している。B型肝炎ワクチンによって九五％が予防できるとされる。ただし、C型肝炎ワクチンは開発されていない。

予防接種の空白期

二〇〇六年四月から、副作用が問題となったおたふくかぜワクチンを除いた、ハシカ・風疹混合ワクチン（MR）の接種がはじまった。だが、この中止された期間、つまり一九七九年四月二日から一九八七年一〇月一日生まれの世代は、風疹の予防接種を受けていない空白の時期になった。

この間に生まれた一二五〇万人には経過措置として接種が行われたものの、実際に接種を受けたのは約四割の四九〇万人にとどまった。つまり、四九歳以下の日本人で風疹の免疫を持たない人は約七六〇万人と推定される。この年代の女性が結婚・出産時期に入る二〇〇〇年以降、妊娠時の風疹感染によるCRSの発生が懸念されるようになった。

二〇一一年度の国の調査では、二〇～四〇代の男性の一五％（二〇代八％、三〇代一九％、四〇代一七％）が風疹への抗体を持っていなかった。一方、二〇～四〇代の女性の四％が風疹への抗体がなく、一一％は抗体価が低く感染予防の効果が薄いことも判明した。

海外渡航に必要なワクチンのリストにも風疹ワクチンは入っていないため、これらの世代が海外で感染して日本に持ち込み、国内で流行させるケースもあるとみられる。

これが二〇一二〜一三年の大流行につながった可能性もある。

二〇〇六年にはじまった現行制度では、一歳と小学校入学前の二回、個別接種が受けられ費用は公費負担だ。だが、過去の制度で予防接種を受けなかった人の場合は、自己負担が原則である。男性から女性に感染させることも多く、男性の接種が急務とされる。国立感染症研究所によると、現在の風疹のワクチンは副作用が少なく安全性は高いという。

国立感染症研究所が、二〇一三年に報告された患者の感染の経路を調査した。その結果、職場が三一・六%。ついで家族の一八・九%、学校四・〇%、医療機関〇・四%などだった。風疹は子どもではなく、大人が流行の中心だったことが明らかになった。

映画化された風疹

風疹にかかった有名人として真っ先に名前があがるのが、元大リーガーのカーティス・プライドだ。一九九三年のモントリオール・エクスポズから二〇〇六年にロサンゼルス・エンゼルス・オブ・アナハイムを最後に引退するまで、ボストン・レッドソックスやニューヨーク・ヤンキースなど八つのチームで外野手としてプレーした。

プライドはメリーランド州で生まれ、幼いときに風疹にかかってその後遺症で難聴になった。彼が生まれた一九六八年は、大流行の余波がつづいていた。米国ではじめて風疹ワクチンが導入されたのはその翌年のことだ。スポーツ万能で、一六歳のときに、サッカーのU-17ワールドカップの第一回大会（中国）に出場して二ゴールをあげたこともある。

戸部良也著『青春の記録―遥かなる甲子園・聴こえぬ球音に賭けた16人』（双葉社刊、一九八七年）は、沖縄の「北城ろう学校」の野球部が、一九八三年の夏の高校野球の沖縄県大会に出場したノンフィクションだ。

大澤豊監督によって映画化（一九九〇年、**写真-12**）され、さらに山本おさむの漫画作品や、テレビ・演劇版も制作された。身体的なハンディから参加を認められないなどの制度的な障害を乗り越えて、沖縄県予選出場を果たした。結果は大差のコールド負けを喫する青春物語だ。

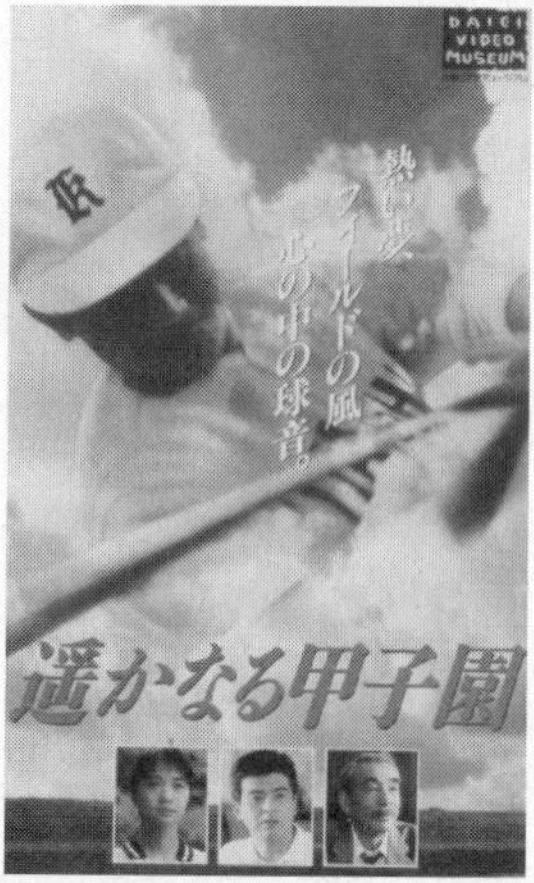

写真－12　映画化された北城ろう学校野球チーム（「遥かなる甲子園」ビデオジャケットより。大映ビデオ、廃盤）

風疹が登場する小説には、一九六二年に出版されたアガサ・クリスティのミステリー『鏡は横にひび割れて』が有名だ。ちなみに、この年はヨーロッパで風疹の大流行が起きた年だ。クリスティの代表的なキャラクター、老嬢の探偵ミス・マープルが主人公のものとしては、最高傑作という評価もある。

ミス・マープルが住む小さく静かな田舎の村が舞台。村に引っ越してきた米国の有名女優を招いたパーティーで、同席した地元の女性が毒殺された。実は二人はかつて会ったことがあり、そのときに妊娠していた女優は彼女から風疹をうつされ、生まれた子どもは重度の障害児になった。この因縁が事件の背後にあった。

第十二章　縄文人が持ち込んだ成人T細胞白血病

偏って分布するHIVの兄弟分

日本人に多い「成人T細胞白血病」（ATL）という血液のがんがある。大人になってから起きる白血病の一種で、免疫をつかさどるT細胞が異常に増える病気だ。原因は「ヒトT細胞白血病ウイルス1型」（HTLV‐1）というウイルス。ここでは「T細胞白血病ウイルス」とよぶことにする。

あまり知られていないが、国内には一〇〇万人を超えるウイルス保持者（キャリア）がいる。そのなかから発病する人はごくわずかだが、いったん病気になると死亡率は高いので恐れられている。

このウイルスのキャリアは、国内でも世界的にみても不思議な偏った分布をしている。そこに、人類が歩んできた歴史が秘められ、日本人の起源論にも一石を投じた。

この成人T細胞白血病の研究は、日本人研究者が世界をリードしてきた。一九七三年に京都大学医学部附属病院の高月清《たかつききよし》医師のところへ九州から白血病の女性が診察を受けにきた。ふつうの白血病はリンパ球由来であるのに対し、その患者の白血病細胞はT細胞由来だった。高月医師は一九七七年に「成人T細胞白血病」として報告した。京都大学ウイルス研究所の日沼頼夫《ひぬまよりお》教授らが、この白血病の培養細胞からウイルスを発見した。さらに、がん研究会がん研究所の吉田光明博士が遺伝子の構造を明らかにして、「ヒトT細胞白血病ウイルス」(HTLV)と名づけたが、ウイルスの正体まではわからなかった。

ウイルスが特定されたのは、エイズウイルス(HIV)発見の三年前の一九八〇年のことだ。エイズウイルス発見の一番乗りを争った米国立衛生研究所(NIH)のロバート・ギャロ博士が、カリブ海の黒人から原因のウイルスを分離した。

彼は当初、HIVを「T細胞白血病ウイルス3型」と命名したほど両者の共通点が多かった。どちらのウイルスもRNA型のレトロウイルスに属する「がんウイルス」である。HTLVの発見のお陰でエイズ研究も加速することになった。

一方で、長崎大学の日野茂男教授らによって一九八四年に感染経路が突き止められ、ウイルスに感染した母親から母乳を通して赤ちゃんに感染する「母子感染」が主な経路であることが明らかになった。この感染経路が明らかになったことで、乳児の九割以上が感染から免れるようになった。

T細胞白血病ウイルスの場合は、感染しても発症する確率は二〇～二五人に一人。

潜伏期間が数十年かかることも珍しくなく、発症年齢の平均は六一歳だ。五〇歳以上生きる人が少なかった時代には、患者はかぎられていた。社会的な問題になったのは寿命が延びた戦後のことである。

風土病扱いの病気

「T細胞白血病」は化学療法の効果が期待できず、治療が難しかった。発症すれば平均生存期間は一年間ほどで、二年生存率は三割程度という危険な感染症だった。にもかかわらず、これまであまり注目されなかったのは、潜伏期間が長く発症率が低いことも理由だろう。

厚生省が一九九一年にまとめた「T細胞白血病ウィルス」に関する報告書では、「地域差が大きいので国が全国一律に関与するより自治体の裁量に委《ゆだ》ねるのが望ましい」と、風土病並みの扱いにされた。

エイズに比べてとかく軽視されがちだ。エイズの発症者と感染者は累積で約二万人。報告されていない感染者は多く見積もっても総数で五万人ぐらいだろう。一方、T細胞白血病ウィルスの感染者は一〇〇万人を超えるから、エイズの二〇倍も多いことになる。

しかし、名古屋《なごや》市立大学の上田龍三《うえだりゅうぞう》教授によって有効な治療薬が開発され、患者の半数は完治あるいは症状が好転するまでになってきた。一方、大阪大学免疫学フロンティア研究センターの坂口志文《さかぐちしもん》教授のグループは、ワクチンの開発を進めている。

発症の仕組み

レトロウイルスはRNA遺伝子を持ち、宿主に感染すると自らのRNAを宿主のDNAに組み込んで、自己複製（増殖）をはじめる。他人の家に上がり込んで居候《いそうろう》を決め込み、子どもをいっぱいつくってその家のものを使い尽くし、いずれは破産させてしまうようなものだ。

血液中の白血球は病気に対する防衛、つまり免疫を担当する細胞だ。白血球にもいろいろ種類があり、そのうちの二〇～四〇％をリンパ球が占める。リンパ球は骨髄《こつずい》で生まれ、そのうちの七〇～八〇％が、免疫反応全体を指揮する「T細胞」である。「T細胞白血病ウイルス」は名のとおり、このT細胞に好んで感染して白血病を起こす。つまり、免疫系のかなめを破壊するのだ。感染の経路は、①母子感染（約六割）、②セックスによる感染（約二割）、③輸血その他による感染（約二割）、の三つが主要なものだ。一度感染すると、ウイルスは生涯消え去ることはないと考えられている。

母乳には母親のリンパ球がたくさん含まれているために、乳児にウイルスを感染させるリスクが高い。ただ、T細胞白血病ウイルスはエイズウイルスと異なって、血液製剤などでは感染しない。性行為では男性から女性にうつすことはあっても、逆はほとんどないとされる。これは、男性の精液にあるリンパ球にウイルスが入り込むためと考えられる。

このウイルスは白血病以外にも、脊髄や呼吸器系などにさまざまな病気を引き起こす。

一〇〇万人を超える感染者

二〇〇九年の厚生労働省の調査では、感染者数は全国で約一〇八万人とされた。二〇年前の調査では、約一二〇万人とみられたので、わずかながら減少傾向にある。一方で、二〇〇六〜〇七年にはじめて献血した全国の約一一九万人を対象にした調査では、〇・三%の三七八七人の感染が確認された。

陽性者の地域別の割合は、もっとも多い九州・沖縄は、二〇年前の五〇・九%から四一・四%に減った。その一方で、首都圏は一七・三%（前回一〇・八%）、中京圏八・二%（前回四・八%）、近畿圏二〇・三%（前回一七・〇%）と大都市圏での増加が目立つ（図-21）。

大都市圏に広がっている理由は、感染者が都市部に移動したためか、大都市圏での感染が広がっているためかはわからない。感染者が発病する率は、四〇歳以上でみる

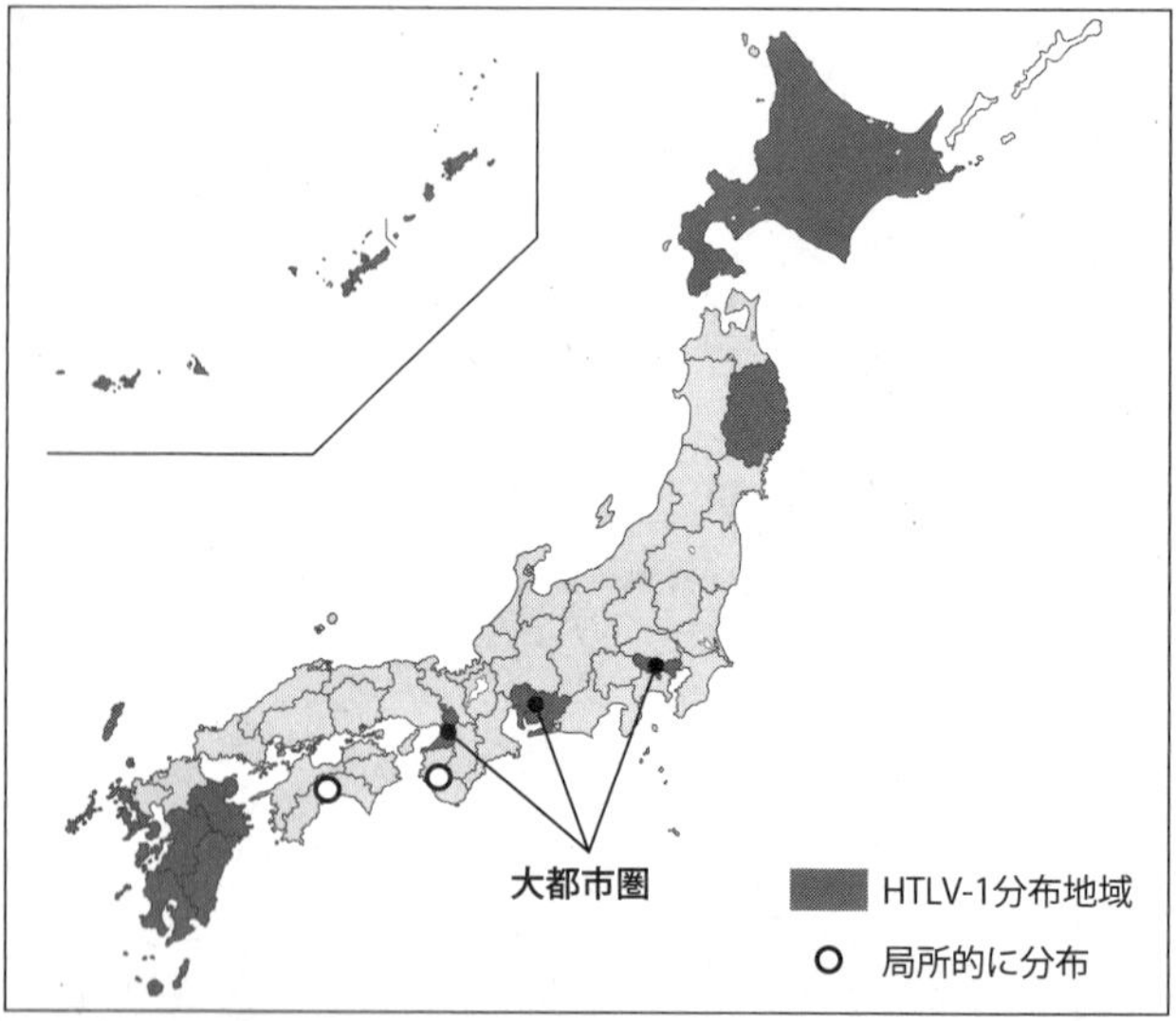

図－21　白血病ウイルスの国内での分布。北海道・東北と九州・沖縄、大都市圏に偏って分布している（JSPFAD-HTLV-1 感染者コホート協同研究班HPに掲載の図を参考に作成）

と、一年間に一〇〇〇〜二〇〇〇人に一人ぐらい。ただし、感染した乳幼児の発症率は五〜一〇％で交通事故死危険率の数倍であるから、けっして無視できない。

白血病を発症すると死亡率が高く、二〇〇七年には全国で一〇七五人が亡くなった。一般に有効な治療法のない病気は「難病指定」され、患者側の医療費負担が大幅に軽減される。しかし、「T細胞白血病ウィルス」に関してはまだ指定されていない。

ただ、予防対策が進んだことで、かなり減ってきた。長崎県の発表したデータだが、一九五〇年の感染率は県人口の六・〇五％だったが、八〇年には一・四〇％になり、母子感染防止対策がはじまった九〇年には〇・三五％に、最新の二〇一〇年には〇・〇六％まで急減した。

アフリカのサルが起源

遺伝子の比較から、これまで西アフリカの霊長類が持つ「サルT細胞白血病ウィルス」（STLV-1）が、「ヒトT細胞白血病」（HTLV-1）の起源になっていると考えられる。

フランスのモンペリエ大学のV・クールニョウらの研究チームは、アフリカで「サルT細胞白血病ウイルス」を探索してきた。西アフリカのカメルーンの熱帯林で、ゴリラ、クチヒゲグエノン、マンドリルなど、一八種五二四頭の霊長類の血液を採取した。このうちの三二八頭は食肉用（ブッシュミート）に捕獲され、残りは原住民がペットとして飼っていたものだった。

これらの血清を集めて、ＨＴＬＶ－１の抗体と交差適合《クロスマッチ》試験したところ、五九頭（一一・二％）が反応して両者はきわめて近い関係にあることが突き止められた。とくに、アジルマンガベイは、八九％の個体から「サルＴ細胞白血病ウイルス」が検出された。

ペットとして飼われていたサルの感染率は一・五％だったが、食肉用では一七・〇％の高率を示し、野生のサルの間ではかなり感染が広がっている。また、京都大学の調査では、ニホンザルでも陽性率が五〇％を超え、なかには九〇％以上の集団がいることがわかってきた。ただし、これらのサルはウイルスと共生していて、感染しても発病はしない。

サルから人へ

「サルＴ細胞白血病ウイルス」にはいくつかの系統が存在し、それぞれの系統群は種の壁を超えて他種のサルに感染していた。これは、サルを自然宿主とするウイルスが、人に偶発的に感染した可能性が高いことを示している。

ただ、しかし、京都大学のグループは、ヒトと多くの種類のサルの「Ｔ細胞白血病ウイルス」について、遺伝子を比較した結果、霊長類の進化の初期の段階から比較的最近まで、サルから人への感染が何回も起きたとする説を発表した。つまり、現在の「ヒトT細胞白血病ウイルス」には、長年にわたって進化とともに受け継がれてきたものと、その後サルから感染したものの両方が存在しているということになる。

西アフリカのどこかで人に飛び移った「サルT細胞白血病ウイルス」は、「ヒトT細胞白血病ウイルス」に変身し、進化を重ねてさまざまなタイプ（型）に分かれながら人類の移動とともに世界中に広がっていった。

世界の「ヒトT細胞白血病ウイルス」は遺伝子から三つの型に分けられ、圧倒的に広い範囲に分布するのが「コスモポリタン型」だ。あとは少数型の「中央アフリカ型」「メラネシア型」である。

さらに「コスモポリタン型」はサブタイプ（亜型）に細分化されて、南ア、インド、中東、カリブ海にかけて広い地域に拡散する「亜型A」（大陸横断型）、日本本国や移民先のブラジルに特徴的な「亜型B」（日本型）、西アフリカや奴隷として運ばれたカリブ海に局在する「亜型C」（西アフリカ型）、モロッコやアルジェリアなどに多い「亜型D」（北アフリカ型）、と大きく四つにくくられる。

HTLV－1型以外にも、一九八二年にコンゴ民主共和国で先住民のムブティ族（ピグミー）から「HTLV－2型」が、二〇〇五年にカメルーンでサル狩りのハンターから「HTLV－3型」と「HTLV－4型」と名づけられた近縁のウイルスがそれぞれ見つかった。

遺伝子の近さからみて、いずれも「サルT細胞白血病ウイルス」に由来するものと考えられる。2型は弱いながら感染力があり、米国北部、中南米、欧州に散在して注射器を使う薬物中毒者にみられる。3型、4型については不明な点が多い。

人類の移動とウイルス

「T細胞白血病ウイルス」の大部分は母から子へと垂直感染し感染力も低いことから、このウイルスは特定の地域や民族にとどまっていることが多い。この不思議な病気の分布は、宿主になった人の集団の移動と関係していると考えられる。つまり、このウイルスの変異を追っていけば、人類の移動も追跡できるはずだ。

ウイルスの系統分析から人類の起源や移動の歴史を推測する「ウイルス人類学」が、近年注目を浴びている。かつては、骨や道具や土器などを手がかりにする形態人類学や考古学から人類の起源や移動を追求してきたが、近年DNA分析など新たな技術の導入によって、人類の過去にも新たな光があてられてきた。ウイルス人類学もDNA分析の進歩に負うところが大きい。

一九八一年には人の細胞内のミトコンドリアDNAの全配列が解読された。このD

NAは母親から娘へ女系でしか遺伝しない。ミトコンドリアは細胞内でエネルギーをつくりだす役割を担っている。もとは別の細菌だったが、細胞に取り込まれたために別の遺伝子を持っている。

DNAによる親子鑑定を何万年もさかのぼるように、ある女性のミトコンドリアDNAを分析すると、その人の母系を先祖までたどることができる。

一九八七年には、カリフォルニア大学のレベッカ・キャン教授らによって、このDNAの変異をたどることで、現生人類は約一六万年（プラスマイナス四万年）前に東アフリカに住んでいた共通の女系祖先が起源とする「ミトコンドリアイブ説」が唱えられ、大きな反響をよんだ。

一方で、二〇〇〇年代に入ると、男性のみが持つY染色体の遺伝子の分析が進んできた。このY染色体には、父から息子へと父系のみで引き継がれる。これも、変異をたどることで人類の移動が約七万〜一四万年前のひとりのアフリカ男性、つまり「Y染色体アダム」にたどりつく。異論もあったが現在では支持者が多く、人類のアフリカ起源がほぼ確定的になり、世界に拡散していった足跡もたどれるようになった。

約二〇万年前に東アフリカに誕生した現世人類は、一二万〜一三万年前にアフリカを出てから、五万〜六万年前からさまざまな道をたどって世界各地に進出していった。アフリカを出た後、「南方ルート」をとった集団はそのままインド洋岸沿いに東南ア

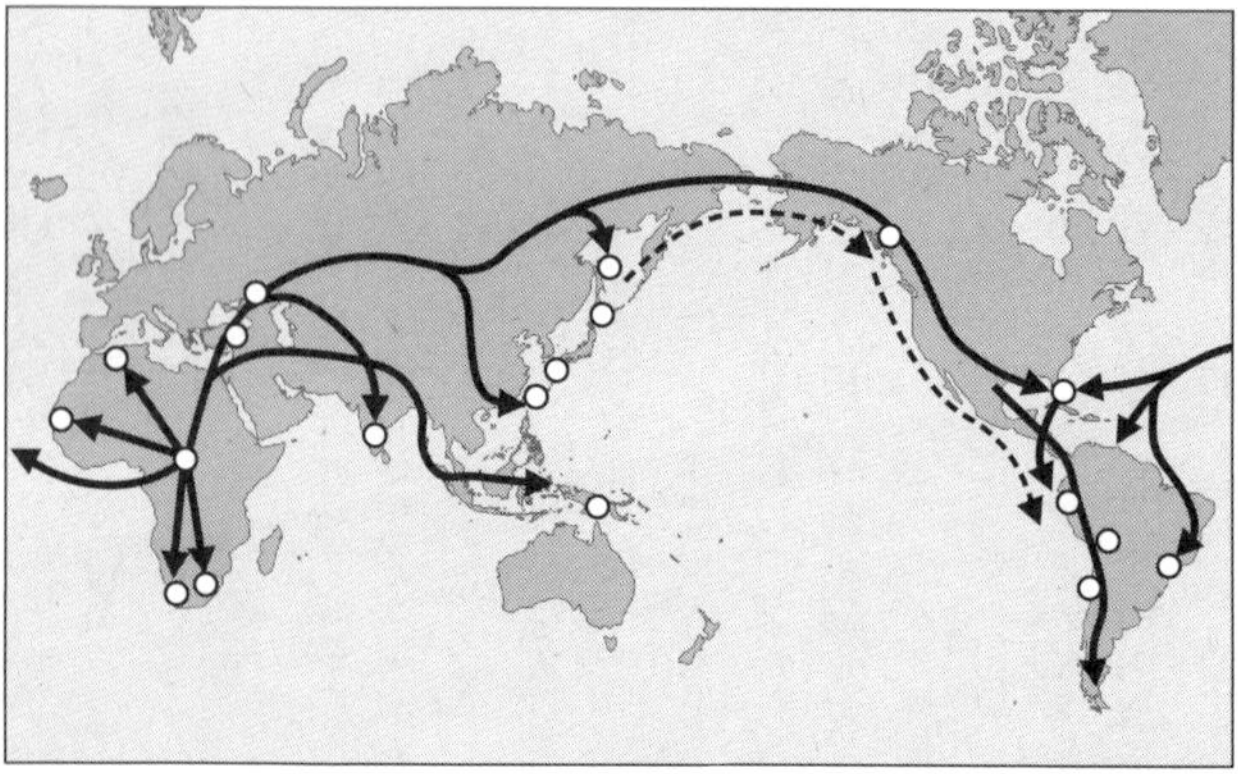

図－22　世界の HTLV-1 感染者の分布と移動仮説（愛知県がんセンター研究所、田島和雄前所長の発表の図をもとに作成）

ジアにたどり着き、その一部は北上して日本に入ってきた。

他の一部はそのままオセアニアまで移動して、オーストラリア先住民（アボリジニ）の祖先になった。

「北方ルート」をとった集団は、中央アジアまで進出してそこから西へ向かったのはヨーロッパに、東に向かったのはシベリアを横断して一部は南下して日本に、そのまま進んだものは陸続きのベーリング海峡を越えて北米から南米へと移動した（図－22）。

縄文人が持ち込んだウイルス

この壮大な人類のグレート・ジャーニーに便乗して、アフリカを出た人類とともに「T細胞白血病ウイルス」（コスモポリタン型）は世界的に感染を広げてきた。

「T細胞白血病ウイルス」に感染した古モンゴロイドは、二系統が日本にやってきた。まず、旧石器時代末から縄文時代初期にかけて、「北方ルート」からサハリンや朝鮮半島を経て「大陸横断型」（亜型A）のウイルスが日本列島に薄く広がった。さらに縄文時代早期には、「南方ルート」で朝鮮半島を経て新たな集団が流入した。彼らが広めたのが「日本型」（亜型B）で、縄文人の移動とともに分布を拡大した。

日本型（亜型B）が侵入したのは、遺伝子の違いからみて約一万四〇〇〇年前ごろとみられる。つまり、日本列島に新たな集団が移住してきた縄文時代初期で、彼らがウイルスを持ち込んだ可能性が高い。

弥生時代にはいって、朝鮮半島経由で高度の稲作技術を持つ集団が渡来し、九州から四国、本州に広がった。この第三波の集団は「T細胞白血病ウイルス」を持たず、彼らが拡散する過程で、ウイルス陽性率は薄められていったと考えられる。人類移動と「T細胞白血病」の関連を追求する愛知県がんセンター研究所の田島《たじま》和雄《かずお》前所長は、この日本型の亜型ウイルスは感染力が弱くて縄文人から弥生人に広がらなかったとみている。

アイヌ民族と琉球人の共通点

国立遺伝研究所が二〇一二年に、日本人の起源について新たな研究成果を発表した。それによると、アイヌ民族、本土日本人、琉球《りゅうきゅう》人、韓国人、中国人の五集団、約五〇〇人の遺伝子を分析した結果は、日本人は主として縄文人と弥生人から形成されたとする「二重構造説」を上書きするものだった。

江戸時代の学者、新井白石《あらいはくせき》以来、アイヌ民族と琉球人の共通点が指摘されてきた。総合研究大学院大学のチームが改めて、約五〇〇人のアイヌ民族と琉球人のＤＮＡを比較したところ、アイヌ民族と遺伝的にもっとも近いのは琉球出身者で、北海道と沖縄には縄文系の子孫が多く残っていることがわかった。本土出身者はむしろ韓国人に近かった。

先住の縄文人が広く住み着いていた列島に、弥生人が中央部から押し広げるように勢力を広げて、縄文人は分断されて北と南に押しやられたという遺伝子解析の結果と同じ結論になった。ただ、アイヌ民族がシベリアの北方民族と一部の遺伝子で共通点があり、日本人の起源は、一筋縄ではいかないこともわかってきた。

国内の「Ｔ細胞白血病ウイルス」陽性者の分布は、西端の九州・沖縄・四国南部・紀伊《きい》半島、と東端の東北・北海道に偏っていて、列島中央部はきわめて少ないこともこれから説明がつく。その陽性率は、九州（八・〇％）、近畿《きんき》（一・二％）、北海道

（一・二％）、東北（一・一％）。

とくに、沖縄、鹿児島、宮崎、長崎各県の感染率は約五％で、世界的にみてもっとも「T細胞白血病ウイルス」のキャリアが集中している地域である。この四県の人口は日本全国の五％足らずにもかかわらず、感染者の約三分の一を占める。T細胞白血病の発見者の日沼頼夫教授は、早い時期から、「T細胞白血病ウイルスは古モンゴロイドである縄文人がもたらした」という仮説を立てていたが、それを裏づけることになった。

人の移動が複雑になるのにつれて、ウイルスの分布も入り組んできた。九州の離島の町のウイルスの陽性率が四〇％もあるのに、山を隔てた隣町で五％以下という例もある。長崎県でいえば、島原《しまばら》半島周辺にはT細胞白血病が少ない地域がある。江戸時代の島原の乱（一六三七〜三八年）の後、地元の農民は討伐の幕府軍によって多くが殺され、各藩に人数割りをして強制的に農民を分散させた。このために感染率が低くなったとも考えられる。

世界の偏った分布

世界の陽性者は一一〇〇万〜二〇〇〇万人と推定される。この分布の大きな特徴は「辺境性」にある。日本のアイヌ民族、さらにフィリピン、マレーシア、インド、パプアニューギニア、ソロモン諸島、ハワイ諸島、南北米大陸、オーストラリア、スカンジナビア、台湾などの地域にそれぞれ住んでいた先住民や、西アフリカ一帯。こういった隔絶された集団にみられる（図－23）。その一方で、朝鮮半島や中国には陽性者がほとんど見つからなかった。

この「辺境性」は、民族の移動のときに、ルート沿いに残していったウイルスの生き残り、と考えられる。こうした辺境の地で、何百世代も母から子へと感染がつづいたのだろう。

南米の先住民（インディオ）は、陸続きだったベーリング海峡を渡ってきた古モンゴロイドだ。田島前所長らが南米アンデスの先住民族の血液を調べると、日本人と同一系統の「T細胞白血病ウイルス」感染者が多く見つかった。先住民の一三部族の調査では一七％という高い数字だった。

田島前所長らが、カリブ海沿岸、アマゾン熱帯雨林、パタゴニアなど僻地《へきち》の南米先住民への大がかりな採血調査を行い、アンデス高地にだけ感染者がいることを確認した。

チリの研究者とともに、チリ北部のアタカマ砂漠でアンデス地域に現存するモンゴロイド集団の先祖と考えられるミイラを調べた。その結果、約一五〇〇年前に埋葬されたミイラ約一〇〇体の骨髄から「T細胞白血病ウイルス」のＤＮＡが検出された。

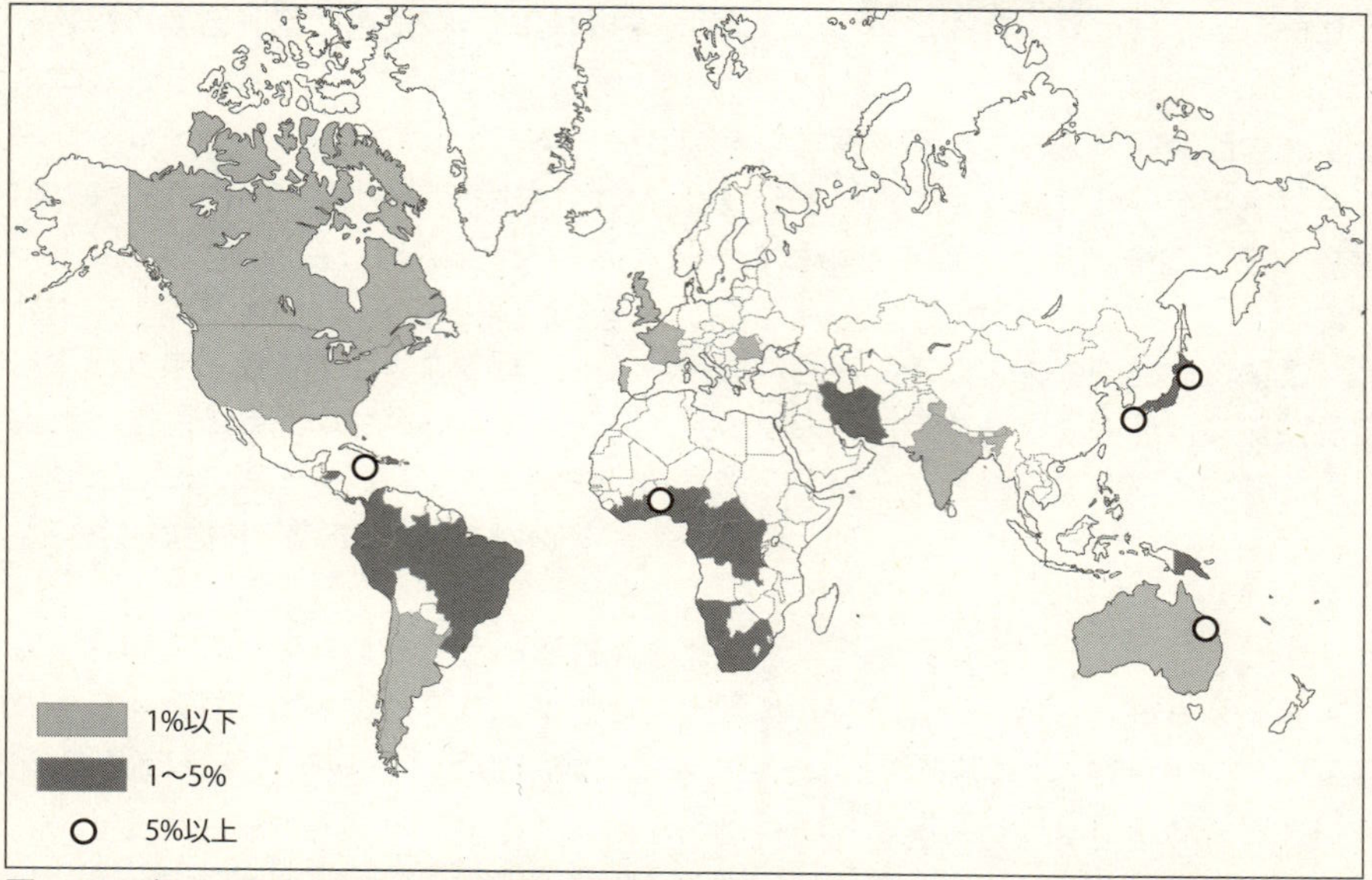

図－23　偏った分布をする成人T細胞白血病（Fernando A proietti1 他　"Global epidemiology of HTLV-I infection and associated diseases"［Oncogene 2005-24, 6058-6068］）

塩基配列はアイヌ民族のものと同じ系統のウィルスに感染していたことを突き止めた。この移住も数千年以上前に行われたものと推定される。

ジャマイカ、トリニダード・トバゴなどのカリブ海諸国でも感染率が六％もあり、「T細胞白血病ウィルス」の発見者のギャロ博士は、奴隷貿易でアフリカから運ばれたという仮説を発表していた。しかし、実際にはそのはるか昔に、古モンゴロイドによって運ばれてきたことが明らかになった。

成人T細胞白血病にかかった有名人

女優の夏目《なつめ》雅子《まさこ》さんは一九八五年二月、舞台公演中に体調不良を訴え緊急入院した。成人T細胞白血病と診断されたが本当の病名を伏せていた。闘病生活では治療副作用で脱毛に悩んだ。約七ヵ月の闘病生活で順調に回復したが、八月下旬から高熱を発し九月一一日死去した。二七歳だった。

一九九三年に、彼女の遺産を元にしてがん患者に無償でかつらを貸し出す組織、「夏目雅子ひまわり基金」が設立された。また、「ひまわりカップ」というチャリティーゴルフ大会も企画し、ドナーカードの登録や骨髄移植、エイズの啓発活動もあわせて行っている。

浅野《あきの》史郎《しろう》前宮城県知事は、宮城県知事時代の二〇〇五年に感染していることがわかった。当初は治療の必要がないと判断されたが、二〇〇九年に悪性度の高い急性型に進行したために、治療を開始した。

通常の治療では治癒が困難なことから、国立がんセンターで骨髄移植を受けた。体調が安定したため二〇一〇年退院、予後は良好で慶應《けいおう》義塾大学の教壇に戻った。浅野氏の母親も同じ白血病を発症しており、母子感染の可能性もある。

浅野前知事の発病をきっかけとして、忘れかけられていた成人T細胞白血病対策に政府が乗り出し、二〇一〇年に「特命チーム」を設け、「総合対策」を決定した。その翌年からは、母子感染対策として、妊婦検診にHTLVの検査が加えられた。

第十三章　弥生人が持ち込んだ結核

若者を蝕んだ結核

戦前の日本では、結核は「国民病」や「亡国病」といわれるほど猛威を振るった。一九三三年（昭和八）当時、一五～三四歳の若者にかぎっても結核死亡者数は年に八万人を超え、この年代の死亡者の六割以上を占めた。若者にとって結核は人生の最初の関門だった。

厚生労働省の人口動態統計によると、結核による死者がもっとも多かった一九一八年には約一四万人が亡くなり、人口一〇万人あたりの死亡率は二五七人にのぼった。一九五〇年前後までは、年間の新規登録の結核患者数約六〇万人、死者は一〇万人を超えた。死亡率は一五〇人近くで、肺炎、胃腸炎とともにつねに死因の御三家だった。

しかし、一九五一年に改正された「結核予防法」に基づいたツベルクリン検査、BCG接種、医療費の公費負担などの施策によって死亡者数は着実に減りはじめ、二〇一二年には結核患者数は約二万一〇〇〇人に、死者は二一〇〇人前後に、死亡率は一・

七人台まで下った。「結核は過去の病気」といわれるようになり、半ば忘れられた存在になった。

ところがその陰で、一九七〇年代後半から減少の速度が鈍ってきて、一九九七年には年間の患者数が三八年ぶり、感染率が四三年ぶりにそれぞれ増加した。一九九八年にも増加が止まらず、その後三年間増えつづけた。集団発生、病院内感染、耐性菌の出現など、さまざまなニュースが報じられるようになった。

たまりかねた旧厚生省は一九九九年に「結核緊急事態宣言」を発表して「一般の国民のみならず医療関係者や行政担当者までも、結核は克服された過去の病気と錯覚してきたのではないか」と警告した。

過去半世紀で大きく減ったとはいえ、日本の結核に感染する率は先進地域でもっとも高い状態がつづいている。結核予防会のまとめた各国の資料（二〇一一年）によると、日本の人口一〇万人あたり一七・七人で、米国の四・三倍、ドイツの三・七倍、フランスの一・九倍、英国の一・四倍もある。米国の四〇年前の水準である（図-24）。

死亡率でも、米国の八・五倍、ドイツやイタリアの四・〇倍もあり、先進地域のなかではきわだって高い。「貧困病」といわれる結核の罹患率《りかんりつ》が高いことに、諸外国からはけげんな目で見られている。

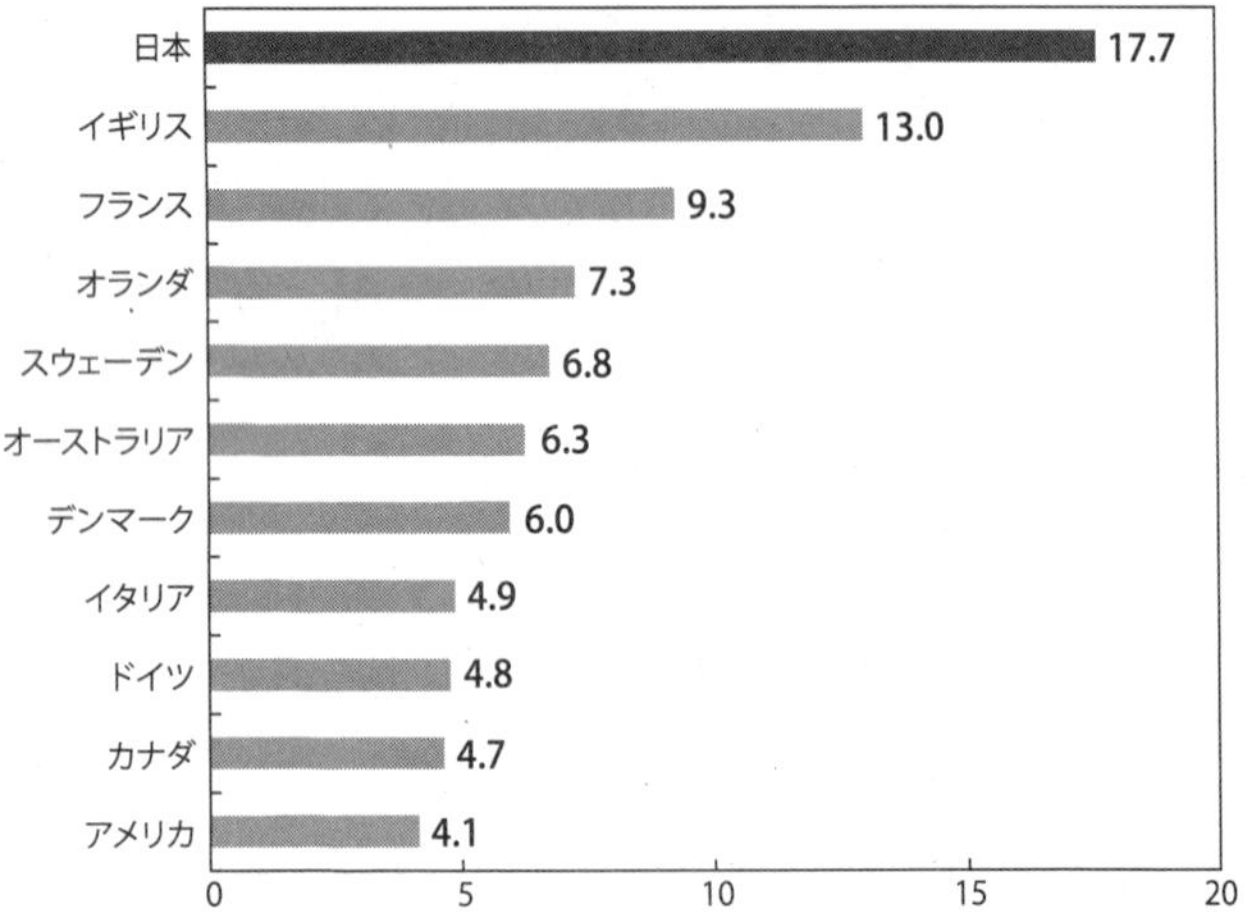

図－24　諸外国（2010年）と日本（2011年）の人口10万人あたりの結核罹患率の比較（結核予防会のデータを参考に作成）

世界保健機関（ＷＨＯ）の「二〇一三年世界結核白書」によると、世界で二〇一二年に八六〇万人が結核に感染し、一三〇万人が死亡している。単一の感染症としては、エイズについで世界で二番目に死亡者が多い。

一九九〇年以来、死亡者数は四〇万人減少したものの、感染者数は逆に八〇万人増加した。ＷＨＯは「結核が過去二〇年以上軽視された結果、多くの国で結核対策の組織が弱くなり、国によっては消失した」として加盟各国に結核対策の強化を求めた。白書によると、世界の新規患者の二九％がアジア、二七％がアフリカ、一九％が太平洋地域で発生しているほど発展途上地域に偏っている。

相つぐ集団発生

相変わらず、高齢者施設や学校などで集団感染が相ついでいる。二〇〇〇～一二年には毎年三七～四九件もの集団感染が報告されている。小学校、高校、障害者施設、病院などだ。

厚生労働省によると、結核が再燃した原因は次の四つが考えられる。

①高齢化　若いころに結核に感染し免疫ができた人が高齢化して体力が衰え、糖尿病などで抵抗力が弱まって発病するケース。新規登録患者の半数以上は七〇歳以上の高齢者だ。

②未感染者の増加　流行していた一九五〇年代には二〇代の五〇％が自然感染していたが、最近では一％にまで落ちて免疫の保持者が減っている。二〇代の感染のリスクは四〇代の四～五倍も高い。

③貧困層の増大　路上生活者など低所得層は健康診断の機会がなく、発病が目立っている。あいりん地区を含む大阪市西成区《にしなり》では罹患率は、人口一〇万人あたり二九二人と高く全国平均の約一三倍もある。世界的な流行地域であるサハラ以南ア

フリカ並みだ。
④外国人の増加　罹患率は、日本人と比べて国内に居住する韓国人は六倍、中国人は四倍もある。エイズとの合併症も増えている。二〇代で新たに発症した結核患者の三人に一人は外国生まれだ。
⑤多剤耐性の結核菌の拡大（後述）

結核の起源

これまで結核の起源は牛の病気と信じられてきた。牛にも結核があり、家畜化されて人と密接に暮らすうちに変異を起こして、牛乳や牛肉などをとおして人に感染したとするものだ。ところが、ロンドンの国立医学研究所やスイス熱帯公衆衛生研究所など、ヨーロッパの研究者グループによって、二〇一三年に新たな起源説が専門誌に発表された。世界各国から集められた二五九株の結核菌の遺伝子の変異を解析した結果、人に特異的に感染する結核菌がアフリカに出現したのは、約六万〜七万年前と推定した。

この仮説にしたがえば、そのころアフリカを出て世界に拡散していった現生人類とともに、変異を繰り返しながらまずインド・オセアニア地域に広がり、さらにユーラシア大陸やヨーロッパ、東アジアなど地球の全域に勢力を拡大していった。

スイス熱帯公衆衛生研究所のセバスティエン・ガグノウ博士らの研究者グループは、遺伝子の違いから結核菌を、①アフリカの共通祖先、②インド・オセアニア系、③東アジア系、④中央アジア系、⑤ヨーロッパ系、⑥西アフリカ系、⑦エチオピア系、の七系統に分類した。

変異を比較すると、まずアフリカで約六万七〇〇〇年前に共通祖先から「インド・オセアニア系」が分岐した。ついで四万六〇〇〇年前に「東アジア系」、三万二〇〇〇年前に「ヨーロッパ系」、さらに他の系統が分かれていった。

この分岐年代は、ミトコンドリア遺伝子などから明らかになった人類の拡散経路ともよく一致する。

結核菌は人口密度が低い時代には、長い潜伏期をとってじっと他の宿主《しゅくしゅ》への感染を待っていたのだろう。だが、六〇〇〇年前ごろからの都市文明の勃興《ぼっこう》とともに、人口密度が高くなり、空気感染によって爆発的に感染者を増やしていったと考えられる。

骨に刻まれた証拠

人の結核のもっとも古い痕跡《こんせき》は、約九〇〇〇年前の東地中海のイスラエル沖の海底遺跡から引き揚げられた母親と幼児の骨のカリエスだった。結核の感染が進行すると、脊椎《せきつい》の骨組織が破壊され骨が変形する「カリエス」を発症する。ドイツのハイデルベルクで発掘された同時代の人骨にも、胸椎《きょうつい》にカリエスの痕《あと》があった。

二五〇〇〜五〇〇〇年前のエジプトのミイラ四一体を調べたところ、うち二〇体から結核特有のカリエスが認められた。当時のエジプトでは、すでに結核がかなり蔓延《まんえん》していたようだ。二二〇〇年前の英国、一七〇〇〜一八〇〇年前のハンガリーで発掘された人骨で検出された。

中国湖南《こなん》省で一九七二年に発見された前二世紀の墳墓、前漢《ぜんかん》時代の「馬王堆漢墓《まおうたいかんぼ》」は、その良好な保存状態で世界を驚かせた。墳墓から見つかった高貴な身分の女性のミイラにも結核の病変があった。後漢《ごかん》末の武将で『三国志』に登場する曹操《そうそう》も死因は結核とする説がある。

世界各地の人骨化石からも結核の証拠が見つかっている。ペルー南部で発見された約二〇〇〇年前のミイラからも、肺組織から結核菌の痕跡が見つかった。時代が下るにつれて、かなり流行が広がっていたことがわかる。

弥生時代以後のカリエス

日本で見つかった結核の最古の痕跡は、一九九八年に発掘が開始された鳥取県の青谷上寺地《あおやかみじち》遺跡で発見された。紀元前三〇〇年から紀元後三〇〇年の弥生《やよい》時代初期のものだ。

出土した約一〇〇体分の人骨のうち、二体は脊椎カリエスによって脊柱が曲がっていた。この遺跡は出土した頭蓋骨《ずがいこつ》の三つに脳の組織の一部が残され、一〇体には処刑ともみられるような外傷があったことでも注目を集めた。

弥生時代以前の縄文時代の遺跡から見つかった人骨には、一例も結核の痕跡は見つかっていない。弥生時代につづく古墳時代（二五〇～六〇〇年）以降、結核はかなり広がったらしく、東京都、千葉県、宮崎県など各地で発掘された骨にカリエスの痕が見られる。

韓国南部の勒島《ぬくと》で発掘された、前二～前一世紀の遺跡から出土した若い女性の人骨にも、脊椎カリエスの跡があった。韓国や日本の遺跡の人骨に見られる結核は、中国から広がってきたとみられる。中国ではちょうど春秋戦国時代（前七七〇～前二二一年）にあたり、国内の大混乱によって大量に発生した難民が朝鮮半島や日本に大挙して移動した時期と一致する。

平安時代には「胸の病」とよばれた。清少納言《せいしょうなごん》の『枕草子』（九九六年ごろ成立）に、「病は、胸、もののけ、あしのけ、はては、ただそこはかとなくて物食われぬ心地」とある。この「胸の病」は主として結核だったとされる。同じ時期に書かれた『源氏物語』（一〇〇八年ごろ成立）にも、紫の上が胸の病を患い、光源氏《ひかるげんじ》が悲しんでいる様子が描かれている。

源義経《みなもとのよしつね》を庇護したことで知られる平安時代末期の武将、奥州藤原《おうしゅうふじわら》氏第三代当主の藤原秀衡《ひでひら》（一一二二？～八七）のミイラの脊椎に結核感染の痕があった。

鎌倉《かまくら》市の由比《ゆい》ヶ《が》浜《はま》南遺跡からは、新田義貞《にったよしさだ》の鎌倉攻め（一三三三年）の戦死者とみられる数千体分の人骨が出土している。このなかに、カリエスで変形したとみられる骨が混じり、結核菌のDNAが確認された。

江戸時代には肺結核は、労咳《ろうがい》とよばれた。豊臣秀吉《とよとみひでよし》の軍師として名を馳《は》せた竹中半兵衛《たけなかはんべえ》（一五四四～七九）は肺結核で亡くなった可能性が高い。当時は結核の原因は不明であり、家族内感染が多かったために遺伝ではないかとも疑われていた。有効な治療法が発見されるまでは、結核患者がいる家は「胸の病の血筋」と差別の対象になった。この偏見は途上地域では今でもつづいている。

産業革命と結核の大流行

肺結核は一四世紀以降、都市への人口集中とともにヨーロッパ各地で流行が目立ちはじめた。一七世紀に流行のピークに達した後、一八世紀にはいったん衰えたようにみえた。しかし、一九世紀に入ると以前に増して大規模な流行が繰り返された。一七世紀から一九世紀にかけて、ヨーロッパと北米の全死亡の二〇％が結核によるものと推定されているほどだ。当時は「白いペスト」ともよばれた。

フランス生まれの米国の生物学者ルネ・デュボスは『健康という幻想』で、結核とジャガイモ飢饉《ききん》の関係に言及している。たびたび飢饉に見舞われたヨーロッパを救うのにもっとも貢献したのは、コロンブスが中米から持ち帰ったジャガイモである。

当初、食べるとコレラになるといった迷信に阻まれて、人々はジャガイモを食べようとはしなかった。しかし、シレジア（ポーランド南西部）の領有をめぐってフランスやロシアなどと戦った「七年戦争」（一七五六〜六三年）のときに、戦争が長引くにつれてプロイセン国内の食料が不足してジャガイモに頼るようになり、これをきっかけにヨーロッパに普及した。アダム・スミスは『国富論』のなかで、「耕地の面積は同じでも、ジャガイモのほうがはるかに多数の人々を扶養できる」と述べている。

ジャガイモの普及で栄養条件が改善され結核も減少し、一八世紀末から一九世紀にかけての人口の急増につながった。寒冷地のアイルランドでは、ジャガイモのお陰で人口は一七〇〇年の三五〇万から一八四〇年には八〇〇万人へと爆発した。

ジャガイモ飢饉と結核

しかし、一八四五年から一八四九年にかけてヨーロッパ全域でカビが原因のジャガイモの疫病が大発生して、壊滅的な被害が広がった。とくに、アイルランドでは異常気象と重なってジャガイモが凶作になった。

人口が増加していたために、飢餓は深刻化し暴動が多発した。約一〇〇万人が餓死し、一九世紀だけで四〇〇万人を超える人びとが米国に移住した。このなかには、ケネディやレーガン元米国大統領の曾祖父《そうそふ》も含まれていた。

栄養不良で米国に渡ってきた移民は、結核、ハシカ、コレラ、チフス、トラコーマなどに感染していた人も多く、ケネディの曾祖父のパトリックも渡米後にコレラで死亡した。当時結核が爆発的に流行し、移民が持ち込んだせいだとして排斥運動が起きた。

一九世紀はまさに「結核の世紀」になった。社会的背景として、都市への人口の流入、非衛生的で過酷な労働がある。英国ではじまった産業革命は農村から都市へ労働者を吸い上げて、長時間労働を強いた。機械は人間と異なって休むことなく働く。労働者もそれに合わせて際限なく働かねばならなかった。炭鉱労働者の間で多発したのはまさにその典型例である。

カール・マルクスが『資本論』で強調したように、とくに低賃金で扱いやすい女性と子どもに過酷な労働が課せられた。工場や鉱山の不衛生で過密な労働環境、重労働と低栄養、劣悪なスラムの住宅……これらは結核には願ってもない温床だった。

ドイツの思想家フリードリヒ・エンゲルスは二四歳のときに著した『イギリスにおける労働者階級の状態―19世紀のロンドンとマンチェスター』（一條和生・杉山忠平訳、

岩波文庫）で、一九世紀の労働者の置かれた悲惨な状態を生々しく描き出し、結核についても言及している。

「ロンドンの、しかも労働者地区の悪い空気が結核の発生にはきわめて好都合であることは、街頭で出会う多くの人々の顔つきをみればわかる。結核にかかっているようにみえるものが大勢いるのに一驚するであろう」

産業革命の各国への拡大・普及にともなって、結核の流行も英国から世界へ拡大していった。明治初期の日本からヨーロッパへの留学生は、結核に倒れて学業半ばに帰国したり、亡くなったりするものもいた。作曲家の滝廉太郎《たきれんたろう》はドイツで発病し、帰国後間もなく二三歳で没した。結核への偏見から死後、彼が作曲した多数の楽譜が焼却されたといわれる。

女工や軍人の間で感染拡大

『女工哀史』（一九二五年）は、紡績《ぼうせき》工場に勤めたことがある細井和喜蔵《ほそいわきぞう》の作。富国強兵時代の紡績工場の過酷な労働について書かれたものだ。一八七二年に国策としてはじまった紡績工場には、遠隔地の農村から若い少女たちが集められ、昼夜二交代制の連続操業で働かされた。賃金はわずかで、当時英国の植民地だったインドより賃金が安かったといわれる。

重労働、低栄養、過密な寮生活で身心を蝕《むしば》まれ、ほとんどが二年以内に結核に侵され、解雇または離職して農村に戻された。その補充として、免疫を持たない女工が農村からたえず流入した。政府は、女工らの労働状態の惨状に対して一九一一年になってやっと工場法を制定した。工場労働者の就業時間の制限と、業務上の傷病・死亡に対する扶助制度である。

産業医学のパイオニアで大阪帝国大学医学部の教授だった石原修《いしはらおさむ》が、一九一三年に著した『女工と結核』によると、紡績工場労働者八〇万人のうち五〇万人が女工だった。年齢は一六～二〇歳がもっとも多く、工場法ができるまでは一二歳未満でも働かされた。病気で解雇され帰郷後に死亡したもののうち、七割強が結核だった。日本女性の平均寿命は、一九〇二年の最初の調査時点で四四・三歳にすぎなかった。「女工哀史」は小説『あゝ野麦峠』（山本茂実著、角川文庫）に描かれ、その後映画化された。

女工の結核の流行と同時期に、軍に徴募された若い男性の間でも軍隊生活のなかで感染を広げていった。諏訪《すわ》地方には「男は軍人、女は工女、糸をひくのも国のため」という歌が残されている。

結核を発病して役に立たなくなった女工と軍人は村に帰され、農村にも結核を拡大していった。石川啄木《いしかわたくぼく》（一八八六～一九一二）の歌はこの因果を見事に表現している。

年ごとに肺病病みの殖えてゆく村に迎へし若き医者かな

抗生物質の劇的効果

欧米諸国は二〇世紀に入って結核は急減したが、日本では太平洋戦争の影響もあって欧米よりも一〇〜二〇年ほど遅れ、一九四〇年代半ば以降になって減少がはじまった。戦争が長引くにつれ、国民の栄養状態が悪化の一途をたどりさらに結核が蔓延《まんえん》した。

敗戦後は、栄養・労働条件の改善、進駐軍による結核対策、米国からの抗生物質ストレプトマイシンの輸入によって激減した。とくに、ストレプトマイシンの効果は劇的なものだった。しかし、米国より輸入されたストレプトマイシンの量では、二〇〇万人を超えていた日本の結核患者には焼け石に水だった。

そのため人びとはストレプトマイシンを手に入れるため、ヤミ市へ殺到した。教師の月給が三〇〇〇円ほどの時代に、米軍から流れたヤミ市では五〇〇〇円もの値段で売られていた。入手できたのはヤミで買えた裕福な家庭だけで、庶民にとっては高嶺《たかね》の花だった。しかし、一九四九年にストレプトマイシンの国内生産がはじまり、健康保険も適用されるようになって、多くの人たちが恩恵を受けることになった

発病者の割合とBCG接種

結核菌は、保菌者が咳《せき》をすることで空気中にまき散らされ、それを吸い込むことで感染する。換気の悪い狭い部屋などは、空気中の結核菌が長く滞留するため、知らないうちに感染することもある。とくに、人口が集中する住居、職場、交通機関などのある大都市では、感染のリスクが高い。病院、老人ホーム、学校、刑務所などで集団感染が多発してきた。

結核菌の増殖は時間がかかる。普通の細菌は分裂を繰り返して短時間で天文学的な数に増える。結核菌は分裂するのに時間がかかり、感染してから発症するまでに一〜二年かかるのがふつうだ。感染しても発病するのは一〇人に一、二人だ。残りは発病しないで一生を無事に過ごすことができる。

近年問題になっている高齢者の結核では、体の抵抗力が落ちてさまざまな病気にかかりやすくなり、そうした病気がきっかけで菌の増殖がはじまり発病する。これ以外にも、低栄養、糖尿病、がん、エイズ、免疫抑制剤の使用といった免疫の低下を招くことでも発病する。

三月二四日は「世界結核デー」だ。一八八二年のこの日、ドイツの細菌学者ロベルト・コッホ博士によって結核菌が発見されたことにちなみ、WHOが一九九七年に制定した。コッホは結核菌の発見の八年後に、感染の有無を調べる診断のためにツベルクリン反応を開発し、診断が容易になった。

一九二一年には、パスツール研究所のアルベール・カルメット博士らがウシ型結核菌をもとにBCGワクチンを実用化した。現在でも使われている唯一の結核予防ワクチンである。

小学校に入学して、BCGを接種された当時を思い出す人も多いだろう。注射の痕が化膿《かのう》してなかなか治らなかった。以前は、ツベルクリン反応の結果を確認してから接種をしたが、二〇〇五年に五〇年ぶりに結核予防法が改正され、乳幼児へのツベルクリン反応検査は廃止され、BCG接種も生後六ヵ月までに行うように変更された。

幼児には発病を五〇%程度減らす高い効果があるが、長くても一五年ぐらいしか効果はつづかない。BCGを接種すれば、一生結核にかからないと思い込んでいる人は多いが、現実には結核の免疫は複雑で、接種しても体力が落ちて発病することもある。

多剤耐性結核菌との戦い

結核菌でも二つ以上の治療薬に抵抗性を持つ「多剤耐性結核」が深刻な問題になっている。WHOによると、二〇一二年には新たに四五万人の多剤耐性結核感染者が世界で発生した。一年間で倍増したことになる。このままでは二〇一五年には二〇〇万人を超えるとWHOは予想する。現在の結核治療の中でもっとも重要なイソニアジドとリファンピシンという二つの薬に、同時に耐性を獲得した結核が増加している。

多剤耐性結核が生まれる原因としては、薬剤の服用が不規則であったり、途中で中断してしまったりすることがあげられる。治療によって結核が治ったようにみえても、約二~五%の患者では再発が起こる。

一方、耐性結核の患者から感染して発病した人は、はじめから薬剤耐性菌と闘わねばならない。この二種類の薬剤が効かないときに使う六種類の薬剤のうち、すでに三種類に「超多剤耐性結核菌」が出現している。

現在では、結核の薬は約一〇種類あるものの、ある程度の病巣になるとそれぞれの薬剤に抵抗性のある菌が少しずつ含まれる。一種類しか薬を飲んでいないと、しばらくして耐性菌が増えて再発するので、四種類の薬を組み合わせて服用する。組み合わせた薬を半年間は飲みつづけないと、再発の可能性が残る。

結核が増える一因はエイズ感染者の問題がある。WHOによると、世界の結核死亡者のうち四人に一人はエイズとの併発である。HIVの陽性者は陰性者と比べて、結核を発症する確率が三〇倍から五〇倍も高い。WHOの統計によると、アフリカではHIV感染者の約半数が結核に感染して、一九八五年以来発病者数が二~三倍に増大した国もある。

途上地域のスラムのなかには結核保菌者が成人の八〇％にも達し、エイズと結核に同時に感染する患者も少なくない。とくにアフリカでは、結核患者の四六％はエイズにかかっていた。ＨＩＶは人の免疫細胞に取りつき、結核の免疫に必要なＴリンパ球が破壊されるために、結核に感染したり再発しやすくなる。

歴史を変えた結核

幕末の志士たちを語るのには結核を避けて通れない。多くの若者が志半ばにして結核に倒れた。歴史の表舞台に躍り出た志士たちは、その活躍とは対照的に非衛生的で低栄養の生活環境を強いられていた。

倒幕の原動力になった長州《ちようしゆう》藩の高杉晋作《たかすぎしんさく》（一八三九〜六七）は、第二次長州征伐のときにはすでに結核に侵されていた。明治維新を見ることなく、大政奉還の半年前に二七歳の若さでこの世を去った。

同じ長州藩の「維新三傑」と称された木戸孝允《きどたかよし》（桂小五郎《かつらこごろう》、一八三三〜七七）もまた結核を患い、途中から岩倉《いわくら》使節団に参加したものの米欧を周遊時にスイスで療養している。ただ、最終的な死因には諸説がある。

幕府側においても、新選組《しんせんぐみ》の沖田総司《おきたそうじ》（一八四四？〜六八）が二〇代半ばの若さで結核のために世を去った。小説や映画では悲劇の天才剣士として描かれ、壮絶な喀血《かっけつ》シーンが悲劇に花をそえる。

明治初期に、日本が大国に挑んだ日清《にっしん》・日露《にちろ》戦争の戦後処理を担った陸奥宗光《むつむねみつ》（一八四四～九七）と小村寿太郎《こむらじゅたろう》（一八五五～一九一一）の二人の外務大臣もまた結核を患っていた。

陸奥は日清戦争戦勝後のロシア、ドイツ、フランスによる三国干渉の際は肺結核の療養中であり、病床で閣議が開かれた。小村寿太郎は日露講和条約の調印に尽力した後、結核療養のために滞在していた神奈川県葉山《はやま》町の別荘で死去した。同志社《どうししゃ》大学を興した新島襄《にいじまじょう》（一八四三～九〇年）も結核で亡くなった。

結核とサナトリウム文学

突如として健康な人を襲い、生活や命まで奪い、偏見から社会的に孤立する不条理な感染症は、ペスト、梅毒、スペインかぜなどの流行の副産物として、さまざまな文学作品の傑作を生んできた。

なかでも、結核はもっとも文学に影響を与えた病気であろう。若者の結核は同情を集め、数多くの「結核文学」とよばれるジャンルを生んだ。当時は、「清浄な大気、安静、栄養」しか治療法がなかったからだ。

このために、療養施設のサナトリウムが各地の高原などに建設された。ここを舞台にした小説も人気を博し「サナトリウム文学」とよばれるようになった。ドイツの作家トーマス・マンの『魔の山』も、第一次世界大戦前のスイスのアルプス山中にあるサナトリウムが舞台になっている。

結核は感染症として疎《うと》んじられる一方、患者はやせて色白で、熱のため目は大きく潤んでみえ頬《ほお》が赤みを帯びたために、ロマンチックな病気というイメージもあった。これは徳冨蘆花《とくとみろか》（一八六八〜一九二七）の小説『不如帰《ほととぎす》』（一八九八〜九九連載）の影響が大きかったといわれる。結核にかかった薄倖《はっこう》の佳人は悲恋小説の主人公の定番にもなった。

『不如帰』の主人公浪子は肺結核を患ったために、夫の海軍軍人の武男が留守の間に姑《しゅうとめ》によって離縁される。その夫を慕いつつ悲嘆に暮れながら息を引き取っていくストーリーだ。画家の竹久夢二《たけひさゆめじ》（一八八四〜一九三四）が好んで描いた美女は、まさに浪子をほうふつとさせた。

結核にかかった有名人

軍医・作家である森鷗外《もりおうがい》（一八六二〜一九二二）は、一九歳のときに肺結核にかかった。主治医の証言によれば、病状はかなり進行していたという。しかし、鷗外は結核を一生隠し通し、死後も子どもたちに秘密が守られるように望んだ。福田眞人《ふくだまひと》著の

『結核の文化史』によれば、作品に結核が登場するものは少なく、正面切って取り上げているのは戯曲の『假面《かめん》』くらいだという。

正岡子規《まさおかしき》（一八六七〜一九〇二）は、俳句、短歌、新体詩、小説、評論、随筆など多方面にわたる創作活動で、近代文学に大きな足跡を残した。和歌の近代化でも影響を与えた。雅号の子規とはホトトギスの別名。結核を病んで喀血を繰り返す自分を、血を吐くまで鳴くといわれるホトトギスにたとえたものだ。

一八八九年、二一歳の若さで喀血して三五歳で亡くなるまで闘病生活に明け暮れた。野球を日本に導入した先駆者としても知られ、二〇〇二年には「野球の殿堂」入りを果たした。結核をうたった俳句はこの二つが有名だ。当時、痰《たん》を取り除くのに糸瓜《へちま》の水が有効とされていた。

糸瓜咲て痰のつまりし仏かな
痰一斗糸瓜の水も間にあはず

樋口一葉《ひぐちいちよう》（一八七二〜九六）は、生活に苦しみながら、『たけくらべ』『にごりえ』『十三夜』といった秀作を発表、文壇から絶賛された。わずか一四ヵ月の創作活動でこれらの作品を発表したが、二四歳で肺結核により死去した。

その急激な病状の進行からみて「奔馬性結核《ほんばせい》」だったとみられる。二〇〇四年から日本銀行券の五千円紙幣に採用された。肉筆原稿や関係資料などの文学資料は東京・目黒《めぐろ》区の日本近代文学館や山梨県立文学館に所蔵されている。

竹久夢二は、大正浪漫《ろまん》を代表する画家で、文筆、作詩、童話などでも多くの作品で知られる。また、挿絵、ポスター、書籍の装幀《そうてい》、日用品や浴衣《ゆかた》などのデザインも手がけており、グラフィック・デザインの草分けでもある。抒情《じょじょう》的な作風の美人画を数多く残し、描かれた女性は「夢二式美人」とよばれた。

四九歳のときヨーロッパ旅行から戻って結核を発病、その翌年長野県八ヶ《やつが》岳山麓《たけさんろく》の富士見《ふじみ》高原《こうげん》療養所《サナトリウム》に入院し、その年に死去した。

石川啄木は、明治時代の歌人で詩人。慢性腹膜炎の手術を受けた二五歳のときに、肺結核が見つかった。貧困と結核という二つの苦しみにうちひしがれた人生だった。結核におびえ彼の歌にはつねに死の影がつきまとった。妻節子《せつこ》もまた肺結核に侵され、啄木の死の翌年二人の子を残して二六歳で没した。啄木の遺稿が完全に残ったのは、自身も病に侵されながら整理をつづけた妻のお陰だ。結核をうたった代表的な歌には――。

呼吸《いき》すれば／胸の中《うち》にて鳴る音あり／凩《こがらし》よりもさびしきその音！

病みてあれば心も弱るらむ！／さまざまの泣きたきことが胸にあつまる
今も猶《なほ》やまひ癒えずと告げてやる／文さへ書かず深きかなしみに

堀辰雄《ほりたつお》（一九〇四〜五三）は、昭和初期に活躍した作家。フランス文学の心理主義と日本の古典を融合させることによって独自の文学世界をつくり出した。一九歳のときに肺結核を病み、長野県の信濃追分《しなのおいわけ》のサナトリウムでたびたび療養し、サナトリウムを舞台にした作品を多く残した。代表作の『風立ちぬ』は自ら病みつつ、結核の病状の進んだ婚約者に付き添ってのサナトリウムに入った経験をふまえて書かれたものである。婚約者は入所した年の暮れには亡くなった。

海外の有名人と結核

一九世紀のヨーロッパでは、勤労者の死因の二〇〜三〇％が結核だったといわれ、作家や芸術家でこの病に屈したものは多い。

英国では、結核に魅入られた作家のブロンテ一家がよく知られる。息子一人に娘五人の六人兄妹全員が若くして結核で亡くなった。まず一八二五年に長女マリア（一一歳）と次女エリザベス（一〇歳）がいずれも結核で亡くなった。

一九四八年に長男の作家のパトリック・ブランウェル（三一歳）と、『嵐が丘』で有名な三女エミリ（三〇歳）、その翌年に『アグネス・グレイ』の著者の五女アン（二九歳）、そして一八五五年に『ジェーン・エア』の四女のシャーロット（三八歳）がつづいた。シャーロットについては、結核ではなく「かぜ」や「重症の悪阻《つわり》」だったとする説もある。

父親のパトリック牧師がもっとも長生きして、一八六一年に八四歳で亡くなった。当時はこのような一家全滅が珍しくはなかった。結核で倒れた主な作家や音楽家は以下のとおり。

英国では二五歳の若さで死去した詩人ジョン・キーツ、『チャタレー夫人の恋人』で有名になったD・H・ローレンス、『一九八四年』『動物農場』のジョージ・オーウェル、美術評論家ジョン・ラスキン。『宝島』『ジキル博士とハイド氏』のロバート・スティーブンソン。米国では作家ワシントン・アーヴィング、『ウォールデン・森の生活』を残した哲学者ヘンリー・ソロー。

フランスでは『ゴリオ爺《じい》さん』や『人間喜劇』（未完）のオノレ・ド・バルザック、ドイツではベートーベンの交響曲第九番の原詞で知られる詩人フリードリッヒ・フォン・シラー、『変身』の著者フランツ・カフカ。ロシアでは『かもめ』『桜の園』のアントン・チェホフ、戯曲『どん底』のマクシム・ゴーリキー（毒殺説もある）らが知られる。

画家では、フランスのユージン・ドラクロア、ポール・ゴーギャン、イタリアのアメデオ・モディリアーニ。

結核と音楽

作曲家では、イタリアのルイジ・ボッケリーニ、ニコロ・パガニーニ、ポーランドのフレデリック・ショパン、ロシアのイゴール・ストラビンスキー、ドイツのカール・フォン・ウェーバー、米国のスティーブン・フォスターら。ショパンの死因は嚢《のう》胞性《ほうせい》線維症だったという異論もある。

結核はオペラなどの脇役にもなった。ジュゼッペ・ヴェルディのオペラ「椿姫《つばきひめ》」(原作はデュマ・フィス)は一九世紀半ばのパリが舞台だ。主人公の高級娼婦ビオレッタと純情な青年アルフレードの純愛物語。彼の父親に仲を裂かれるが、よりを戻したところで彼女は結核で亡くなる。

ジャコモ・プッチーニ作曲の「ラ・ボエーム」(原作はアンリ・ミュルジェール)。地方から出てきて、お針子として働く貧しいミミと恋に落ちた詩人ロドルフォの物語。ラストシーンは結核に侵されたミミが彼や仲間に見守られながら死んでいく。この二つのオペラは上演回数が多いことで知られる。

一九世紀半ばのパリには貧しい人びとがあふれていた。当時の記録によれば、パリだけで一〇万人を超える物乞《ものご》いがいた。これは市民六〜七人に一人が貧困層であることを意味した。ちょうどフランスが産業革命期を迎え、地方からパリに出てくるものも多かったが、職が見つからず、オペラの主人公のように女性は娼婦《しょうふ》やお針子として働くしかなかった。

終章　今後、感染症との激戦が予想される地域は？

感染症の巣窟になりうる中国

今後の人類と感染症の戦いを予想するうえで、もっとも激戦が予想されるのがお隣の中国と、人類発祥地で多くの感染症の生まれ故郷でもあるアフリカであろう。いずれも、公衆衛生上の深刻な問題を抱えている。

とくに、中国はこれまでも、何度となく世界を巻き込んだパンデミックの震源地になってきた。過去三回発生したペストの世界的流行も、繰り返し世界を巻き込んできた新型のインフルエンザも、近年急速に進歩をとげた遺伝子の分析から中国が起源とみられる。

一三億四〇〇〇万人を超える人口が、経済力の向上にともなって国内外を盛んに動き回るようになってきた。春節（旧暦の正月）前後にはのべ約三億人が国内を旅行し、年間にのべ一億人が海外に出かける。最近の一二年間で一〇倍にもふくれあがった大移動が、国内外に感染を広げる下地になっている。

中国国内の防疫体制は遅れている。世界保健機関（WHO）とユニセフの共同調査によると、上水道と下水道が利用できない人口は、それぞれ三億人と七億五〇〇〇万人に達する。慢性的な大気や水質の汚染の悪化から、呼吸器が損傷して病原体が体内に侵入しやすくなり、水からの感染の危険性も高い。

大気汚染は日本にも影響をおよぼしはじめている。大分県立看護大学の市瀬孝道《いちのせたかみち》教授は、偏西風に乗って中国大陸からやってくる黄砂や汚染大気が、五〇〇種類以上の微生物や金属性微細物なども運んでくると警告している。現実にカリブ海の国々では、春先に大西洋を越えてサハラ砂漠からはるばる飛来する砂塵《さじん》に含まれるカビの一種アスペルギルスによって、喘息《ぜんそく》患者が増えている。

相つぐ食品スキャンダル

中国では、高濃度の残留農薬、抗生物質などの禁止薬物の添加、細菌による汚染、偽装食品などのおぞましい事故や事件が数多く発生してきた。

二〇〇三年には、各国で使用が禁止されているDDTが中国茶や漬物から検出され、二〇〇四年に安徽《あんき》省で製造された偽粉ミルクで乳児が死亡した。二〇〇四年には湖北《こほく》省などで、理髪店から回収された人毛からアミノ酸を抽出してつくられた「人毛醤油《しょうゆ》」が、日本など海外へ輸出されているとする報道があった。

二〇〇七年には、安全性の問題から世界中で中国製食品のリコールが起きた。有害物質が添加されたペットフード、練り歯磨き、塗料に鉛が含まれていたおもちゃなどが大きく報じられた。日本では、中国産の冷凍ギョーザで一〇人が中毒症状を訴える事件が発生した。北京《ペキン》市の露店で肉まんの材料に、ひき肉とともに段ボールを混入させた「偽装肉まん」が新聞をにぎわせた。

二〇一〇年には、下水道の汚水を精製してつくった地溝油《ちこうゆ》が、食用油として中国全土の飲食店で多数使われていたことが発覚した。また、食肉処理場で廃棄された内臓などから抽出した油も食用に販売したとして、一〇〇〇人以上が拘束された。病死した家畜やネズミなどに添加物を加えて、食肉として約三ヵ月間にわたって販売した容疑者九〇四人が摘発された。

この直前には、上海《シャンハイ》市の黄浦江《こうほこう》で約一万体のブタの死骸《しがい》が浮いていた。新聞報道では、病死したブタを違法に転売する業者が一斉に摘発されたため、行き場がなくなったブタの死骸が川に不法投棄されたという。

二〇一三年には、有名ハンバーガーチェーン店で、長期にわたって病死した鶏が食材に使われていたことが発覚した。さらに、米国では中国から輸入したペットフードで、犬や猫が約六〇〇〇匹も死ぬ事件があった。

二〇一四年には、上海の食品加工会社が品質保証期間の過ぎた古い鶏肉を大手ファーストフード店に出荷していた事件が、地元テレビ局の潜入取材で明らかになり、国家食品薬品監督管理総局が摘発した。一部は日本のファーストフード店にも出荷されていた。

アフリカ開発が招く感染症

古代ローマの歴史家で博物学者の大プリニウスは『博物誌』のなかで、「何か新しいものはつねにアフリカからやってくる」と書き記した。その言葉どおり、本書に登場する感染症でもアフリカを起源とするものがもっとも多い。

アフリカ大陸では、依然として新たな感染症が猛威を振るっている。ナイル川上流のエジプトに建設されたアスワンハイ・ダムの完成から六年たった一九七七年も、アスワン地方で約一万八〇〇〇人が発熱、頭痛、嘔吐《おうと》などの症状を訴え、約六〇〇人が死亡した。原因は「リフトバレー熱」だった。蚊が媒介《ばいかい》するウイルス病で、以前から家畜の致命的な病気として恐れられていた。

流行はスーダン北部の家畜からはじまり、東アフリカ一帯に広がっていった。とくに、ダムがせき止められてできたナセル湖やその周辺では、約八〇万ヘクタールの氾《はん》濫《らん》原や灌漑《かんがい》水路で蚊が繁殖して人間へ感染を広げていった。二〇〇〇年に突然、アラビア半島のサウジアラビアとイエメンでも発生した。

二〇〇六〜〇七年に東アフリカでは記録的な大雨になり、リフトバレー熱がケニア、ソマリア、タンザニアの三ヵ国で大流行した。死者はこの三国で三二三人にのぼり、致死率は二〇〜四〇%と高いものだった。さらに、西アフリカのセネガルとモーリタニアでも、両国の国境を流れるセネガル川に二つのダムが建設されるのを待っていたように、住民の間に広がりはじめた。

熱帯地方でダムや灌漑施設のような静水域をつくるのは、さまざまな感染症を運ぶ蚊に繁殖場所を提供するようなものだ。一時は下火になっていたマラリアは、一九七〇〜八〇年代にかけて、開発ブームとともにふたたび世界各地で勢いを取り戻した。

このほか、眠り病(トリパノソーマ症)、ビルハルツ住血吸虫《じゅうけつきゅうちゅう》症、河川盲目《かせんもうもく》症(オンコセルカ症)、シャーガス病など、水を介して伝染する病気がアフリカ各地で発生している。ガーナのダム建設でできたボルタ湖、スーダンのジュジラ灌漑網、西アフリカ各地の水田普及計画などで、多くの住民が感染症の犠牲になった。これらの病気は「開発原病」とよばれるようになった。

熱帯林に潜む新たなウイルス

西アフリカのナイジェリアのラッサ村にある米国系のキリスト教会伝道所の診療所で一九六九年、三人の看護師が原因不明の出血性の熱病にかかり二人が死亡した。症状は激烈で「骨以外はすべてウイルスが食いつくす」といわれるほど内臓が侵され、苦痛にのたうちながら死んでいく。これが「ラッサ熱」の最初の記録である。その後の調査で一九四〇年代にも流行があったことが判明した。

感染者の一人の米国人看護師が帰国後に発病、さらにその検査中にコネチカット、ペンシルバニア州で二次感染が発生して、一人が死亡した。おまけに、研究にあたっていたイエール大学教授のウイルス学者までが発病して危篤に陥り、ニューヨーク・タイムズ紙が「研究を停止させるほど危険な新種のウイルス」と書いたほどだった。

その後も、リベリア、シエラレオネ、ギニアなど西アフリカ各地で流行を繰り返し、WHOによると年間平均一〇万～三〇万人が感染して五〇〇〇人前後が亡くなっている。この自然宿主は野ネズミの一種のマストミスであることが突き止められている。

一九八七年には西アフリカのシエラレオネから帰国した日本人測量技術者も、ラッサ熱の抗体に陽性だったが事なきを得た。

一九七六年には、西アフリカ三国の森林地帯でエボラ出血熱の流行がはじまり、二〇一四年には爆発的に拡大した（序章）。

実験動物輸入の脅威

二〇世紀になって、医学研究やワクチン製造に使う霊長類の需要が高まってサルの輸入が急増して、サルから人へのウイルス感染が新たな問題として浮上した。霊長類は遺伝的に人に近いだけに、固有のウイルスが人に乗り移りやすい。

一九五〇年代以降、欧米のワクチンの開発ブームで実験用のサルが大量に必要になり、コンゴ、ウガンダ、タンザニアなどビクトリア湖周辺で大量のサルが捕獲されて欧米に輸出された。国際的な批判で一時より減ったものの、霊長類保護団体によると、米国は年間約二万頭を輸入している。

捕獲にたずさわった地元民や仲介した業者には多額の現金収入をもたらしたが、彼らの間でやせ細って衰弱し、あるいは内臓に大出血を起こして死ぬ奇病が続発した。いずれもサルから感染した疑いが強い。実験用霊長類が、欧米に新たなウイルスを持ち込む主要なルートにもなった。

この問題がはじめて顕在化したのは、米国ニューメキシコ州のホロマン空軍基地で、一九五八年から六〇年にかけて起きた肝炎の多発だった。この基地では、チンパンジーが有人宇宙飛行の実験のために飼われていた。霊長類ではじめて宇宙飛行に成功したチンパンジーの「ハム」も、この基地で訓練された。

肝炎の患者を調べてみると、チンパンジーと直接的な接触のあった二一人のうち一一人が発症し、肝炎はチンパンジーから感染したことが明らかになった。彼らは西アフリカのカメルーンで捕獲された野生のものだった。

マールブルグ出血熱の教訓

一九六七年八月、旧西ドイツの大学都市マールブルグ市内で、ワクチン製造会社で働いている三人の従業員が、筋肉痛と発熱を訴えマールブルグ大学病院に入院した。症状は重く全身から出血して間もなくいずれも死んだ。日を追うごとに、家族、病院の担当医や看護師らに広がり、患者は二三人にまで増えた。

同じころ、フランクフルトの国立パウル・エーリッヒ研究所で働く六人が、やはり発病していた。これとは別に、旧ユーゴスラビアのベオグラードで三ヵ所目の流行が起き、最終的に三一人が発症して七人が死亡する事態になり、ニュースは世界を駆けめぐった。このウイルスは既知のいずれのウイルスとも異なっており、「マールブルグ出血熱」と名づけられた。その後、エボラ出血熱の近縁とわかった。

発病者に共通していたのは、アフリカのウガンダから輸入された実験用のミドリザルに接触していたことだった。サルはウガンダからベオグラードに運ばれ、そこから他の二つのワクチンの製造施設に送り出された。研究者が必死に追求しているものの、ミドリザルに感染させた自然宿主《しゅくしゅ》はいまだに見つかっていない。近年、コウモリの一種のルーセットオオコウモリに疑いがかけられている。

その後も、コンゴ、アンゴラ、ケニア、南アなどで散発的に発生している。その死亡率は二四～八八％にもなる。一九九八～二〇〇〇年にはコンゴの廃鉱で金を探していた人たちの間で集団発生があり、一五四人感染して一二八人が死亡した。二〇〇四～〇五年にアンゴラで三九九人が発症して三三五人が死んだ。二〇一二年にはウガンダで四人が死んだ。死亡率は最大で八八％に達した。

この事件は世界に衝撃を与え、日本でも輸入した霊長類を検査する「霊長類医科学研究センター」が設立された。

アフリカのサル起源の病気

米国とフランスの研究チームは、カメルーンで一九種七八八頭の霊長類の血液を調べて、保有するウイルスを分離した。これらの霊長類は、食肉用に殺されあるいはペットとして飼われていたものだ。このうち一六種のサルの約二〇％の個体が、それぞれの種固有のＳＩＶ（サルのエイズウイルス）に感染していた。新種のＳＩＶも四種類見つかった。これらは人にとって危険になりうる「エイズ予備軍」の資格は十分にあると発表した。

サル痘はアフリカの野生動物の天然痘で、人に感染すると重症者の症状は天然痘と区別できないほどよく似ている。サル痘の人への感染は、一九七〇年にコンゴ（当時はザイール）ではじめて報告された。

サル痘はその後も中央・西アフリカの熱帯雨林地帯で、散発的に流行している。一九九六～九七年にかけてはコンゴで大流行し、五一一人の感染者が発生した。宿主は野生の齧歯《げっし》類だが、霊長類や人にも感染する。人での致死率は一〇％程度だ。

アフリカ以外では人のサル痘は報告されていなかったが、二〇〇三年に突如として米国に出現して、ウィスコンシン州など五州で計八一人の感染者が発生した。一九人が入院したが死者はいなかった。

感染源はアフリカからペットとして輸入された齧歯類のガンビアネズミ。これがテキサス州のペット店に卸され、そこで一緒に売られていた北米原産のリスの一種プレーリードッグに感染し、これを購入した人びとが発病した。

次々と出現する新興感染症

さらに、新興感染症（エマージング感染症）といわれる新たな感染症も、次々に出現している。「マールブルグ」「リフトバレー熱」「ラッサ」「エボラ出血熱」「西ナイル熱」「HIV／エイズ」「SARS」……。新興感染症は、一九五〇年代末からこれまでに約四〇種が知られている。

これらのウイルスは豚、牛などの家畜や、ネズミ、コウモリ、野鳥などの野生動物が保有するウイルスに由来するものが多いが、自然宿主が不明なものも少なくない。

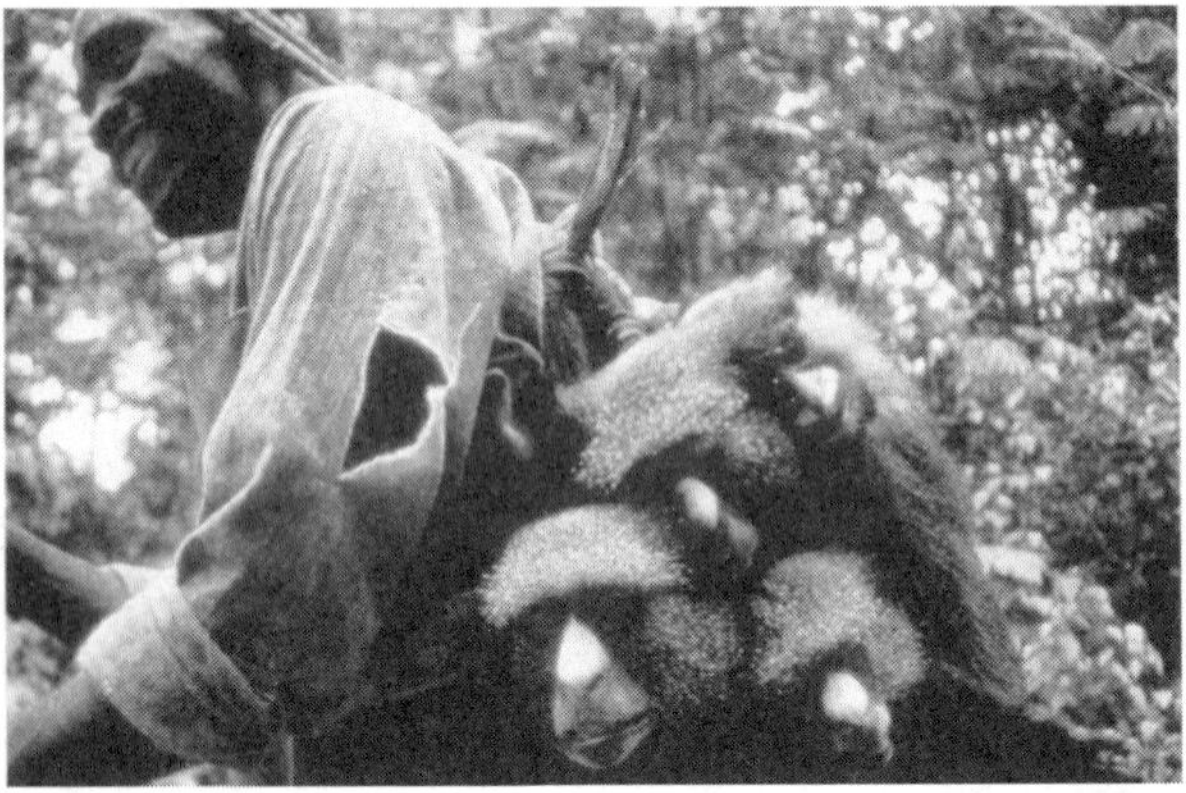

写真－13　ブッシュミートのハンター。コンゴ民主共和国で（撮影　中野智明）

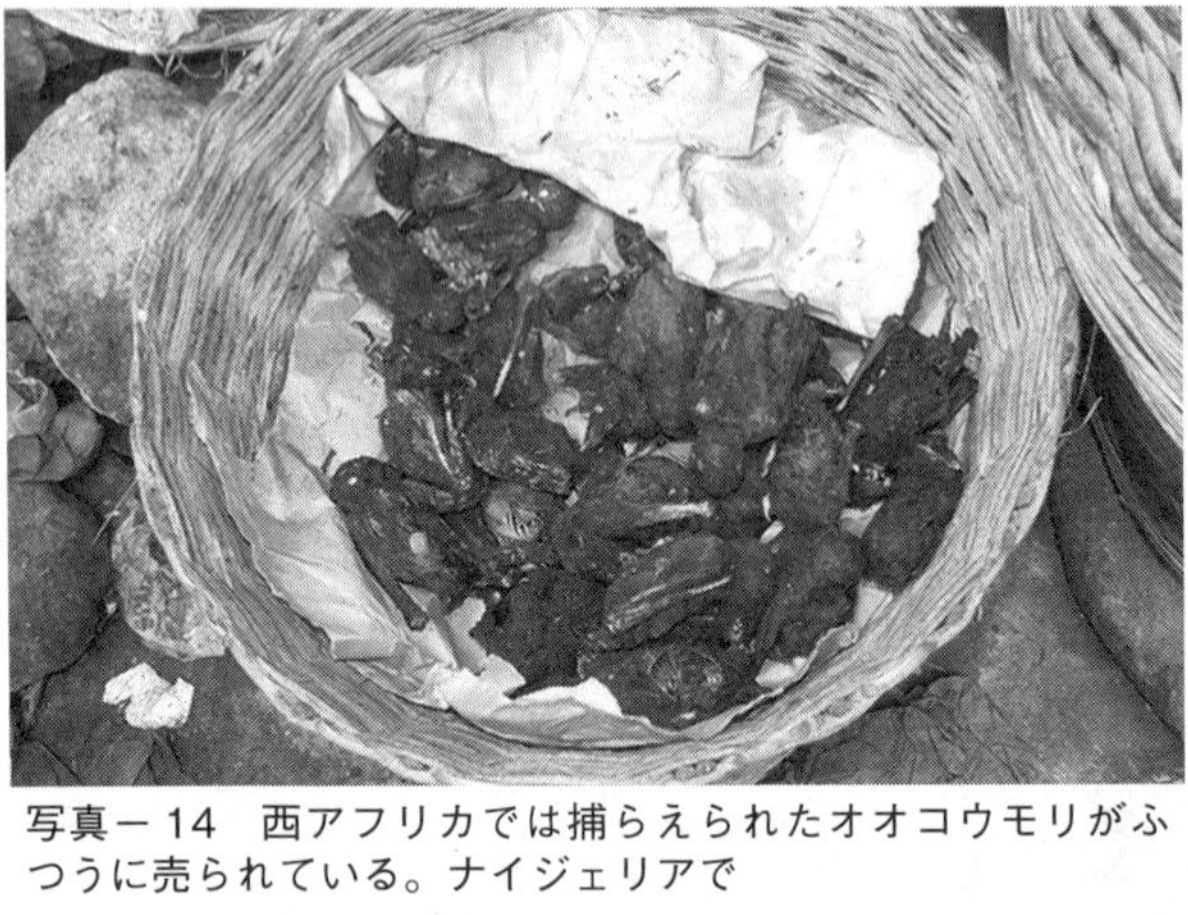

写真－14　西アフリカでは捕らえられたオオコウモリがふつうに売られている。ナイジェリアで

ウィルスは何回か変異を繰り返すうちに、宿主から飛び出して他の種に乗り移り、うまく定着できるものが現れる。

SARSの原因となったコロナウイルスの仲間が、人間にこれほど恐ろしい病気を引き起こすという認識はまったくなかった。それが、動物から人間に飛び移ったときに凶悪化した。

むろん、環境の変化も流行の後押しをする。二〇一二年に、ヨーロッパ三〇ヵ国の専門家を対象に、米国の専門誌エンバイロンメンタル・ヘルス・パースペクティブスが「農地の拡大、森林伐採などの環境破壊や地球温暖化が、感染症の発生や拡大に影響を与えると思うか」というアンケート調査をしたことがある。その結果、半数以上の専門家がイエスと答えた。

ウィルスを運ぶ蚊などの昆虫が、地球温暖化によって生息地を拡大していることは多くの研究報告がある。

病気のない世界

病気のない世界は、いつの時代にあっても人類の夢だった。日本全国のいたるところに、疫病退散を祈願する神社仏閣やお祭りがあるのは、先祖たちの願望の表れであろう。その夢が今にも実現しそうな期待感も何回かあったが、あっという間に微生物は逆襲してきた。

水虫、虫歯、ものもらい、にきびなど慢性的な感染症に悩まされている人も多い。

私たちの祖先は、たえず人類に襲いかかる飢餓、自然災害、感染症を運良く生きのびて、現存の子孫を残すことに成功した。だが、この幸運が今後もつづいて無事に子孫を残しつづけることができるかは、保証のかぎりではない。恐竜を絶滅させたような巨大隕石《いんせき》の衝突、気候を一変させて人類を絶滅寸前にまで追い込んだ七万四〇〇〇年前のインドネシアのトバ火山のような超巨大噴火が、いつ起こるかわからない。

感染症の世界的な流行はさらに現実味を帯びている。すべての災害のなかで、感染症はもっとも人類を殺してきた。どんな対策も効果がないような強烈な菌やウイルスがいつ出現してもおかしくない。と思っていたら、二〇一四年に西アフリカでエボラ出血熱の大流行がはじまり、世界各地に飛び火しはじめた。現在のところ、感染者を隔離するか、逃げ出すしか対策がない。

映画やテレビドラマでは疫病パニックは定番であり、『アンドロメダ病原体』(一九七一年制作)はその古典的な名作だ。人工衛星が小さな町に落下し、宇宙からやってきた謎の病原体で町の人びとが次々に犠牲になっていく。また、『アウトブレイク』(一九九五年制作)は、アフリカから米国に輸出されたペットの霊長類から危険なウイルスの流行が広がるというパニック・サスペンスである。映画のなかでウイルス学者が「母なる自然は凄腕《すごうで》の連続殺人鬼だ」と叫ぶシーンが、妙に説得力がある。

二〇一三年に『ワールド・ウォーZ』が公開されて、世界的にヒットした。ブラッド・ピット主演の「疫病パニック」だ。人間を凶暴化させる謎のウイルスが世界各地で大流行し、ゾンビとなった感染者がかみつくことで広がっていく。

八〇〇〇万人ともいわれる命を奪った「スペインかぜ」のときには、この映画並みのパニックが世界をおおった。SFの世界のパニックは、エイズの流行でも現実のものとなった。何百万の人びとが愛するパートナーからの感染で殺されたのだ。

自然界にはまだ無数の病原体が潜み、新たな宿主を求めて試行錯誤を繰り返している。水爆実験が「ゴジラ」を生んだように、薬剤の乱用がモンスター病原体をつくり出すかもしれない。

膨張する感染症の温床

国連の将来人口予測（二〇一三年）によると、世界人口は二〇五〇年に九六億人を超える。二〇世紀はじめには世界の都市居住者は人口の一五％にすぎなかったが、二〇〇八年前後には都市人口が農村人口を上回った。二〇三〇年までに、都市人口は五〇億を超え、人口の七〇％を超えると国連は推定する。二〇一〇～二〇二五年の間に世界の一〇〇万人都市は三二四から五二四に、一〇〇〇万人以上のメガ都市は一九から二七に急増する。

この都市人口の増加は、大部分が発展途上地域のサハラ以南アフリカ、南アジア、西アジアなどの都市のスラムで発生している。都市人口に占めるスラム人口の割合は、二〇〇五年時点でアフリカは七割以上、南アジアでは六割近い高率となる。アフリカでは一五年、西アジアでは二六年でスラム人口が倍増することになる。都市のスラムは微生物の培養器である。

人間の勢力圏の拡大につれて、森林や低湿地の破壊で野生動物の生息地は狭められ、新たな宿主を求めて人に寄生場所を変えてきた。コウモリが原因になった、西アフリカのエボラ出血熱やボルネオ島のニパウイルスの感染爆発がその好例である。

人口増で食肉の生産量も増えていく。国連食糧農業機関（ＦＡＯ）の予測によると、世界の食肉消費量は二〇一〇年から二〇五〇年の間に一・七倍になるという。増える家畜は、感染症の拡大や新たな病気の発生にもつながっている。

世界の高齢化と感染症

今後の世界人口の増加と高齢化を考えると、感染症はますます脅威を増すだろう。二〇世紀前半の集団発生は、学校や軍がその温床になったが、二一世紀後半は高齢者施設がそれに取って代わることになるだろう。

国連の予測によると、二〇五〇年には世界の六五歳以上の人口は、現在の八％から一八％になる。このとき、日本三八・八％（二〇一〇年は二二・七％）、中国二五・六％（八・二％）、米国二一・二％（一三・一％）、インド一三・五％（四・九％）。日本は現在も二〇五〇年時点においても、高齢化のトップランナーであることは変わりない。

国連の推計によると、日本の平均寿命は二〇五〇年には女性九一歳（現在八六歳）、男性八四歳（同八〇歳）になる。労働人口（一五～六四歳）が一・三人で六五歳以上を一人支えなくてはならない。つまり介護する側も急減していくのだ。

国連などの予想では、世界的な高齢化で「不衛生な環境に住まざるをえない」「医師にかかれない」「栄養が十分とれない」「看病するものがいない」といった貧しい高齢者層が厚くなっていく。高齢者は外出が減って孤立しがちになり、他人から免疫を受け取るチャンスも少なくなる。発病しやすくなり、発病すれば重い症状に陥りやすい。

人と大きさを比べると、ウイルスは一〇億分の一、細菌は一〇〇万分の一でしかない。人の遺伝子が三万数千個もあるのに対し、ウイルスは多くても三〇〇個、細菌は一〇〇〇～七五〇〇個ぐらいだ。

地上でもっとも進化した人と、もっとも原始的な微生物との死闘でもある。ときには膨大な数の犠牲者を出す代償を払って人側が免疫を獲得し、あるいは巨額の研究費で開発された新薬で対抗すると、微生物はそれをかいくぐって新手を繰り出してくる。微生物との戦いはまだ先が見えない。「赤の女王」との追いかけっこが今後ともつづくことになるのだろう。

あとがき――病気の環境史への挑戦

人間ドックで書類をわたされて、検診の前にさまざまな質問の回答を記入せよという。面倒な書類なのでいい加減に欄を埋めて提出したら、若い看護師さんから「既往歴をしっかり記入してください」とたしなめられた。

しかたがないので「マラリア四回、コレラ、デング熱、アメーバ赤痢《せきり》、リーシマニア症、ダニ発疹熱各一回、原因不明の高熱と下痢数回……」と記入して提出したら、「忙しいんですからふざけないでください」と、また叱られた。

ふざけたわけではなく、アフリカ、アマゾン、ボルネオ島などで長く働いていたので、注意はしていたつもりでもさまざまな熱帯病の洗礼を受けた。ジャングルのテントの中で高熱で半分意識を失って横たわっているのも、トイレに座ったきり一晩中動けないのも、思い出すだけでもつらいものだ。よくも生き残ったと思うこともある。

本書の原稿を書き終わってほっとしていたら、西アフリカからエボラ出血熱のアウトブレイクのニュースが飛び込んできた。と思ったら、今度は東京のど真ん中でデング熱が発生した。あわてて書き足すことになった。エボラ出血熱の流行地帯で調査していたとき、路上で売っているサルの燻製《くんせい》を食べたこともあり、エボラ出血熱のニュースにはぞっとした。また、デング熱にかかって全身の関節がギシギシいうほど痛んだ悪夢がよみがえってきた。

私たちが医学や公衆衛生の発達を誇っても、まだこんな強烈なウイルスが潜んでいたのだ。しかも、この二つのウイルスは過去に流行したときから、遺伝子をさまざまに変異させていた。人と病原体の戦いは、未来永劫《えいごう》につづく宿命にあるが、今後とも、第二、第三のエボラ出血熱は出現するだろう。本書をお読みいただければ、その理由はわかっていただけると思う。

過去半世紀の間、環境問題に取り組んできたが、最近は環境史に関心があり、これまで「文明」「森林」「名作」「アフリカ」「自然災害」「火山噴火」「鉄条網」などを環境史の立場から執筆してきた。以前から気になっていた病気の環境史に挑戦したのが本書である。はじめは病原体への復讐《ふくしゅう》の気分だったが、書き終えて、彼らも人と同じように環境の変化に耐えながら、ともに進化をしてきた戦友のような気分になってきた。

人は病気の流行を招きよせるような環境をつくってきたが、今後ますます流行の危険は高まるだろう。というのも、日本をはじめ世界各国が、歴史上例のない人口の集中化と高齢化の道を突っ走っているからだ。両者は感染症流行の温床である。

これから感染症流行のさらなる「二次災害化」も進むと予感している。阪神《はんしん》・淡路《あわじ》大震災でも東日本大震災でも、「震災関連死」の患者が高齢者に集中した。とくに、肺炎による死者が目立った。避難所の環境や過密がその主な原因だ。日本の将来への不安が高まっている。末期的症状になりつつある少子高齢化のみならず、近い将来に襲来するはずの超弩級《ちょうどきゅう》の大地震、荒々しさを増す異常気象……。凶悪な感染症の大流行もそのひとつにあげておく必要がある。

本書は、洋泉社のWEBマガジン「歴史REAL　WEB」で二〇一三～一四年に骨格を連載し、それをもとに全面的に書き直したものだ。医学や遺伝子の話をわかりやすく説明するのはかなり難しく、誤解を招く点があったらおわびしたい。

WEB連載中から出版までお世話になった洋泉社の藤原清貴さんと喜名景一郎さん、そして資料集めを手伝ってくださった脇山真木さんに心からお礼を申し上げたい。

二〇一四年一一月二〇日

石　弘之

今回、角川ソフィア文庫に収録されるにあたり、KADOKAWA文芸・ノンフィクション局の堀由紀子さんにお世話になった。心からお礼を申し上げたい。

＊本文中の関係者の肩書きは、参考文献刊行当時のものを使用しました。

主要な参考文献（邦文書籍のみ）

【序章】

・アンドリュー・スピールマン、マイケル・ド・アントニオ（奥田祐士訳、栗原毅監修）『蚊はなぜ人の血が好きなのか』ソニーマガジンズ　二〇〇二
・ウィリアム・T・クローズ（羽生真訳）『エボラ—殺人ウイルスが初めて人類を襲った日』文藝春秋　一九九五
・NHK「エボラ感染爆発」取材班『ウイルス感染爆発』日本放送出版協会　一九九七
・畑中正一『殺人ウイルスの謎に迫る!—新型インフルエンザはどうして危険なのか?　致死率80%以上の凶悪ウイルスとはなにか?』サイエンス・アイ新書　二〇〇八
・渡邊靖彦、濱田篤郎監修『感染症日本上陸—新型インフルエンザだけじゃない!　今、感染症のグローバル化が始まった』阪急コミュニケーションズ　二〇一〇
・リサ・シークリスト・チウ（越智典子訳）『もしかしたら、遺伝子のせい!?—魚臭くなる病ほか遺伝子にまつわる話』白揚社　二〇〇九
・リチャード・プレストン（高見浩訳）『ホット・ゾーン』（上・下）飛鳥新社　一九九四

【第一章】
・石弘之『地球環境「危機」報告』有斐閣　二〇〇八
・井ノ上逸朗『病気はどこで生まれるのか―進化医学でさぐる病気のしくみ』技術評論社　二〇一二
・井村裕夫『人はなぜ病気になるのか―進化医学の視点』岩波書店　二〇〇〇
・ウィリアム・H・マクニール（佐々木昭夫訳）『疫病と世界史』（上・下）中公文庫　二〇〇七
・栃内新『進化から見た病気―「ダーウィン医学」のすすめ』ブルーバックス　二〇〇九
・橋本雅一『世界史の中のマラリア―微生物学者の視点から』藤原書店　一九九一
・長谷川眞理子『ヒトはなぜ病気になるのか』ウェッジ選書　二〇〇七
・フランク・ライアン（沢田博、古草秀子訳）『ウイルスX―人類との果てしなき攻防』角川書店　一九九八
・宮田隆『分子からみた生物進化―DNAが明かす生物の歴史』ブルーバックス　二〇一四
・メアリー・ドブソン（小林力訳）『Disease　―人類を襲った30の病魔』医学書院　二〇一〇
・吉川昌之介『細菌の逆襲―ヒトと細菌の生存競争』中公新書　一九九五
・ルイス・キャロル（河合祥一郎訳）『鏡の国のアリス』角川文庫　二〇一〇
・ロバート・S・デソウィッツ（栗原豪彦訳）『マラリアvs.人間』晶文社　一九九六

【第二章】

・ウィリー・ハンセン、ジャン・フレネ『細菌と人類―終わりなき攻防の歴史』中公文庫　二〇〇八
・クライブ・ポンティング（石弘之他訳）『緑の世界史』（上・下）朝日選書　一九九四
・酒井シヅ『病が語る日本史』講談社学術文庫　二〇〇八
・スペンサー・ウェルズ（上原直子訳）『旅する遺伝子―ジェノグラフィック・プロジェクトで人類の足跡をたどる』英治出版　二〇〇八
・トム・クイン（山田美明、荒川邦子訳）『人類対インフルエンザ』朝日新書　二〇一〇
・バーバラ・N・ホロウィッツ、キャスリン・バウアーズ（土屋晶子訳）『人間と動物の病気を一緒にみる―医療を変える汎動物学の発想』インターシフト　二〇一四
・山内一也『キラーウイルス感染症―逆襲する病原体とどう共存するか』ふたばらいふ新書　二〇〇一
・山内一也『ウイルスと地球生命』岩波科学ライブラリー　二〇一二
・山内一也『ウイルスと人間』岩波科学ライブラリー　二〇〇五
・山本太郎『感染症と文明―共生への道』岩波新書　二〇一一
・ローリー・ギャレット（山内一也、野中浩一、大西正夫訳）『カミング・プレイグ―迫りくる病原体の恐怖（上・下）』河出書房新社　二〇〇〇

【第三章】
・アリス・ロバーツ（野中香方子訳）『人類20万年 遙かなる旅路』文藝春秋　二〇一三

・石弘之『インディオ居留地―地球破壊で追われる先住民』朝日選書　一九九四
・印東道子『人類大移動―アフリカからイースター島へ』朝日選書　二〇一二
・シェルトン・デーヴィス（関西ラテンアメリカ研究会訳）『奇跡の犠牲者たち―ブラジルの開発とインディオ』現代企画室　一九八五
・立川昭二『病気の社会史―文明に探る病因』NHKブックス　一九七一
・ダニエル・デフォー（泉谷治訳）『疫病流行記』現代思潮社　一九六七
・濱田篤郎『旅と病の三千年史―旅行医学から見た世界地図』文春新書　二〇〇二
・ロバート・S・デソウィッツ（古草秀子訳、藤田紘一郎監修）『コロンブスが持ち帰った病気―海を越えるウイルス、細菌、寄生虫』翔泳社　一九九九

【第四章】

・青木皐『人体常在菌のはなし―美人は菌でつくられる』集英社新書　二〇〇四
・浅香正博『胃の病気とピロリ菌―胃がんを防ぐために』中公新書　二〇一〇
・伊藤愼芳『ピロリ菌―日本人6千万人の体に棲む胃癌の元凶』祥伝社新書　二〇〇六
・NHK「病の起源」取材班編著『病の起源―NHKスペシャル（2）』日本放送出版協会　二〇〇九
・「人類のやっかいな相棒「ピロリ菌」」『Newton』二〇一二年五月号
・山岡吉生「ピロリ菌感染の分子疫学」Gastro-Health Now　二〇一一年一九号

【第五章】
・石弘之「ネコが人を元気にする科学的な根拠」日経ビジネス　二〇一二年四月一六日
・江口保暢『動物と人間の歴史』築地書館　二〇〇三
・サム・ストール（戸嶋芳美訳）『歴史を変えた100匹の猫』創土社　二〇〇八
・鈴村和成『村上春樹とネコの話』彩流社　二〇〇四
・須藤伝悦『モーツァルトが求め続けた「脳内物質」』講談社＋α新書　二〇〇八
・ヤロスラフ・フレグル「ネコの病を探求」『NATIONAL GEOGRAPHIC』二〇一三年一月号

【第六章】
・小田瑞恵『子宮頸がん（よくわかる最新医学）』主婦の友社　二〇一四
・高橋真理子『最新子宮頸がん予防―ワクチンと検診の正しい受け方』朝日新聞出版　二〇一一
・日本婦人科腫瘍学会編『子宮体がん治療ガイドライン　2013年版』金原出版　二〇一三
・畑中正一『殺人ウイルスの謎に迫る！』サイエンス・アイ新書　二〇〇八
・宮城悦子『子宮がん（よくわかる最新医学）』主婦の友社　二〇一〇

【第七章】
・浅野喜造編『水痘・帯状疱疹のすべて』メジカルビュー社　二〇一二

・狩野葉子編「多様化するヘルペス感染症」『Derma.』No.178 全日本病院出版会　二〇一一
・川島眞『皮膚に聴く―からだとこころ』PHP新書　二〇一三
・近藤一博「ヘルペスウィルス感染と疲労」『ウイルス』第55巻第1号　二〇〇五
・新村眞人、山西弘一監修・編集『ヘルペスウィルス感染症』臨床医薬研究協会　一九九八
・田中正利編『性感染症STD　改訂2版』南山堂　二〇〇八

【第八章】

・アルフレッド・W・クロスビー（西村秀一訳）『史上最悪のインフルエンザ―忘れられたパンデミック』みすず書房　二〇〇四
・石弘之『名作の中の地球環境史』岩波書店　二〇一一
・NHK「最強ウイルス」プロジェクト『NHKスペシャル最強ウイルス―新型インフルエンザの恐怖』NHK出版　二〇〇八
・河岡義裕『インフルエンザ危機』集英社新書　二〇〇五
・ジョン・バリー（平澤正夫訳）『グレート・インフルエンザ』共同通信社　二〇〇五
・外岡立人『豚インフルエンザの真実―人間とパンデミックの果てなき戦い』幻冬舎新書　二〇〇九
・内務省衛生局編『流行性感冒―「スペイン風邪」大流行の記録』（復刻版）東洋文庫　二〇〇八
・速水融『日本を襲ったスペイン・インフルエンザ―人類とウイルスの第一次世界戦争』藤原書店　二〇〇六

・岡田晴恵編著、速水融、立川昭二、田代眞人著『〈増補新版〉強毒性新型インフルエンザの脅威』藤原書店　二〇〇九
・ピート・デイヴィス（高橋健次訳）『四千万人を殺したインフルエンザ―スペイン風邪の正体を追って』文藝春秋　一九九九
・マイケル・B・A・オールドストーン（二宮陸雄訳）『ウイルスの脅威―人類の長い戦い』岩波書店　一九九九
・山本太郎『新型インフルエンザ―世界がふるえる日』岩波新書　二〇〇六

【第九章】

・アービンド・シンガル、エベレット・M・ロジャーズ（花木亨、花木由子訳）『エイズをめぐる偏見との闘い―世界各地のコミュニケーション政策』明石書店　二〇一一
・石弘之、田辺功、内村直之『エイズはどうなる！―予防・治療は間に合うか』朝日ブックレット　一九八七
・ジャック・ペパン（山本太郎訳）『エイズの起源』みすず書房　二〇一三
・スーザン・ソンタグ（富山太佳夫訳）『隠喩としての病い／エイズとその隠喩（始まりの本）』みすず書房　二〇一二
・土居洋文『なぜチンパンジーはエイズにならないか』岩波科学ライブラリー　一九九三
・ヤープ・ゴズミット（山本太郎訳）『エイズ―ウイルスの起源と進化』学会出版センター　二〇

〇一
・ランディ・シルツ（曽田能宗訳）『そしてエイズは蔓延した』（上・下）草思社　一九九一
・リュック・モンタニエ（小野克彦訳）『エイズウイルスと人間の未来』科学選書　一九九八

【第十章】
・岩田健太郎『麻疹が流行する国で新型インフルエンザは防げるのか』亜紀書房　二〇〇九
・酒井シヅ『病が語る日本史』講談社学術文庫　二〇〇八
・篠田達明『徳川将軍家十五代のカルテ』新潮新書　二〇〇五
・篠田達明『病気が変えた日本の歴史』生活人新書　二〇〇四
・鈴木則子『江戸の流行り病―麻疹騒動はなぜ起こったのか』吉川弘文館　二〇一二

【第十一章】
・ウエイン・ビドル（春日倫子訳）『ウイルスたちの秘められた生活―決定版ウイルス百科』角川文庫　二〇〇九
・加藤茂孝『人類と感染症の歴史―未知なる恐怖を超えて』丸善出版　二〇一三
・戸部良也『遥かなる甲子園―聴こえぬ球音に賭けた16人』双葉社　一九八七
・中島陽一郎『病気日本史（新装版）』雄山閣　二〇〇五
・益田昭吾『病原体はどう生きているか』ちくま新書　一九九六

【第十二章】
・浅野史郎『運命を生きる―闘病が開けた人生の扉』岩波ブックレット　二〇一二
・上平憲『成人T細胞白血病（ATL）の深まる理解と新たなる謎―自然の実験系に学ぶ臨床検査医学の視点から』シスメックス　二〇一三
・高月清編『成人T細胞白血病・リンパ腫』西村書店　一九九二
・日沼頼夫『新ウイルス物語―日本人の起源を探る』中公新書　一九八六
・山本直樹編『ヒトレトロウイルス研究の最前線―ヒト免疫不全ウイルスとヒトT細胞白血病ウイルス』シュプリンガー・フェアラーク東京　二〇〇二
・渡邉俊樹、山口一成、上平憲編『HTLV-1（ヒトT細胞白血病ウイルスI型）と疾患』文光堂　二〇〇七

【第十三章】
・石原修「女工と結核」（生活古典叢書　第5巻）光生館　一九一三
・杉田博宣『結核―よみがえる恐怖の感染症』新星出版社　二〇〇〇
・高橋宏『疾病から文明論へ』九州大学出版会　一九九七
・エンゲルス（一條和生、杉山忠平訳）『イギリスにおける労働者階級の状態―19世紀のロンドンとマンチェスター』（上・下）岩波文庫　一九九〇

・福田眞人『結核の文化史―近代日本における病のイメージ』名古屋大学出版会　一九九五
・ルネ・デュボス（田多井吉之介訳）『健康という幻想―医学の生物学的変化』紀伊國屋書店　一九七七

【終章】

・飯島渉『感染症の中国史―公衆衛生と東アジア』中公新書　二〇〇九
・エド・レジス（渡辺政隆訳）『ウイルス・ハンター―CDCの疫学者たちと謎の伝染病を追う』早川書房　一九九七
・ジョーゼフ・B・マコーミック、スーザン・フィッシャー＝ホウク（武者圭子訳）『レベル4致死性ウイルス』早川書房　一九九八
・中島捷久、澤井仁『動物ウイルスが人間を襲う!―エイズ、鳥インフルエンザ、サーズ……』PHP研究所　二〇〇六
・ローリー・ギャレット（山内一也、野中浩一、大西正夫訳）『カミング・プレイグ―迫りくる病原体の恐怖』（上・下）河出書房新社　二〇〇〇

本書は『感染症の世界史』（洋泉社、二〇一四年）を加筆修正のうえ、文庫化したものです。

図版作成　フロマージュ

感染症《かんせんしょう》の世界史《せかいし》

石《いし》 弘之《ひろゆき》

平成30年 1月25日　初版発行
令和2年 5月20日　12版発行

発行者●郡司 聡

発行●株式会社KADOKAWA
〒102-8177　東京都千代田区富士見2-13-3
電話　0570-002-301（ナビダイヤル）

角川文庫 20752

印刷所●株式会社暁印刷
製本所●株式会社ビルディング・ブックセンター

表紙画●和田三造

ISBN978-4-04-400367-8　C0122

◇◇◇

角川文庫発刊に際して

角川源義

第二次世界大戦の敗北は、軍事力の敗北であった以上に、私たちの若い文化力の敗退であった。私たちの文化が戦争に対して如何に無力であり、単なるあだ花に過ぎなかったかを、私たちは身を以て体験し痛感した。西洋近代文化の摂取にとって、明治以後八十年の歳月は決して短かすぎたとは言えない。にもかかわらず、近代文化の伝統を確立し、自由な批判と柔軟な良識に富む文化層として自らを形成することに私たちは失敗して来た。そしてこれは、各層への文化の普及滲透を任務とする出版人の責任でもあった。

一九四五年以来、私たちは再び振出しに戻り、第一歩から踏み出すことを余儀なくされた。これは大きな不幸ではあるが、反面、これまでの混沌・未熟・歪曲の中にあった我が国の文化に秩序と確たる基礎を齎らすためには絶好の機会でもある。角川書店は、このような祖国の文化的危機にあたり、微力をも顧みず再建の礎石たるべき抱負と決意とをもって出発したが、ここに創立以来の念願を果すべく角川文庫を発刊する。これまで刊行されたあらゆる全集叢書文庫類の長所と短所とを検討し、古今東西の不朽の典籍を、良心的編集のもとに、廉価に、そして書架にふさわしい美本として、多くのひとびとに提供しようとする。しかし私たちは徒らに百科全書的な知識のジレッタントを作ることを目的とせず、あくまで祖国の文化に秩序と再建への道を示し、この文庫を角川書店の栄ある事業として、今後永久に継続発展せしめ、学芸と教養との殿堂として大成せんことを期したい。多くの読書子の愛情ある忠言と支持とによって、この希望と抱負とを完遂せしめられんことを願う。

一九四九年五月三日

角川ソフィア文庫ベストセラー

科学するブッダ
犀の角たち
佐々木 閑

科学と仏教、このまったく無関係に見える二つの人間活動には驚くべき共通性があった。理系出身の仏教学者が固定観念をくつがえし、両者の知られざる関係を明らかにする。驚きと発見に満ちた知的冒険の書。

世界を変えた哲学者たち
堀川 哲

二度の大戦、世界恐慌、共産主義革命――。ニーチェ、ハイデガーなど、激動の二〇世紀に多大な影響を与えた一五人の哲学者は、己の思想でいかに社会と対峙したのか。現代哲学と世界史が同時にわかる哲学入門。

歴史を動かした哲学者たち
堀川 哲

革命と資本主義の生成という時代に、哲学者たちはいかなる変革をめざしたのか――。デカルト、カント、ヘーゲル、マルクスなど、近代を代表する11人の哲学者の思想と世界の歴史を平易な文章で紹介する入門書。

ペリー提督日本遠征記（上）
M・C・ペリー
編纂／F・L・ホークス
監訳／宮崎壽子

喜望峰をめぐる大航海の末ペリー艦隊が日本に到着、幕府に国書を手渡すまでの克明な記録。当時の琉球王朝や庶民の姿、小笠原をめぐる各国のせめぎあいを描く。美しい図版も多数収録、読みやすい完全翻訳版！

ペリー提督日本遠征記（下）
M・C・ペリー
編纂／F・L・ホークス
監訳／宮崎壽子

刻々と変化する世界情勢を背景に江戸を再訪したペリーと、出迎えた幕府の精鋭たち。緊迫した腹の探り合いが始まる――。日米和親条約の締結、そして幕末日本の素顔や文化を活写した一次資料の決定版！

角川ソフィア文庫ベストセラー

大モンゴルの世界
陸と海の巨大帝国

杉山正明

13世紀の中央ユーラシアに突如として現れたモンゴル。世界史上の大きな分水嶺でありながら、その覇権と東西への多大な影響は歴史に埋もれ続けていた。大帝国の実像を追い、新たな世界史像を提示する。

古代ローマの生活

樋脇博敏

現代人にも身近な二八のテーマで、当時の社会と日常生活を紹介。衣食住、娯楽や医療や老後、冠婚葬祭、性愛事情まで。一読すれば二〇〇〇年前にタイムスリップ！　知的興味をかきたてる、極上の歴史案内。

神隠しと日本人

小松和彦

「神隠し」とは人を隠し、神を現し、人間世界の現実を隠し、異界を顕すヴェールである。異界研究の第一人者が「神隠し」をめぐる民話や伝承を探訪。迷信でも事実でもない、日本特有の死の文化を解き明かす。

妖怪文化入門

小松和彦

河童・鬼・天狗・山姥——。妖怪はなぜ絵巻や物語に描かれ、どのように再生産され続けたのか。豊かな妖怪文化を築いてきた日本人の想像力と精神性を明らかにする、妖怪・怪異研究の第一人者初めての入門書。

呪いと日本人

小松和彦

日本人にとって「呪い」とは何だったのか。それは現代に生きる私たちの心性にいかに継承され、どのように投影されているのか——。呪いを生み出す人間の「心性」に迫る、もう一つの日本精神史。

角川ソフィア文庫ベストセラー

異界と日本人
小松和彦

古来、日本人は未知のものに対する恐れを異界の物語に託してきた。酒呑童子伝説、浦嶋伝説、七夕伝説、義経の「虎の巻」など、さまざまな異界の物語を絵巻から読み解き、日本人の隠された精神生活に迫る。

遠野物語 remix
付・遠野物語
京極夏彦
柳田國男

雪女、座敷童衆、オシラサマ――遠野の郷の説話を収めた『遠野物語』。柳田國男のこの名著を京極夏彦が〝リミックス〟。深く読み解き、新たに結ぶ。柳田の原著も併載、読み比べなど、楽しみが広がる決定版！

遠野物語拾遺 retold
付・遠野物語拾遺
京極夏彦
柳田國男

『遠野物語』刊行から二十余年後、柳田のもとには多くの説話が集められた。近代化の波の間で語られた二九九の譚を京極夏彦が新たな感性で紡ぐ。原著もあわせて収載、読み比べも楽しめる。

鳥山石燕 画図百鬼夜行全画集
鳥山石燕

かまいたち、火車、姑獲鳥（うぶめ）、ぬらりひょんほか、あふれる想像力と類まれなる画力で、さまざまな妖怪の姿を伝えた江戸の絵師・鳥山石燕。その妖怪画集全点を、コンパクトに収録した必見の一冊！

ジャパノロジー・コレクション 妖怪 YOKAI
監修／小松和彦

北斎・国芳・芳年をはじめ、有名妖怪絵師たちが描いた妖怪画100点をオールカラーで大公開！　古くから描かれてきた妖怪画の歴史は日本人の心性の歴史でもある。魑魅魍魎の世界へと誘う、全く新しい入門書。

角川ソフィア文庫ベストセラー

ジャパノロジー・コレクション
和菓子　WAGASHI
藪　光生
季節を映す上生菓子から、庶民の日々の暮らしに根ざした花見団子や饅頭まで、約百種類を新規に撮り下ろし、オールカラーで紹介。その歴史、意味合いや技などもわかりやすく解説した、和菓子ファン必携の書。

ジャパノロジー・コレクション
根付　NETSUKE
駒田牧子
監／渡邊正憲
わずか数センチメートルの小さな工芸品・根付。仏像彫刻等と違い、民の間から生まれた日本特有の文化である。動物や食べ物などの豊富な題材、艶めく表情など、日本人の遊び心と繊細な技術を味わう入門書。

ジャパノロジー・コレクション
千代紙　CHIYOGAMI
小林一夫
眺めるだけでも楽しい華やかな千代紙の歴史をひもとき、「麻の葉」「七宝」「鹿の子」など名称も美しい伝統柄を紹介。江戸の人々の粋な感性と遊び心が表現された文様が約二百種、オールカラーで楽しめます。

ジャパノロジー・コレクション
盆栽　BONSAI
依田　徹
宮中をはじめ、高貴な人々が愛でてきた盆栽は、いまや世界中に愛好家がいる。文化としての盆栽を、名品の写真とともに、その成り立ちや歴史、種類や形、見方、飾り方にいたるまでわかりやすくひもとく。

ジャパノロジー・コレクション
京料理　KYORYORI
千　澄子
後藤加寿子
京都に生まれ育った料理研究家親子が、季節に即した京都ならではの料理、食材を詳説。四季折々の行事や風物詩とともに、暮らしに根ざした日本料理の美と心を、美しい写真で伝える。簡単なレシピも掲載。

角川ソフィア文庫ベストセラー

古伊万里　IMARI
ジャパノロジー・コレクション
森　由美

日本を代表するやきもの、伊万里焼。その繊細さ、美しさは国内のみならず海外でも人気を博す。人々の暮らしを豊かに彩ってきた古伊万里の歴史、発展を俯瞰し、その魅力を解き明かす、古伊万里入門の決定版。

金魚　KINGYO
ジャパノロジー・コレクション
岡本信明
川田洋之助

日本人に最もなじみ深い観賞魚「金魚」。鉢でも飼える小ささに、愛くるしい表情で優雅に泳ぐ姿は日本の文化の中で愛でられてきた。基礎知識から見所まで、美しい写真と共にたっぷり紹介。金魚づくしの一冊！

切子　KIRIKO
ジャパノロジー・コレクション
土田ルリ子

江戸時代、ギヤマンへの憧れから発展した切子。無色透明が粋な江戸切子に、発色が見事な薩摩切子。篤姫愛用の雛道具などの逸品から現代作品まで、和ガラスの歴史と共に多彩な魅力をオールカラーで紹介！

琳派　RIMPA
ジャパノロジー・コレクション
細見良行

雅にして斬新、絢爛にして明快。日本の美の象徴として、広く海外にまで愛好家をもつ琳派。俵屋宗達から神坂雪佳まで、琳派の流れが俯瞰できる細見美術館のコレクションを中心に琳派作品約七五点を一挙掲載！

刀　KATANA
ジャパノロジー・コレクション
小笠原信夫

名刀とは何か。日本刀としての独自の美意識はいかに生まれたのか。刀剣史の基本から刀匠の仕事場、信仰や儀礼、文化財といった視点まで――。研究の第一人者が多彩な作品写真とともに誘う、奥深き刀の世界。

角川ソフィア文庫ベストセラー

ジャパノロジー・コレクション
若冲 JAKUCHU 狩野博幸

異能の画家、伊藤若冲。大作『動植綵絵』を始め、『菜蟲譜』や『百犬図』、『象と鯨図屏風』など主要作品を掲載。多種多様な技法を駆使して描かれた絵を詳細に解説、人物像にも迫る。これ1冊で若冲早わかり！

ジャパノロジー・コレクション
北斎 HOKUSAI 大久保純一

天才的浮世絵師、葛飾北斎。『北斎漫画』『冨嶽三十六景』『諸国瀧廻り』をはじめとする作品群から、独創的な構図や、スケールを感じさせる風景処理などの特色と観賞のポイントを解説。北斎入門決定版。

ジャパノロジー・コレクション
広重 HIROSHIGE 大久保純一

国内外でもっとも知名度の高い浮世絵師の一人、歌川広重。遠近法を駆使した卓越したリアリティー、繊細な表情、鋭敏な色彩感覚などを「東海道五拾三次」「名所江戸百景」などの代表作品とともに詳説。

眺めて愛でる数式美術館 竹内薫

$E=mc^2$ のシンプルさに感じ入り、$\sqrt{2}$の$\sqrt{2}$乗の$\sqrt{2}$乗……が2に近づくことにおどろく。古今東西から美しく、奇妙な数式をあつめました。摩訶不思議な世界にどっぷりつかれる唯一無二の美術館、開館！

読む数学 瀬山士郎

XやYは何を表す？　方程式を解くとはどういうこと？　その意味や目的がわからないまま勉強していた数学の根本的な疑問が氷解！　数の歴史やエピソードとともに、数学の本当の魅力や美しさがわかる。